Dʀ RAOUL BLONDEL

Ancien Chef de Laboratoire des Hôpitaux de Paris

LES
CAUSERIES
MÉDICALES
DE
DIOSCORIDE

Préface de M. Paul STRAUSS
*Membre de l'Académie de Médecine, Ancien Ministre
de l'Hygiène, de l'Assistance et de la Prévoyance Sociales*

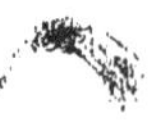

ALBIN MICHEL, ÉDITEUR
PARIS — 22, RUE HUYGHENS, 22 — PARIS

Les Causeries Médicales

de

DIOSCORIDE

Docteur RAOUL BLONDEL

Ancien Chef de Laboratoire des Hôpitaux de Paris

Les Causeries Médicales

DE

DIOSCORIDE

Préface de M. PAUL STRAUSS

Membre de l'Académie de Médecine

Ancien Ministre de l'Hygiène, de l'Assistance et de la Prévoyance Sociales

ALBIN MICHEL, ÉDITEUR

PARIS, 22, Rue Huyghens, 22, PARIS

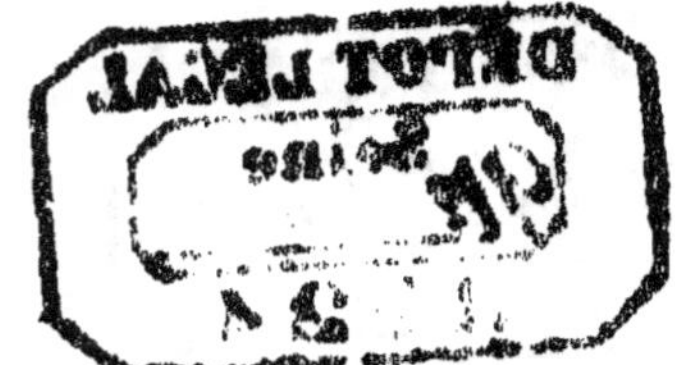

PRÉFACE

Après avoir été le lecteur fidèle de *Dioscoride*, à mesure qu'ont paru ces instructives « *Causeries médicales* » dans le *Journal*, j'ai relu, avec un intérêt soutenu, rassemblées et rapprochées pour former un ensemble méthodique, le livre captivant du Docteur Raoul Blondel.

Aucun art n'est plus malaisé que celui de la vulgarisation scientifique et médicale. Le Docteur Raoul Blondel y est passé maître; il met judicieusement à profit sa formation hospitalière, ses connaissances professionnelles pour mettre à la portée du public des notions médicales qui, sans perdre de leur gravité scientifique, revêtent un caractère d'élémentaire simplicité et d'utile vulgarisation. Il est, en effet, de l'intérêt de tous et de toutes de savoir se protéger contre les diverses maladies, telle que la scarlatine, la variole, la diphtérie, etc..., de se conformer aux règles de l'allaitement maternel et du sevrage, de se prémunir contre les risques de l'allaitement artificiel et de ne rien ignorer des fonctions de la vie.

Ce livre est à proprement parler, le livre de la santé. Chaque phrase rappelle un principe d'hygiène, et signale une habitude néfaste ou un écart de régime, dénonce un danger. Il enseigne la science de moins mourir et de mieux vivre; il concourt à cette éducation sanitaire qui doit être de plus en plus l'objectif suprême des propagandistes, des pédagogues, des hygiénistes, de tous les défenseurs de la vie, de tous les adversaires coalisés du mal et de la maladie évitable.

PAUL STRAUSS.

AVANT-PROPOS

En réunissant en volumes un certain nombre des articles que j'ai publiés, depuis plusieurs années, dans le Journal et dans l'Echo de Paris, je n'ai fait que céder aux désirs, maintes fois formulés, de nombreux lecteurs.

Et qu'on veuille bien ne pas croire que j'emploie ici une vaine et traditionnelle précaution oratoire. Sincèrement, je ne m'y suis décidé qu'après de longues hésitations, voyant à cette entreprise beaucoup d'objections qui, même à l'heure actuelle et l'ouvrage terminé, n'ont pas encore perdu toute leur force.

Ces articles, écrits au jour le jour. suivant les indications de l'actualité, forcément de taille égale, puisque ainsi le veulent les nécessités de la presse quotidienne, par conséquent les uns trop rapides et trop ramassés, quand le sujet était vaste, les autres, pour un sujet plus simple, prenant l'allure plus aisée d'une causerie familière, — je n'ai jamais songé, en les rédigeant, qu'ils dussent former un jour les chapitres d'un livre, c'est-à-dire d'un ouvrage ordonné avec méthode, obéissant à un plan rigoureux, encore moins d'une sorte de Traité de médecine familière, que beaucoup de lecteurs, peut-être, vont s'attendre à trouver ici.

De là le disparate qu'on remarquera certainement dans leur rédaction, quoi que j'aie pu faire pour essayer d'y remédier après coup, c'est-à-dire en développant plus longuement les uns, en condensant les autres, en en réunissant plusieurs en un seul, travail ingrat, condamné par avance à demeurer imparfait, qui m'a pris beaucoup plus de temps que je n'aurais voulu en consacrer à cette besogne, et dont s'apercevront sans doute certains « lecteurs assidus » qui auront pris la peine, — comme ils me l'ont assuré, — de découper ces articles à leur apparition et de les conserver.

De là aussi des lacunes considérables que l'on pourra également constater, si l'on a pensé, comme je viens de le dire, posséder, avec ce recueil, une sorte de Manuel prêt à fournir sur toutes les maladies tous les renseignements que l'on pourrait désirer d'y trouver. La série de ces articles, qui se poursuit encore à l'heure actuelle, — et se poursuivra encore si Dieu me prête vie, — est donc, telle qu'elle se présente aujourd'hui, bien loin d'avoir épuisé la matière. On ne devra point s'en prendre à moi si l'on éprouve ici quelque déconvenue, ni m'accuser d'avoir produit un ouvrage certainement incomplet. Il ne faut tromper personne, — pas même soi, — et c'est pourquoi j'ai considéré comme un devoir d'honnêteté de faire précéder ce livre par ces quelques explications.

Mais ce qui est resté invariable, c'est l'esprit dans lequel ont été conçues toutes ces chroniques. Mon programme, je le rappelle brièvement, a toujours été celui-ci :

1º Faire connaître au public les signes précoces

des maladies dont il a le plus à se défier, afin qu'il fasse appel en temps utile au concours de celui qui, seul, a qualité pour les traiter, je veux dire le médecin. En matière d'incendie, on doit apprendre aux gens à se méfier des fuites de gaz, à ne pas jeter de pétrole sur un foyer, à ne pas lancer n'importe où une allumette enflammée, même à avoir sous la main un seau d'eau ou du sable pour parer à un premier danger subit : mais, quand le feu est à la maison, il n'y a qu'un conseil à donner : appeler les pompiers.

J'aurais, du reste, considéré comme une mauvaise action, non pas seulement du point de vue professionnel, mais en envisageant l'intérêt du malade lui-même, de laisser croire que les renseignements qu'on trouvera ici peuvent permettre de se passer du concours de l'homme de l'art. Vous me verrez répéter à chaque page qu'il n'est pas de traitement efficace sans diagnostic exact, non seulement de la maladie, mais du point où elle en est de son évolution, et aussi sans une connaissance complète des dispositions particulières, — du tempérament, si l'on veut, — du sujet sur lequel elle évolue. Bien évidemment, seul le médecin est en mesure de procéder à cette enquête comme il convient, et aucun livre ne saurait remplacer son rôle.

Sans développer davantage cette proposition trop évidente, je me bornerai à deux arguments décisifs.

Le premier, c'est que le médecin n'a acquis lui-même toute son expérience professionnelle que par l'étude directe des corps souffrants, par la pratique, en un mot, à la consultation, à l'hôpital, au lit de *ses clients, et non pas seulement par la lecture de descriptions magistrales dans ses livres, fût-ce dans les plus complets, fussent-elles appuyées des plus ingénieuses figures.*

Le second, fait pour calmer les ambitions des personnes, même les plus intelligentes, qui, après de telles lectures, se croient en mesure de donner leur avis, pour une maladie, sur leur cas ou sur celui des leurs, et même, qui pis est, de conseiller quelque traitement, c'est que lorsqu'un médecin devient sérieusement malade, — on ne se promène pas tous les jours sur un champ de bataille sans recevoir quelque blessure, — il se méfie sagement de se constituer juge dans sa propre cause, et fait appeler à son chevet un de ses confrères.

Je n'ai donc énuméré de traitements que pour donner au lecteur, lorsque je lui aurai montré la gravité d'une maladie dont j'aurais voulu d'abord qu'il cherchât à se garer, quelque réconfort, quelque confiance dans les ressources de la science, mises en œuvre avec à-propos. Il y a tant de gens que la description d'une maladie conduit d'abord à la découvrir immédiatement chez soi sans raison, puis au désespoir dès qu'ils apprennent qu'on en peut mourir, ne fût-ce qu'une fois sur cent !

2° Essayer de faire comprendre la nature propre de chaque maladie, et surtout ses causes, les unes extérieures (influence du milieu ambiant, traumatisme, parasites, agents microbiens, contagion), — les autres provenant du sujet lui-même (hérédité, mauvais régime, existence mal ordonnée, imprudences diverses). Ce sont, en particulier, ces impru-

dences, commises journellement sans le savoir, ce sont ces habitudes mauvaises, continuées sciemment, par scepticisme ou veulerie, que je me suis attaché à faire toucher du doigt dans les actes les plus familiers de la vie quotidienne.

C'est, en un mot, l'enseignement de l'hygiène dans ce qu'elle a de plus pratique et de plus terre à terre : c'est tout simplement l'Ecole de la santé, par quoi, non seulement l'individu peut mettre en sécurité sa propre existence et celle de ceux qui vivent à son foyer, mais par quoi aussi toute une nation, si elle se décidait à reconnaître qu'un tel enseignement est pour elle d'un intérêt primordial, verrait diminuer sa mortalité générale et assurerait la solidité de sa race. Qui oserait soutenir, en présence du chiffre sans cesse décroissant de notre population, qui nous condamne à être un jour, si cet état de chose continue, absorbés par des voisins surpeuplés, qu'il y ait pour notre pays d'enseignement plus urgent ? Dans une communication mémorable faite à l'Académie, M. le Professeur Calmette a démontré que, depuis trente-cinq ans, la mise en application des doctrines pastoriennes nous avait évité environ 90.000 décès par an, mais que, dans d'autres pays, où cette application est plus étroite et plus généralisée, le gain obtenu correspond à un chiffre qui, toutes proportions gardées, serait chez nous de 180.000, soit un bénéfice, en capital humain, que M. Calmette évalue à neuf milliards !

Pourtant, dans nos écoles, l'enfant est encore dressé avec beaucoup plus de soins à connaître imperturbablement les dates d'avénement de tous nos rois chevelus, qu'à mastiquer son pain avec soin pour se conserver un bon estomac, à respirer avec méthode pour développer convenablement son thorax, à se tenir en bonne attitude à sa table de travail, et sous un bon éclairage, à laver ses mains après toutes circonstances où elles auront pu s'être souillées... Dans nos lycées même, où l'on prétend à donner aux élèves des connaissances plus complètes, l'enseignement de l'hygiène pratique, à proprement parler, n'existe pas. Si quelques notions théoriques, à ce propos, figurent sur les programmes, l'enseignement n'en est même pas confié à un médecin. Je connais un confrère qui, depuis près de trente ans, a l'honneur d'être le médecin d'un grand lycée parisien : jamais il n'a pu parvenir à être autorisé à dire, aux jeunes gens que celui-ci est chargé d'instruire, un mot sur leur santé; et cela malgré la bonne volonté personnelle très certaine des diverses personnalités ayant voix au chapitre. Conformément à des règlements qui paraissent intangibles, le médecin n'est appelé à intervenir que lorsque le mal est fait.

Pourtant, sans recourir aux grands mots, il me semble que la connaissance et la pratique de l'hygiène préventive devrait être reconnue par tous comme la première condition de la santé d'un pays, donc de sa vitalité, et, par là, de sa puissance. Ici, comme ailleurs, l'ignorance apparaît bien comme le pire de tous les maux.

Et telle est la raison pour laquelle, profondément convaincu de cette vérité, j'ai pris le parti de m'adresser directement au grand public et d'user du puissant pouvoir de diffusion de la presse quotidienne dans les masses, pour en faire l'instrument de cette sorte d'apostolat, — si l'on veut bien ne pas trouver le mot trop ambitieux, — dont on trouverait facilement le goût au cœur de tout médecin. Car telle est la façon dont chacun de nous comprend son rôle dans la lutte contre la maladie, sans nous inquiéter de savoir, si, comme dit le proverbe arabe, nous scions l'arbre qui nous porte. Quelque mal qu'on ait dit de notre profession depuis Molière, et même bien avant, on voudra bien reconnaître qu'elle comporte, en ceci, une large part d'abnégation.

Il me faut bien croire que je n'ai pas toujours prêché vainement, puisqu'on me demande que ces articles soient à nouveau présentés sous une forme qui permette qu'on les conserve. Et c'est pourquoi, tout incomplet que soit cet ouvrage, sans attendre que la suite des années me permît d'en combler les lacunes encore énormes, je me suis décidé à répondre à cet appel. Si peu de bien que l'on puisse faire, il ne faut jamais différer pour l'accomplir, fût-ce avec les meilleures raisons d'amour-propre, ou même dans la plus louable attente du mieux.

Et maintenant, ami lecteur, — laissez-moi employer cette formule désuète, car c'est sincèrement le ton d'un ami que j'ai cherché à donner à ces causeries, — excusez ce petit sermon préalable, destiné à prévenir entre nous tout malentendu; excusez les imperfections avouées, inévitables, je vous l'ai dit, de ce modeste travail;... et tournez la page.

Dʳ RAOUL BLONDEL.

L'HUMEUR, L'HUMOUR ET LES HUMEURS

« *Mens sana in corpore sano.* »

On raconte que Talleyrand, qui fut, dans l'art de la diplomatie, un maître inégalé, ne manquait jamais, lorsqu'il se rendait, le matin, pour une mission délicate, chez un grand personnage, de s'informer discrètement auprès des serviteurs, si « Son Excellence s'était bien acquittée de ses fonctions à la garde-robe ».

C'était un homme de grande expérience. Il savait toutes les faiblesses du cerveau humain et à quel point son fonctionnement est commandé par l'état de la santé générale. Un constipé chronique, imprégné de toxines intestinales, au système sympa-thique irrité par des ptoses viscérales, se trouve dans un état particulier d'agacement, qui croît avec le retard de sa libération. Il est nerveux, irritable, écoute mal, trouve des objections immédiates à toute proposition : il est, si j'ose dire, indécrottable. En pareil cas, Talleyrand, averti, se retirait discrètement et atendait une occasion meilleure. Et voilà, peut-être, à quoi peut tenir le sort d'un empire !

Pascal avait déjà dit quelque chose d'appro-chant. Le « roseau pensant », comme il qualifie l'homme, a ses racines dans un marais où s'agitent des myriades de vibrions. Nous parlons très haut de notre libre arbitre, de la clarté de notre conscience, de l'indépendance du génie. Hélas ! toutes nos pensées ne sont que les résultantes du travail de cellules délicates, dont le rendement est conditionné d'abord par l'état de leur nutrition.

De très grands écrivains, Pascal déjà nommé, Henri Heine, ont écrit des chefs-d'œuvre sur leur lit de souffrances. Mais de quelles terreurs chez le premier, de quel amer pessimisme chez le second ne sont-ils pas empreints !

Et c'est pourquoi j'ai tenu à faire figurer, en tête de ces causeries, à titre de prolégomènes, quelques considérations générales sur cette vieille question des rapports du physique et du moral, qui m'apparaissent comme l'introduction la plus naturelle à ce que j'oserai appeler, trop ambitieusement peut-être, « l'école de la santé ».

Le langage, par le choix habituel des mots, traduit souvent l'effet d'observations séculaires, la langue française surtout, si variée et si souple. Le mot « humeur » s'applique à la fois, chez nous, à la tournure du caractère et à la désignation générale des liquides organiques : sang, bile, exsudats. Etre de bonne humeur, se faire de la bile, tous ces termes correspondent à des constatations physiologiques populaires, généralement exactes, et à des faits judicieusement observés, dont il ne nous reste plus qu'à rechercher le mécanisme.

Les médecins anciens, depuis Hippocrate, — et Galien ne fit qu'agrandir et propager cette doctrine, — attribuaient au foie un rôle immense dans toute notre physiologie... Sans entrer dans plus de détails, pour le moment, disons qu'après avoir régné sans conteste pendant des siècles, jusque dans la médecine arabe, cette thèse subit une éclipse lors de la découverte des vaisseaux chylifères puis de la circulation du sang. Alors ce fut le poumon qui fit tout. « Le poumon, le poumon, Monsieur! », dit la Toinette de Molière, qui paraissait singulièrement au courant des idées du jour.

Aujourd'hui, les travaux les plus modernes, les recherches les plus délicates de la chimie physiologique tendent à restituer au foie une grande partie de son rôle, passagèrement méconnu. C'est lui qui est chargé de transformer en substances aptes à figurer normalement dans la composition de notre sang la presque totalité des matériaux fournis à notre corps par l'alimentation, et l'on sait quelle en est l'infinie variété et quelles imprudences apportent chaque jour beaucoup d'individus dans leurs choix, en quantité et en qualité. Albumines, sucres, poisons divers, l'alcool surtout, tout passe par cette usine merveilleuse, où chaque élément nutritif voit sa structure chimique disloquée et réajustée selon nos besoins (voir p. 188); c'est-à-dire qu'il est mis en état d'être apporté, sous une forme assimilable, par le sang, aux cellules diverses qui l'utiliseront pour leur mission particulière.

Tout notre individu n'étant qu'une immense colonie, une vaste association de cellules vivantes, groupées en organes divers et vivant des matériaux qu'elles trouvent dans le sang et les humeurs où elles sont plongées, il est clair que la vitalité de chacune d'elles sera influencée par la composition variable de ce milieu nutritif. Nos muscles seront plus puissants s'ils y trouvent beaucoup de sucre, fourni en nature ou à l'état primitif de farineux. Nos os croîtront mieux ou seront plus solides si on leur fournit de la chaux, du fluor, des phosphates. Notre cerveau, organe aux manifestations plus subtiles, exigera du phosphore, des lécithines, de la magnésie, en même temps qu'une circulation bien régulière et une tension sanguine toujours prête à s'équilibrer avec les nécessités variables de son activité. Notre pensée est plus saine quand tout le corps est en belle santé. *Mens sana in corpore sano*, disaient les Anciens.

Et ceci est si vrai que la tournure même de notre esprit, jusque dans l'état normal, peut être influencée par un certain choix habituel de nos aliments. Les individus qui se nourrissent de viande avec abondance, qui ne redoutent pas le beefsteak saignant et qui boivent du vin, sont plus vifs, plus énergiques, ont des conceptions plus promptes. Les végétariens purs et les buveurs d'eau sont plus apathiques : l'Hindou est volontiers philosophe et contemplatif, à la fois plus nuageusement idéaliste et plus passif que l'Européen, son maître. Les buveurs de bière, qui sont en même temps mangeurs de viande, les Anglais par exemple, les Flamands, nos gens du Nord, sont plus lourds, physiquement et moralement. Leur imagination est plus lente, leur esprit plus positif. Il leur faut le secours des sports pour se maintenir en belle activité. L'Allemand, qui s'adonne à la bière et aux viandes bouillies (charcuterie), est plus épais, plus matériel, plus apte à la cruauté froide, là où le Français est capable de tout dans l'emportement, mais aussi prompt aux sentiments généreux dès qu'il est apaisé. Dis-moi ce que tu manges (et ce que tu bois), affirmait Brillat-Savarin, et je te dirai qui tu es.

Dès que nous quittons le régime normal, — dont

le type, lorsqu'il est communément adopté, arrive à façonner le caractère de tout un peuple, — et que nous entrons dans le domaine pathologique, nous voyons le même principe amener chez les individus, pour les mêmes raisons, des résultats infiniment variables, qui sont souvent (avec l'hérédité), l'origine de la diversité des caractères.

L'abus des spiritueux crée un état bien connu d'irritabilité, de promptitude à la colère et aux réactions violentes, une perte de la notion réelle des valeurs morales, qui peut conduire, à l'occasion de motifs insignifiants, parfois même jusqu'au crime. Lorsque l'alcoolisme chronique est chose acquise, il s'y joint des signes spéciaux qui trahissent l'altération du foie, une humeur sombre, un esprit vindicatif. Chez l'intellectuel, sinon alcoolique complet, du moins amateur de petits verres, c'est l'imagination débridée, avec une sorte de logique dans les déductions de la fantaisie, aboutissant aux effets les plus cocasses, et qui correspond à l'*humour* d'un Edgar Poë et d'un Mark Twain. En fait, l'alcoolique réunit les stigmates de l'intoxication chronique par l'alcool et de l'insuffisance hépatique. On ne le guérit complètement que si l'on songe aussi à cette dernière.

Les excitants nerveux habituels, dont nous faisons presque tous un si large usage, donnent également à notre tournure d'esprit leur cachet particulier. Le café développe l'imagination, la loquacité ; mais il donne plus de brillant que de logique. C'est la liqueur des conteurs orientaux, bavards intarissables, et qui se complaisent dans le domaine de la féerie où les choses s'arrangent toutes seules, grâce à des influences supérieures, sans intervention du travail humain. L'alcool est, au contraire, un terrible logicien, qui conduit, au besoin, jusqu'à l'absurde. L'association du café et de l'alcool, à doses très modérées de celui-ci, est un bon stimulant pour une action puissante, largement inspirée et bien raisonnée. Après un repas, le café prépare une conversation brillante : l'alcool dispose aux raisonnements sans fin, voire aux querelles. Le thé développe une nervosité permanente plus stérile, une imagination à la fois entêtée et chimérique, qui se nuance de pessimisme quand apparaissent les troubles gastriques que développe peu à peu l'abus de ce breuvage.

Enfin, les perturbations physiologiques de nos organes, en modifiant la composition normale de nos humeurs ont, elles aussi, une influence particulière sur l'orientation de nos pensées, et je dois répéter que les Anciens avaient vu juste, tout en raisonnant faux, en faisant jouer ici au foie un rôle essentiel; car c'est l'altération de l'une quelconque des multiples fonctions de cet organe, qui permet le passage dans notre sang, et de là jusqu'à nos cellules pensantes, d'éléments nocifs que son devoir était d'écarter.

Ces éléments sont nombreux. Il y a, avant tout, les toxines émanées d'un intestin où il règne trop de fermentations putrides, soit que notre alimentation ordinaire, réglée sur nos goûts plutôt que sur la sagesse, y ait introduit trop de matériaux altérables (gibiers, crustacés, charcuterie), — soit qu'une digestion stomacale et intestinale défectueuse ait envoyé au foie des albumines mal transformées, ou *surdigérées*, plus promptes à s'altérer, — soit qu'une sécrétion biliaire trop pauvre n'ait pas permis à la désinfection naturelle, qui lui incombe, de s'exercer complètement, — soit enfin que des ptoses de l'estomac ou de l'intestin aient prédisposé l'un et l'autre à une paresse particulière qui se traduit, pour le premier, par des fermentations, pour le second, par la constipation avec résorption continue des principes putrides dégagés des matières en stagnation. Ces principes sont tellement réels que, passés dans le sang et éliminés par le poumon, ils donnent à l'haleine, chez certaines personnes, une véritable fétidité (1).

C'est ici que l'expression « être de bonne humeur ou de mauvaise humeur » prend toute sa force. Ces toxines intestinales ont une action très nette sur le cours de nos pensées, qu'elles orientent vers l'irritabilité et le pessimisme — et c'est ce que savait bien Talleyrand. Le fait est surtout très net le matin, dans la rêvasserie qui précède le réveil, au moment où l'état toxique de nos humeurs est au maximum, parce que le repos

---

(1) Celle-ci est interprétée, en effet, comme le signe de mauvaises digestions, par bien des personnes, qui se trompent en pensant que cette odeur vient de l'estomac. Or, celui-ci ne nous fait connaître ses gaz qu'à l'occasion d'une éructation. La mauvaise haleine (quand ni le nez, ni les dents, ni les amygdales ne sont en cause) vient du poumon, de l'exhalation respiratoire, c'est-à-dire, en dernière analyse, du sang, charriant des principes volatils que lui envoie un intestin fertile en putréfactions.

C'est par le même mécanisme que l'haleine trahit les mangeurs d'ail et les buveurs de boissons alcooliques à essences, même après qu'ils se sont rincé la bouche; tout comme, dans un autre domaine, l'odeur de l'urine révèle qu'on a mangé des asperges ou respiré des vapeurs térébenthinées. C'est le sang qui est l'agent de transport de tous ces « parfums ».

de la nuit n'a pas permis à l'activité de nos muscles de les détruire. (La toxicité de l'urine, contrairement à ce qu'on pourrait supposer, est toujours plus forte au réveil qu'à la fin de la journée). C'est l'heure où s'ébauchent des interprétations systématiquement malveillantes, le réveil des rancœurs, des idées de vengeance. C'est, en toute petite réduction, le tableau du délire de revendications, qui se montre chez certains aliénés. Puisque je prononce ce mot, disons que toute une école, mais probablement trop exclusive, fait, de certaines formes d'aliénation mentale, le résultat d'une intoxication permanente et profonde, ayant fini, chez des sujets prédisposés, par créer des effets non plus passagers, mais définitifs.

C'est cet état du foie que les Anciens avaient consigné, en mettant en cause — d'ailleurs bien à tort — la sécrétion biliaire, quand ils parlaient d'humeur *mélancolique* ou *atrabilaire* (les deux mots, l'un en grec, l'autre en latin, signifiant également : bile noire) ou encore d'*hypochondrie*, ce mot visant l'influence des organes logés au-dessous des cartilages costaux (*chondron*), c'est-à-dire le foie et la rate, celle-ci, d'ailleurs, incriminée tout à fait arbitrairement.

Comme je tiens à donner à ces causeries un caractère pratique, je conclurai donc que la meilleure façon de rester en « belle humeur » est de veiller sur le fonctionnement de notre foie, d'éviter les écarts de régime, le choix d'aliments trop fermentescibles, les repas trop copieux, si l'expérience prouve que l'estomac les traite mal ou trop lentement. Se méfier de l'abus de l'alcool et de tous les excitants. Surtout pas de constipation ! Enfin, pour

« brûler » ces toxines, rien ne vaut l'exercice musculaire actif, la marche et les sports, car à l'action comburante du muscle en action s'adjoint ici un autre facteur du bon équilibre cérébral, l'activité circulatoire et la souplesse de la tension sanguine.

Un jour de jeûne *vrai* par semaine — nous aurons, d'ailleurs, l'occasion d'en reparler bien souvent — constitue, de par l'expérience des siècles, enregistrée par tous les législateurs religieux, un procédé excellent pour laisser notre foie se reposer, nous garder le teint frais, l'esprit net, et par là nous permettre de conserver un bon caractère.

Et je termine mon petit sermon, selon l'usage, en disant : c'est la grâce que je vous souhaite...

LA FIÈVRE TYPHOÏDE

La fièvre typhoïde existe à l'état endémique dans toutes les grandes villes où la population flottante atteint un taux important, avec des recrudescences momentanées, pouvant affecter même des allures épidémiques à certains moments, par exemple, lorsque les eaux d'alimentation de la ville viennent à être infectées. A la campagne, on rencontre plutôt de petites épidémies de villages ou de groupes d'habitations, dont les premiers cas ont eu pour origine la pollution des cours d'eaux et des puits, et dont les suivants sont nés des premiers par contagion.

C'est une maladie toujours grave, car, malgré les progrès considérables de la science sur ce point, on ne peut dire encore que nous possédions contre elle une thérapeutique véritablement infaillible pour tous les cas qui peuvent se présenter. Mais, ce qu'on peut affirmer, c'est que, grâce à ces mêmes progrès, elle est devenue la plus évitable de toutes les maladies infectieuses, celle dont la disparition définitive de la liste des maux de l'humanité ne dépend plus (au moins théoriquement) que de notre persévérance à appliquer les mesures nécessaires. De combien d'autres pourrait-on en dire autant?

D'ailleurs, par la généralisation de nos mesures prophylactiques, maintenant qu'elles sont bien arrêtées — pureté des eaux, désinfection, vaccinations, —

sa fréquence a très considérablement diminué chez nous d'année en année, surtout depuis la guerre, — vous verrez tout à l'heure pourquoi — et l'on commencerait même à ne plus songer assez à elle ; de là, certaines négligences qui permettent encore, de temps à autre, de petites explosions épidémiques, d'ailleurs, rapidement éteintes.

Aucun relâchement cependant ne nous est permis. La fièvre typhoïde, beaucoup plu_ rare, il est vrai, n'est pas devenue pour cela une maladie négligeable. Sa mortalité reste encore aux environs de 14 pour 1.000. Elle laisse parfois, après elle, même chez les sujets guéris, même n'ayant été atteints que légèrement, des tares du foie, du cœur, du système nerveux qui peuvent en faire des êtres diminués dans leurs fonctions pour le reste de leurs jours.

Le bacille d'Eberth, qui en est l'agent infectieux, s'introduit en nous par le tube digestif, et exerce ses dégâts les plus immédiats et les plus communément visibles d'abord dans l'intestin. Mais il passe vite dans le sang, et, par lui, imprègne finalement tous les organes, créant des pneumonies, des endocardites, des phlébites, des méningites, des péritonites, et jusqu'à des périostites *typhiques*. Il va, dans tous les points du corps, se loger vers les points faibles, dont la résistance se trouve diminuée par quelque autre infection antérieure : on l'a vu ainsi réveiller des ovarites, des prostatites, et jusqu'à des périostites dentaires.

Enfin, la fièvre typhoïde atteint tous les âges, du nourrisson au vieillard, avec une prédilection extrêmement marquée, toutefois, pour l'adolescence.

C'est par la bouche que le bacille d'Eberth pénètre en nous avec nos aliments, et spécialement avec nos boissons, car son milieu habituel est l'eau, et à l'origine des épidémies typhoïdiques de ville, de quartiers, de groupes d'habitations, on trouve le plus souvent, je viens de le dire, une contamination des eaux. C'est pourquoi l'hygiène urbaine s'impose, aujourd'hui, à gros frais, l'adduction d'eau de sources très pures, soumises à un contrôle périodique et vigilant. Et, malgré cela, si les épidémies urbaines sont devenues, depuis lors, beaucoup plus rares et beaucoup moins importantes, des fissures persisteront toujours par où le mal ne cessera de pouvoir se glisser. Les sources situées au loin peuvent être infectées, à un moment donné, dès leur origine, par les riverains; la nappe d'eau même qui les fournit peut recevoir des infiltrations infectantes provenant du sol, si quelque mouvement des couches géologiques y a produit une faille, ainsi que cela s'est vu dans les masses calcaires les plus compactes et les plus rassurantes.

A la campagne, l'infection des puits et des cours d'eau se fait le plus souvent par des infiltrations provenant des fosses d'aisance ou des fosses à purin, les unes et les autres n'étant jamais étanches. Il faut se méfier aussi de la glace, faite souvent avec des eaux impures, et introduite dans nos boissons — au lieu d'être disposée autour du verre comme il conviendrait, — de l'eau des siphons, qui peut être d'origine suspecte, et même de certaines « eaux minérales » de cafés et de restaurants, parfois cyniquement frelatées.

Mais ce n'est pas tout. Les légumes que nous consommons et qui, souvent, viennent de loin, peuvent avoir été souillés dans la campagne, dans les cultures maraîchères : ils peuvent avoir été recueillis par des mains malpropres, de même que les fruits. Ceci vise surtout les légumes consommés crus, salades, radis, concombres, lesquels précisément poussent au ras du sol (1). Le lait lui-même peut avoir été mélangé d'eau infectée, à la ferme, quand il n'est pas infecté lui-même directement par un typhique, ainsi que le beurre et les fromages frais préparés avec ce lait.

Il ne faut pas oublier non plus l'infection par les huîtres, lorsque celles-ci proviennent de bassins dont les eaux sont souillées ou même lorsqu'elles sont, chez les dépositaires, arrosées avec de l'eau salée — pour les rafraîchir...

Enfin il y a la transmission directe du germe par les typhiques eux-mêmes, par leurs déjections mal recueillies, par leurs mains mal lavées; car le typhique guéri conserve ses germes longtemps encore et les rejette avec ses déjections. Ainsi s'explique la permanence de l'endémie dans les grandes villes, même les mieux surveillées quant à leurs eaux potables, lorsqu'elles sont visitées par de nombreux voyageurs venus du dehors.

Il existe même des sujets redoutables, les « por-

---

(1) Les champs d'épandage créés autour de Paris pour recevoir les eaux des égouts, et qui sont livrés à la culture, ne doivent être plantés que de végétaux dont les parties à consommer s'élèvent au-dessus du sol. S'il advient que des légumes cultivés par des maraîchers riverains sont contaminés par des dérivations de ces eaux, c'est lorsque les prescriptions administratives se trouvent transgressées. .

teurs de bacilles », qu'un heureux destin a fait naître réfractaires à la fièvre typhoïde, et qui, une fois contaminés par hasard, n'éprouvant eux-mêmes aucun dommage, circulent au milieu de nous en propageant leurs germes tout autour d'eux. Quand ce sujet redoutable est un cuisinier, une cuisinière, un garçon de restaurant, ils font naître des épidémies locales partout où ils passent, et l'on connaît aujourd'hui de nombreux cas de ce genre (1).

De tout cela, il résulte que, quoi qu'on fasse, il nous demeurera toujours à peu près impossible de fermer définitivement toute porte d'entrée au bacille d'Eberth, à moins d'une entente vraiment universelle. Nous y restons tous un peu exposés, même les personnes qui ne boivent que des eaux minérales, de l'eau ou du lait bouillis. Je sais l'histoire d'une dame, et qui plus est, femme de médecin, prenant toutes ces précautions, et qui fut infectée par un lavement d'eau non bouillie. Une autre, à ma connaissance, le fut pour s'être lavé les dents et rincé la bouche avec l'eau de son pot-à-eau, prise au puit, à la campagne. N'oubliez jamais, à cette occasion, qu'une des règles capitales de l'hygiène est de ne point manquer de se laver les mains avant de se

---

(1) En Allemagne on est allé jusqu'à interner d'office, dans l'intérêt général, ces porteurs de germes (*Bacillträger*), une fois dépistés, et cela jusqu'à ce qu'un traitement sérothérapique répété les ait rendus inoffensifs. Sans doute, c'est une grave atteinte à la liberté individuelle : mais n'a-t-on pas été obligé d'en agir ainsi avec les aliénés meurtriers, reconnus cependant irresponsables ?

Salus populi suprema lex esto...

mettre à table. En argot de salle de garde, la fièvre typhoïde s'appelle la « maladie des mains sales ».

Je ne puis vous décrire ici la marche de la maladie dans ses détails, d'abord parce que cela m'entraînerait beaucoup trop loin, mais surtout parce que la question regarde uniquement votre médecin.

Sachez seulement, ceci dit pour vous faire ouvrir l'œil de bonne heure, qu'elle débute le plus souvent après une période d'incubation pouvant durer plusieurs jours, avec maux de tête, lassitude, insomnie, saignements de nez; mais qu'elle peut aussi bien éclater brusquement, son premier signe étant une douleur de tête violente, comme sous un coup de massue.

A la période d'état, le malade est atteint d'une torpeur spéciale (*tupho* en grec), avec prostration générale, délire tranquille, rêvasseries nocturnes. La langue est rouge sur son pourtour, sèche, fendillée, fuligineuse dans sa partie centrale. Il y a de la diarrhée fétide au début, puis de la constipation. En palpant l'abdomen dans la profondeur, au niveau de la fosse iliaque droite, on fait naître un bruit de « gargouillement ». Des taches rosées lenticulaires apparaissent, au bout de quelques jours, à la base du thorax, sur les flancs et en avant, et gagnent quelquefois les membres. La rate est augmentée de volume.

Enfin, et surtout, la température atteint rapidement 40° et au delà, avec un faible écart entre le chiffre du matin et celui du soir, pour se maintenir à ce taux pendant trois semaines environ. De là, le nom primitif de « fièvre continue » donné d'abord à la maladie. Une chute brusque de la température, avant le terme fixe, annonce soit une hémorragie de l'intestin, incident qui n'est pas de mauvais augure, — soit sa perforation, laquelle est presque fatalement mortelle. Cette dernière éventualité, — assez rare, d'ailleurs, — la myocardite par dégénérescence des fibres cardiaques, avec possibilité de mort subite, l'asphyxie par œdème laryngé dans le laryngo-typhus, constituent les complications les plus redoutables de la maladie. La convalescence est longue et exposée à des rechutes, mais bénignes le plus souvent.

D'autres complications extrêmement diverses peuvent se manifester, je vous l'ai dit, dans presque tous les organes. Il s'agit d'une infection à grande généralisation. Le bacille peut remonter de l'intestin dans les voies biliaires et dans le foie, et produire, au passage, des angiocholites chroniques qui seront, peut-être, à longue échéance, l'origine de calculs biliaires. Il peut gagner les méninges et aussi le poumon. En fait, un certain degré de congestion pulmonaire est assez fréquent dans la fièvre typhoïde, comme aussi les réactions méningées.

Elle altère passagèrement jusqu'à la croissance des ongles et des cheveux. Ceux-ci se clairsèment souvent au cours de la convalescence. Il est tout à fait inutile de les tondre à ras, comme il est de tradition de le faire.

Le traitement de la fièvre typhoïde réclame l'intervention constante et vigilante du médecin. Il se résume dans le repos absolu au lit, le régime lacté, les boissons abondantes, les lavements quotidiens, l'emploi discret des antipyrétiques (quinine) et des antiseptiques intestinaux, et surtout dans la pratique systématique des bains froids (refroidis progressivement de 34° à 30°, jusqu'à apparition du frisson, la tête étant arrosée d'eau froide) en raison de 6 bains par 24 heures, *même pendant la nuit*.

Le sérum antityphoïdique, dont le pouvoir est merveilleux, comme préventif, ne donne pas de résultats très certains quand on l'emploie comme agent thérapeutique dans la maladie confirmée. Administré tout à fait au début et à larges doses, il a produit des succès incontestables, mais inconstants. Son « heure d'action » est vite passée, et plus tard il est impuissant.

Les soins donnés au typhique exigent de l'entourage de grandes précautions; ses déjections, son urine, sa salive, l'eau de ses bains, ses linges, peuvent servir d'agent de la contagion. Celle-ci reste longtemps possible pendant sa longue convalescence, et il faut lui enjoindre, car vous savez maintenant que ceci est capital, une propreté constante de ses mains.

La même propreté rigoureuse des mains doit être recommandée chez les personnes qui soignent le typhique et même chez celles qui sont en rapports avec le convalescent, et cela tout spécialement au moment où ces personnes, rentrées chez elles, vont se mettre à table et toucher leurs aliments.

Ajoutons, pour être complet, qu'à côté du bacille typhique proprement dit, il existe des microbes très voisins, les paratyphiques A et B, capables de développer des infections très analogues, dites paratyphoïdes, mais généralement moins graves.

Typhiques et paratyphiques présentent, au bout de quelques jours de maladie et longtemps encore après leur guérison, une propriété particulière de leur sérum sanguin qui révèle en lui la présence d'albumines spéciales, ayant pris naissance par réaction de défense contre l'agent infectieux. Sous le microscope, une goutte de leur sérum, mise au contact d'une goutte d'une culture de bacilles, fait apparaître, à l'union des deux liquides, un trouble, un précipité caractéristique. C'est la *séro-réaction* de Widal, précieuse pour établir le diagnostic exact d'une infection typhique ou paratyphique, lorsque la marche irrégulière de la maladie, le manque de précisions de ses signes habituels font hésiter le médecin entre ce diagnostic et celui de méningite, de phtisie galopante, de fièvre de Malte ou inversement.

J'ai dit que la fièvre typhoïde était devenue la plus évitable de toutes les maladies. On est, en effet, parvenu à préparer avec les cultures du bacille typhique (et des divers paratyphiques) en les stérilisant par la chaleur (Chantemesse, Wright) ou par l'éther (Vincent), et en les injectant ensuite sous la peau, à l'état naturel ou en suspension dans l'huile (lipovaccin), des vaccins qui permettent de procurer aux sujets ainsi traités préventivement une immunité aussi complète que celle que donne la vaccine contre la variole. Cette immunité est d'une durée qui peut varier selon les sujets : la moyenne est de trois ans, d'après Wright. Il est exceptionnel qu'un sujet vacciné contracte ensuite la fièvre typhoïde, et si le cas arrive, par aventure, son immunité particulière s'étant trouvée spécialement courte, la maladie reste alors constamment bénigne chez lui et évolue sans complications.

Par des perfectionnements successifs, cette vaccination a pris aujourd'hui un caractère de plus en plus pratique. Deux injections espacées de quelques jours, — une seule même, avec le lipovaccin —, peuvent suffire. Elles exigent, il est vrai, un repos de vingt-quatre heures après la piqûre, et provoquent, chez quelques sujets, une réaction générale, jamais dangereuse, mais parfois désagréable, et qui peut, d'ailleurs, être très diminuée par l'emploi préventif de l'aspirine et du chlorure de calcium. Jamais ces injections n'ont produit aucun accident véritable, ni créé une prédisposition quelconque à aucune maladie, ni grippe, ni tuberculose, quoi qu'on en ait dit.

Aujourd'hui, pour plus de sûreté, on injecte un vaccin composé, dit *polyvalent*, préparé avec le bacille typhique et les deux principaux paratyphiques A et B (vaccin T. A. B.), qui immunise ainsi du même coup contre la fièvre typhoïde et les deux principales paratyphoïdes.

Cette vaccination s'impose à tout l'entourage du typhique, à sa famille, et, dans la campagne, à toute sa maison. Elle agit même comme curative chez les sujets déjà en incubation.

Des recherches sont faites actuellement pour réaliser la vaccination à l'aide d'un sérum, non plus injecté sous la peau, mais absorbé par la bouche, ce qui constituerait une simplification énorme de la méthode. Il y a eu des résultats intéressants, obtenus par M. Lumière, M. Besredka, etc. ; mais la question ne semble pas encore être tout à fait au point, et il paraît plus prudent, pour le moment, en cas d'épidémie sérieuse, de s'en tenir à la vaccination par injection.

En résumé, la seule chose à faire, pour être à l'abri de la fièvre typhoïde, c'est de se faire vacciner.

Le Ministère de l'Hygiène a multiplié partout les centres où cette vaccination est offerte à tous. Les médecins peuvent aujourd'hui se procurer du sérum avec la plus grande facilité, dans les Instituts Pasteur et même les pharmacies. Seule une certaine pusillaminité, résultant du récit exagéré des troubles passagers survenus ensuite chez quelques-uns, peut encore paralyser cette sage résolution.

Il n'est plus permis aujourd'hui de douter de l'efficacité de la vaccination antityphoïdique préventive. Pendant la guerre, où la fièvre typhoïde décima, durant les premiers mois, les jeunes combattants (j'ai vu à mon hôpital, en septembre 1914, survenir 40 décès en un jour!) l'organisation des vaccinations, quand elle fut complète, fit disparaître les cas de fièvre typhoïde avec une rapidité impressionnante. Au cours des deux dernières années de guerre, à peine en observa-t-on trois ou quatre cas. Même résultat parmi les troupes du Maroc, et, d'ailleurs, on peut le dire, dans toutes les armées.

Mais jusqu'ici, en France, la vaccination n'est obligatoire que dans les troupes de terre et de mer (loi du 28 mars 1914). On hésite encore, par respect de la liberté individuelle, à prescrire la même mesure pour toute la population civile. (Les Allemands l'imposèrent d'office à la Belgique pendant leur occupation, et il faut reconnaître qu'elle s'en trouva bien). Elle est à conseiller avec la plus absolue conviction, et surtout dès qu'un réveil épidémique paraît menaçant. Qu'il nous suffise de dire, s'il était besoin d'un argument de plus, que les cas observés actuellement chez nous ne s'observent plus guère que parmi les femmes, les enfants et les hommes âgés de moins de 22 ans, ou qui n'ont pas été mobilisés. Tous les sujets, hommes et femmes (infirmières), vaccinés pendant la guerre, sont à l'abri, sauf, je l'ai dit, quelques cas rares et insignifiants.

M. le Prof. Chauffard a communuiqué récemment à l'Académie une statistique, établie dans son service, et tout à fait démonstrative. Les cas observés chez les femmes étaient presque en même nombre qu'avant la guerre et leur âge moyen atteignait 27 ans. Les cas masculins étaient devenus rares, et l'âge moyen, qui était jadis de 24 ans, était tombé à 17 ans et demi. M. Achard, M. Sergent ont fait, dans leurs services, des constatations identiques.

La preuve est donc faite surabondamment chez nous, comme elle a été faite en Allemagne, en Angleterre, aux États-Unis, que la vaccination, si chacun s'y soumettait, ferait totalement disparaître la fièvre typhoïde, et pour toujours, car, à l'inverse de la tuberculose, elle n'existe pas chez les animaux.

C'est un réel service à rendre, non seulement à soi-même, mais à la collectivité, que d'accepter la vaccination, obligatoire aujourd'hui dans l'armée, mais facultative encore dans la population civile. Il faut la recommander, en tous cas, pour l'entourage, pour toute la maison d'un typhique, ainsi qu'elle est imposée réglementairement à tout le personnel hospitalier en contact avec les malades.

Sans doute, il serait sage de renouveler ensuite cette vaccination tous les trois ou quatre ans, au moins jusqu'à la trentième ou la quarantième année, ce qui donnerait une sécurité absolue. (C'est ainsi, d'ailleurs, qu'il faudrait procéder également pour la variole, la vaccine ne conférant, elle aussi, qu'une immunité de durée limitée). Mais, sans vouloir en ceci encourager les négligences, répétons que les sujets antérieurement vaccinés, ne fût-ce qu'une fois, sont beaucoup plus rarement touchés par la fièvre typhoïde que les autres en temps d'épidémie, et que, lorsqu'ils le sont, c'est toujours d'une façon beaucoup plus bénigne.

Les tout jeunes enfants, même de moins d'un an, supportent parfaitement bien la vaccination antityphoïdique (avec des doses réduites bien entendu). On a même noté qu'à sa suite, ils se développaient mieux et résistaient bien davantage à toutes les infections qui menacent le jeune âge, sans doute par l'effet général des alexines bienfaisantes introduites avec le sérum (1).

______

(1) Rappelons qu'à Paris, il existe quatre centres de vaccination gratuite ouverts au public : Hôpital Cochin, jeudi et samedi, à 18 heures ; Hôpital Saint-Antoine, samedi à 15 h. 30 ; Hôpital Trousseau (enfants), mercredi et vendredi à 8 h. 30 ; Hôpital Lariboisière, samedi à 15 h. 30.

LA SCARLATINE

La scarlatine est une des maladies habituelles du début et de la fin de l'hiver; elle sévit, d'ailleurs, pendant toute l'année; mais les cas en sont toujours plus fréquents à ces époques, où il n'est pas rare de voir survenir de véritables petites épidémies, surtout dans les agglomérations de jeunes sujets, écoles et casernes.

Il n'est question ici, bien entendu, que de vous enseigner à vous en méfier, à penser à elle en présence de certains signes que l'on pourrait négliger, et surtout à prendre les précautions nécessaires pour vous en préserver, d'abord, puis pour l'empêcher de s'étendre, si elle vient à frapper l'un des vôtres. Car il s'agit d'une maladie le plus souvent très sérieuse, par elle-même et par ses complications proches ou lointaines, quelquefois mortelle, et qui réclame impérieusement le concours du médecin. Ce que je vais vous en dire n'est donc fait ni pour le remplacer, ni surtout gêner son action.

La scarlatine est une maladie infectieuse, due à un microbe spécial — le streptocoque — très contagieuse, et devenant facilement épidémique aux époques que je viens d'indiquer, c'est-à-dire lorsque la persistance de temps humides et un peu froids crée une réceptivité particulière pour toutes les infections des voies aériennes supérieures, gorge et fosses nasales; et c'est là, on le sait aujourd'hui d'une façon certaine, la porte d'entrée ordinaire du streptocoque scarlatineux.

Il y a des épidémies légères; il en est de très graves, sans qu'on sache bien les raisons de ces variations, pas plus que pour la grippe. Il y a enfin des familles où elle est particulièrement sévère, ce qui prouve que la réceptivité des sujets joue ici un rôle certain. On connaît même des pays et des races où elle est plus violente qu'ailleurs. Elle est, par exemple, beaucoup plus commune et beaucoup plus grave en Angleterre qu'en France. D'ailleurs, le streptocoque, en général, paraît spécialement funeste à la race anglaise; nous avons pu encore vérifier le fait dans les hôpitaux pendant la guerre, alors que les malades et les blessés des deux nations gisaient côte à côte. Aussi les mesures prises contre la scarlatine sont-elles très sévères outre-Manche, et j'ai connu le cas d'une Française, dont la petite fille contracta la scarlatine en débarquant à Folkestone, et qui fut impitoyablement, dans les vingt-quatre heures, internée d'office, avec son enfant, dans un hôpital de contagieux.

La scarlatine frappe tous les âges, mais elle est beaucoup plus fréquente dans l'enfance. C'est une maladie scolaire par excellence. Sa mortalité moyenne est de 50 0/0 jusqu'à 1 an, de 11 0/0 entre 1 et 2 ans, de 2 0/0 de 2 à 10 ans et n'atteint même pas ce chiffre chez l'adulte. Toutefois, elle est toujours d'une gravité particulière quand elle frappe une femme en suite de couches, l'agent ordinaire de la fièvre puerpérale étant, lui aussi, un streptocoque.

Même après sa guérison, elle laisse aux reins une susceptibilité spéciale, car ils sont presque toujours touchés plus ou moins par l'infection, et on peut considérer assez raisonnablement la scarlatine comme l'origine lointaine de beaucoup de cas d'albuminurie observés plus tard, dans le courant de la vie du sujet.

La contagion s'opère très facilement, et dans l'entourage du scarlatineux d'abord, par les mucosités infectées provenant de sa gorge et de ses fosses nasales. En réalité le danger en est moins grand que dans la grippe, la rougeole, la diphtérie, parce que, habituellement, le scarlatineux ne tousse pas. Il est contagieux, qu'on ne l'oublie pas, à toutes les périodes de la maladie, aussi bien à son début que pendant la convalescence et même après. Il l'est surtout au moment où sa peau se desquame, parce que ces squames récèlent des streptocoques longtemps virulents. Un scarlatineux doit être considéré comme suspect pendant au moins *quarante jours.*

Mais cette contagion s'opère aussi bien d'une façon indirecte par les linges et les vêtements du scarlatineux, par tous les objets qui ont pu être souillés à son contact, spécialement par les livres qui lui ont été confiés pendant sa longue convalescence. Les cabinets de lecture, grâce au prêt à domicile, jouent ici, comme dans la tuberculose, un rôle de propagation particulièrement redoutable. On connaît des cas où le germe a été transmis à très longue distance par des lettres dont l'enveloppe renfermait des squames de convalescent détachées pendant la période où son épiderme s'exfoliait, lettres datant même de plusieurs semaines et relues par un tiers.

Il faut donc éloigner impitoyablement de la chambre du scarlatineux toutes les personnes dont la présence n'est pas indispensable pour les soins à donner, et particulièrement les autres enfants. Si l'on peut enlever dès le premier jour les rideaux, tentures et tapis, cela n'en vaudra que mieux. Aucune visite ne sera permise auprès du convalescent avant le quarantième jour, avant que le sujet ait pris plusieurs bains et qu'il ne présente plus de desquamation, avant que la chambre et la literie aient été désinfectées.

Enfin, on atténue beaucoup les chances de dissémination de la maladie en pratiquant quotidiennement la désinfection des voies nasales du malade à l'aide d'onctions d'huile antiseptique (goménolée, résorcinée, salicylée, etc.), celle de sa gorge à l'aide de gargarismes et de bains pharyngés, celle de sa peau, quand elle commence à se desquamer, au moyen de bains.

La contagiosité de la scarlatine et l'art de l'éviter sont ce qu'il y a de plus important à connaître pour le public dans cette maladie, et le seul point où il ait un rôle à remplir. C'est pourquoi j'ai peut-être eu l'air de mettre la charrue avant les bœufs en vous parlant de tout cela avant de vous rien dire de la marche du mal, parce que ceci est du domaine du médecin seul, dont on ne peut se passer ici sans encourir une grave responsabilité.

Voici les circonstances principales qui, au début, doivent éveiller l'attention de l'entourage sur la possibilité de l'existence d'une scarlatine et commander l'appel immédiat à l'homme de l'art.

Le début de la scarlatine est généralement brusque et violent. En pleine santé, de jour ou de nuit, l'enfant est atteint d'un malaise général subit, intense, avec vertiges, courbatures, souvent des

vomissements : la fièvre atteint presque aussitôt 40°
et même davantage. Il se plaint peu ou point de sa
gorge. Logiquement, on pense à une angine : on exa-
mine la gorge et effectivement on y découvre des
signes d'angine, sous forme de rougeur de la cavité
buccale et de gonflement des amygdales, lesquelles
se recouvrent bientôt des plaques ou des taches blanches caractéristiques. En principe, chez tout enfant
saisi brusquement par une angine violente, il est
plus prudent de songer à la scarlatine, tout en sachant
cependant que beaucoup d'angines simples peuvent
aussi bien débuter avec grand fracas, pour s'apaiser
ensuite en quelques jours. Il n'importe : pour un
enfant fiévreux, se plaignant de la gorge, surtout
fréquentant les écoles publiques, soyez toujours sur
vos gardes et que la pensée de la scarlatine, fût-ce
à tort, soit la première qui vienne à votre esprit.

Celle-ci ne va pas tarder à se déclarer plus
ouvertement. L'agitation s'accroît, s'accompagnant
de délire ou de convulsions. Le pouls s'accélère dans
des proportions qui sont déjà un des plus sûrs caractères de la maladie : il dépasse souvent 120 et peut
atteindre jusqu'à 180. La langue, blanche au milieu,
est rouge sur ses bords et à sa pointe : ses papilles sont
saillantes. Le ganglion situé sous l'angle de la
mâchoire est gonflé et douloureux. Les yeux ne sont
pas larmoyants comme dans la rougeole : le malade
ne tousse pas. Ce sont là deux signes très importants
à noter pour ne pas laisser s'égarer les soupçons vers
cette dernière maladie.

Au bout de 12 à 36 heures, l'éruption apparaît. Il
faut la rechercher, car elle ne débute jamais par la
face comme dans la rougeole. Elle atteint la poitrine,
le cou, les aisselles, puis les membres, avec une pré-

dilection pour le pli du coude et l'angle du jarret. Elle ne gagne qu'ensuite les pieds et les mains, où peut se manifester un gonflement plus ou moins prononcé, avant même qu'on trouve de l'albumine dans les urines. La face est atteinte tardivement, surtout aux joues ; quelquefois elle ne l'est jamais.

Cette éruption est d'une couleur franchement rouge, — d'où le nom de fièvre écarlate ou scarlatine — avec toutes les nuances du rose au violet, se développant par plaques, puis s'étendant en grandes surfaces : on y distingue un piqueté plus rouge encore, parfois saillant comme dans la « chair de poule ». Une raie tracée avec l'ongle sur une région tachée produit une ligne blanche au milieu de laquelle se distingue bientôt une fine ligne rose. A ce moment le doute n'est plus possible.

Dès lors, la maladie évolue. Elle est quelquefois extraordinairement bénigne, même après un début violent, et tourne court au bout de quelques jours, après une éruption discrète, à peine perceptible si l'on n'y regarde de très près, formes heureuses pour le sujet, dangereuses au contraire pour l'entourage, car la maladie risque d'être méconnue tout en restant capable de faire naître la contagion : il n'en faut pas moins surveiller le rein, rechercher l'albumine dans l'urine et éviter pendant quelque temps tout refroidissement. Il y a aussi des formes extrêmement graves, que l'on rencontre exceptionnellement au cours des épidémies, formes foudroyantes qui tuent le sujet en quelques heures, avant même que l'éruption ait eu le temps de se manifester.

Dans les cas moyens, l'angine se développe localement pour son compte : c'est un foyer primitif d'infection ravitaillant sans cesse le sujet en germes virulents, — et aussi l'entourage, — qui réclame un traitement topique très sérieux. L'éruption, qui a mis 48 heures à atteindre son maximum, reste stationnaire pendant un ou deux jours, puis décroît pour s'effacer entre le cinquième et le sixième jour. Mais ce ne sont là que des moyennes et il y a des éruptions plus tardives et surtout plus tenaces, ce qui est en général un signe de gravité.

La fièvre et le délire peuvent être intenses et réclamer l'emploi des affusions froides et même des bains froids. Le gonflement des amygdales peut être tel que la déglutition devienne difficile. Il peut exister de l'enflure des pieds, que j'ai déjà signalée, des douleurs pseudo-rhumatismales survivant parfois à la maladie, etc. Le médecin surveillera tout cela et particulièrement la présence de l'albumine urinaire, signe très fréquent d'une atteinte du rein qui peut laisser, je l'ai dit, des traces pendant de longues années. Le régime lacté absolu s'impose donc durant toute la maladie.

La desquamation de la peau, autre signe caractéristique de la scarlatine, commence dès la disparition de l'éruption et se poursuit pendant toute la convalescence, tantôt par petites écailles, tantôt par larges placards : les mains se dépouillent parfois comme d'un gant. La langue fait de même et laisse à nu des papilles gonflées et arrondies qui lui donnent l'aspect d'une énorme framboise. Ces plaques épidermiques exfoliées, où le microscope révèle presque toujours la présence du streptocoque, sont, je le rappelle, l'agent le plus ordinaire de la contagion. Elles doivent être recueillies avec soin à l'aide d'une petite pince et brûlées aussitôt. Les mains qui les auront touchées par inadvertance seront désinfectées minutieusement.

Le traitement de la scarlatine, qui est surtout celui des symptômes et celui des grandes infections générales, a fait un grand pas, dans ces dernières années, avec l'emploi des injections de sérum de sang de scarlatineux guéris, qui ont ici un pouvoir spécifique certain et peuvent faire avorter la maladie rapidement, avec d'autant plus d'efficacité que l'injection est pratiquée plus près du début. Mais ce remède précieux est assez difficile à obtenir en dehors des hôpitaux possédant des services spéciaux, car, conservé en ampoules, il perd assez rapidement ses propriétés. Toutefois, c'est une ressource précieuse à laquelle il sera toujours bon de recourir lorsque les circonstances de lieu le permettront.

LA DIPHTÉRIE

La diphtérie est une maladie infectieuse, qui existe à l'état endémique dans toutes les grandes villes ; elle n'apparaît guère dans les centres moins populeux qu'à l'occasion de l'arrivée d'un sujet infecté par elle, venu du dehors, et devenant l'origine d'une petite épidémie locale.

Dans les grandes cités, où elle apparaît et disparaît par périodes, elle subit presque chaque année une recrudescence au début et à la fin de chaque hiver, époques toujours propices au développement de toutes les infections des voies aériennes supérieures, ainsi que je vous l'ai déjà fait remarquer à propos de la scarlatine. Ajoutons qu'avec la vulgarisation du sérum antidiphtérique, elle est en décroissance manifeste et que le nombre de décès qu'elle produit chaque année va en diminuant sans cesse.

Je ne puis retracer ici un tableau même abrégé de la diphtérie. C'est au médecin, nécessairement, qu'il appartient de la diagnostiquer et de la soigner ; mais il est utile au moins que le public connaisse les moyens qu'il possède aujourd'hui, grâce aux progrès de la science moderne, pour s'en préserver.

D'ailleurs, ils se ramènent tous à un même principe : se méfier du diphtérique et des personnes qui sont inconsciemment les agents de transport de son germe infectieux, et pratiquer, au moindre soupçon, les injections préventives de sérum antidiphtérique.

Car il s'agit ici d'une maladie dont la contagion est la plus nette, la plus facile et la plus sournoise qui soit. On le sait depuis longtemps, et nos pères ont assisté impuissants au déchaînement d'épidémies effroyables dont ils ne pouvaient déterminer la cause. Mais nous connaissons depuis 1883 le bacille de Klebs-Löffler, qui est le véritable agent du mal : nous savons le cultiver. Le Dr Roux a isolé le poison, la toxine, dont le bacille imprègne sa victime. Behring a préparé un sérum que le Dr Roux a perfectionné et popularisé et qui, injecté de bonne heure aux malades, les guérit la plupart du temps ; injecté aux sujets exposés à la contagion il les préserve du mal presque à coup sûr. Depuis ces découvertes, toutes nos notions sur la diphtérie ont donc été bouleversées en quelques années, et de fait il n'est guère de maladies infectieuses que nous connaissions mieux aujourd'hui et contre laquelle nous soyons mieux armés.

Le bacille, apporté par les poussières, pénètre avec la respiration dans les fosses nasales et dans la bouche. Il peut être apporté directement à celle-ci lorsqu'on embrasse un enfant diphtérique dont le visage est souillé par sa salive et ses excrétions nasales, par le drap de lit ou l'oreiller devant lequel il tousse, ou encore lorsqu'on garde aux mains, portées ensuite à la bouche pour manger, ou au nez pour se gratter, les bacilles ramassés sur le linge de l'enfant malade, sur ses vêtements, ses jouets, sur les livres du convalescent, — et, ce qui est plus grave, non seulement du convalescent d'une diphtérie connue,

avouée, traitée, mais du convalescent d'une angine
légère, dont la nature diphtérique a passé inaperçue
et qui a guéri vite, chez un sujet favorisé, en état de
quasi-immunité naturelle. Or, la persistance de la
virulence des bacilles peut être de plusieurs semaines,
de plusieurs mois... Les vêtements du malade, conservés dans une armoire, ses livres qu'on a renvoyés
au cabinet de lecture, peuvent devenir des instruments de contagion longtemps après.

Enfin, nous savons aujourd'hui qu'il existe,
comme pour la fièvre typhoïde, des sujets réfractaires
naturellement, chez qui le bacille diphtérique vit
pendant plusieurs semaines sans qu'ils s'en doutent,
ni eux ni personne, et qui sont des agents incons-
cients de la contagion : ces « porteurs de germes »,
nous les coudoyons dans les autobus, dans le Métro.
C'est dire que le bacille nous entoure de toutes parts,
ce qui serait bien décourageant, surtout dans les
périodes où sa virulence est passagèrement exaltée
par des influences saisonnières ou des reviviscences
de foyers épidémiques anciens, si nous n'étions
aujourd'hui, je le répète, bien armés contre lui.

Partout où il se pose, sur les muqueuses du nez,
de la gorge, du larynx ou des bronches, surtout si
cette muqueuse est préparée par une irritation préalable, sur une plaie d'une partie quelconque du
corps (dans un milieu épidémique), le bacille se
développe en colonies envahissantes et provoque la
formation d'une fausse membrane de fibrine exsudée,
qui est la caractéristique visible de la maladie. Sa
forme classique est l'angine pseudo-membraneuse
ou *couenneuse*. Mais d'autres angines, non diphtériques, peuvent aussi provoquer la formation de
fausses membranes assez analogues. Un médecin

expérimenté ne s'y trompe guère : mais l'examen bactériologique au laboratoire permettra toujours de lever les doutes, et celui-ci s'impose donc en tout état de cause.

Ces fausses membranes s'étendent peu à peu à toutes les voies respiratoires. Il faut toujours penser à celles du nez que l'on ne découvre pas si facilement qu'à la gorge et qui sont les plus redoutables agents de contagion, parce qu'on s'en méfie moins. Elles gagnent le larynx, embarrassant la fente de la glotte, — et alors c'est le *croup* avec la terrible menace d'asphyxie que seul le tubage ou la trachéotomie immédiate permet de conjurer, — gagnent enfin la trachée et les bronches, où elles se moulent en tubes, expulsés quelquefois par la toux.

Pendant ce temps la toxine sécrétée par le microbe envahit l'organisme, fait naître des paralysies (celle du voile du palais est la plus commune), des arthrites, de la myocardite, etc...

C'est donc l'examen des fausses membranes et surtout la culture des exsudats prélevés dans la gorge et dans le nez, qui permettront de poser le diagnostic de diphtérie, et aussi, plus tard, de reconnaître si un convalescent guéri est encore contagieux. Grâce à ces cultures, que tout médecin peut confier aujourd'hui à un des laboratoires installés dans tous les centres de quelque importance, on peut dépister dans un groupement, dans une caserne, dans une école, et surtout dans l'entourage familial du diphtérique, les sujets dangereux qu'il faudra isoler encore et traiter jusqu'à ce qu'ils soient devenus inoffensifs.

L'examen direct des fausses membranes sous le

microscope peut souvent renseigner en quelques
minutes un professionnel exercé. Mais la culture en
tubes, sur du sérum stérilisé de sang de bœuf,
est beaucoup plus démonstrative : elle ne demande
que 24 heures, et permet de reconnaître les vrais et
les faux bacilles diphtériques, ces derniers inoffensifs, et aussi les associations, au bacille, d'autres microbes dont la présence a une grande
importance pour le pronostic de la maladie. L'association au streptocoque donne des formes très
graves, souvent foudroyantes, parfois avec broncho-
pneumonie, contre lesquelles le sérum lui-même est
malheureusement impuissant. Par contre, la présence, dans les cultures, d'un certain petit coccus
(coccus Brisou) annonce une diphtérie sûrement bénigne. Enfin, le bacille lui-même se présente sous des
formes dont l'aspect offre un grand intérêt : les
bacilles longs et enchevêtrés, les bacilles moyens,
rangés parallèlement, sont virulents : les bacilles
courts et trapus passent pour l'être peu ou point,
encore que certains les regardent comme une race
atténuée, mais toujours suspecte.

Lorsqu'un sujet a été ainsi reconnu authenti-
quement porteur de bacilles virulents — et même
avant, si les signes cliniques, l'historique de la contagion, etc..., ne laissent aucun doute, — il faut,
sans tarder, lui faire une injection de sérum de
Roux. Le médecin sera juge de l'opportunité de son
renouvellement. Mais il faut aussitôt faire des pré-
lèvements de mucosités dans le nez et la gorge des
personnes, même bien portantes, qui entourent le
sujet, ses voisins de classes à l'école, ses voisins de lit
à la chambrée. Ceux qui fourniront un résultat positif
recevront aussitôt une injection de sérum et seront

mis en observation. Les autres seront l'objet d'un nouvel examen quelques jours plus tard, car l'incubation peut avoir une durée très variable, selon les sujets. Le convalescent guéri ne sera admis à l'école de nouveau que muni d'un certificat établissant qu'un nouvel examen a été pratiqué sur lui et est resté négatif. Inutile de dire qu'une désinfection rigoureuse des vêtements, des objets familiers et du logement s'impose.

L'injection de sérum ne présente plus aujourd'hui que des inconvénients rares et minimes, sans proportion avec l'immense sécurité qu'elle apporte pour tous. On peut, d'ailleurs, les atténuer beaucoup en faisant absorber au sujet un peu de chlorure de calcium, ou en lui injectant d'abord quelques gouttes de sérum, une heure avant l'injection complète, pour le *désensibiliser* (méthode de Besredka). Quelques maux de tête, une éruption passagère avec démangeaisons, quelquefois des douleurs articulaires, et c'est tout.

Sa valeur prophylactique est hors de doute. Le sujet est vacciné, mais pour quelques semaines seulement, ne l'oublions pas. Il ne contractera pas la diphtérie pendant cette période ou ne présentera qu'une forme très atténuée, toujours bénigne. Il y a des cas où il ne faut pas hésiter à vacciner ainsi — 5 à 10 centimètres cubes de sérum suffisent par personne — toute une famille, toute une classe d'école : aucun autre moyen ne peut enrayer plus sûrement le développement d'une épidémie qui sera peut-être très meurtrière.

Après la terreur mystique qui a précédé la découverte admirable de Behring et de Roux, nous aurions tort aujourd'hui de croire que la diphtérie est devenue maintenant négligeable. De par l'effet des associations microbiennes qui retirent au sérum beaucoup de son efficacité, elle donne encore 10 et même 20 p. 100 de mortalité. Par contre, sur un total de 34.350 cas d'injections préventives, pratiquées toutes dans des milieux suspects, et relevées par M. Netter, il n'y a eu que 200 cas de diphtérie...

L'emploi du même sérum, — à la fois préservateur et curatif, — constitue aujourd'hui le seul moyen rationnel de traitement de la diphtérie. Les lavages au permanganate, au perchlorure de fer, les badigeonnages, au naphtol camphré ou à la teinture d'iode, des endroits infectés par les fausses membranes, — après détachement de celles-ci, — tous moyens préconisés autrefois, n'ont que peu d'efficacité : selon M. Martin, ils gênent même plutôt l'action immunisante du sérum. Aussitôt le diagnostic établi, — et même, je l'ai dit, dans les cas simplement suspects, —il faut pratiquer l'injection. La dose est de dix centimètres cubes jusqu'à deux ans, de vingt au-dessus de cet âge.

L'effet est d'autant plus sûr que le traitement est commencé plus près du début de la maladie. Jusqu'au sixième jour, il est à peu près infaillible (exception faite des cas où le streptocoque se montre associé au bacille diphtéritique). Les résultats deviennent plus variables à mesure que l'on s'éloigne de cette date pour commencer le traitement. Au delà de 12 jours, il ne faut plus guère compter sur son efficacité. Dans les formes graves, on ne doit pas hésiter à faire deux, trois et quatre injections par jour, au besoin même à employer la voie intraveineuse pour gagner encore du temps.

Le sérum administré par la bouche ne donne aucune sécurité, selon M. Lesné et M. Comby : il n'agit par cette voie qu'exceptionnellement, lorsque l'intestin du sujet est altéré et permet accidentellement l'absorption de l'antitoxine, qui, normalement, ne le traverse pas. Il est peut-être un peu plus efficace lorsqu'il est donné en lavement, l'absorption par les veines rectales conduisant une partie du sérum directement dans la circulation, sans qu'il passe par le foie, destructeur non seulement des toxines malfaisantes, mais aussi des antitoxines salutaires.

Toutefois, M. Martin a conseillé l'emploi de pastilles de sérum desséché, données à sucer, mais seulement pour aider localement, sur le foyer primitif situé dans la gorge, à l'effet général produit par le sérum injecté.

LE TÉTANOS

Récemment, un jeune artiste, de santé magnifique, se pique le doigt et, peu de temps après, la blessure non cicatrisée, manie du terreau dans son jardin. La piqûre était si insignifiante qu'il n'y songeait même plus le lendemain ; et, d'ailleurs, elle guérit toute seule, sans désinfection ni pansement. Quinze jours plus tard, il est pris brusquement par des convulsions, en rentrant chez lui. Le mal s'aggrave d'heure en heure et, malgré les soins les plus énergiques, il succombe au bout de deux jours dans d'atroces souffrances. Il avait eu le malheur de contracter le tétanos.

Cette funeste maladie a beaucoup fait parler d'elle pendant la guerre. Ce fut, avec la gangrène gazeuse, la complication la plus redoutée chez tous les blessés, à une heure où les progrès universels de l'antisepsie permettaient cependant d'espérer que la chirurgie de guerre allait s'exercer dans des conditions bien plus favorables que jadis. En réalité, ces deux fléaux causèrent encore, au moins au début, d'effroyables hécatombes. Pour ma part, je n'ai jamais pu me défendre d'un serrement de cœur lorsque le matin, dans mon ambulance, je découvrais dans un lit un jeune soldat atteint par une blessure légère, et, d'ailleurs, déjà cicatrisée, qui, la veille, nous contait avec une belle humeur ses aventures, — avidement recueillies dans l'angoisse et l'ignorance où nous étions tous, — et que, maintenant, je voyais raidi, les mâchoires serrées, les muscles du visage figés, l'œil angoissé, autant de signes qui me criaient que le lendemain ou le surlendemain le vaillant petit soldat ne serait plus qu'un cadavre. Les choses changèrent quand le sérum antitétanique nous fut livré en abondance, et surtout quand tous les blessés furent vaccinés systématiquement dès le poste de secours. Alors le tétanos disparut presque complètement. Mais que de victimes il avait eu le temps de faire !

Cette période violente passée, nous ne pensons peut-être plus assez, dans la vie courante, à cet ennemi invisible et toujours présent, qui guette la moindre occasion pour pénétrer chez nous et pour nous saisir — c'est le cas de le dire — à la gorge.

Le bacille du tétanos, — un petit bacille en forme de clou, d'une résistance toute particulière, qui ne peut être détruit par la stérilisation ordinaire à 100°, mais en exige 120°, — est en effet répandu partout autour de nous. Son habitat ordinaire est la terre et la poussière. Toute plaie souillée de terre ou de boue (1), ne fût-ce qu'une écorchure, doit être aujourd'hui tenue pour suspecte d'être aussitôt infectée par lui : une piqûre de clou, d'épingle même peut suffire. Les toiles d'araignées poussiéreuses, avec lesquelles jadis on prétendait arrêter les hémorragies, sont spécialement redoutables. Méfiez-vous

---

(1) Les sauvages d'îles australasiennes emploient des flèches mortelles qu'ils rendent infectantes en trempant leur pointe dans la vase de certains marécages qu'on sait, aujourd'hui, être infestés par les spores du bacille tétanique.

aussi des coupures faites, dans les caves, par le verre de vieilles bouteilles cassées.

Chez nous, toutes les professions qui utilisent le cheval, cavaliers, cochers, jockeys, charretiers, rouliers, y sont particulièrement exposées ; non que le cheval, comme on l'a cru, soit ici un agent spécial de transmission, car il est lui-même très sensible au tétanos, mais parce qu'il est constamment en contact avec la terre des routes et qu'il met la poussière en mouvement. On connaît des cas de tétanos survenus chez des charretiers pour une petite éraflure au visage, causée par la mèche de leur fouet. La gélatine extraite des sabots du cheval, si elle n'a pas été stérilisée à 120°, a déterminé des cas de tétanos inattendus lorsqu'on l'a injectée à des malades, sous forme de sérum gélatinisé, pour traiter des hémorragies graves ou des anévrismes.

Enfin, par l'intermédiaire des poussières, des mains ou des instruments souillés de terre, le tétanos se greffe sur n'importe quelle plaie accidentelle : une brûlure, une ampoule ouverte, un cor au pied saignant quand on le coupe mal et que le pied n'a pas été soigneusement lavé auparavant (les souliers sont toujours imprégnés de poussière). La plaie résultant de la section du cordon ombilical chez le nouveau-né peut elle-même servir de porte d'entrée à l'infection : il y a des peuplades nègres où l'usage est de panser la petite plaie avec de la terre, et chez lesquelles 40 pour cent des nouveau-nés succombent de cette façon.

Le tétanos peut même s'introduire par des plaies des muqueuses à l'intérieur du corps, une excoriation de la bouche due à un chicot, une érosion de la muqueuse intestinale. On l'a vu survenir chez des accouchées, où il est toujours mortel. Ce n'est que par la pénétration sanguine qu'on peut expliquer les cas exceptionnels survenus sans plaie locale, dans les entorses et les fractures.

On sait aujourd'hui que le microbe inoculé se cultive sur place d'autant plus facilement, que d'autres microbes infectants se sont introduits en même temps que lui et ont préparé le terrain : or, c'est là le cas de la plupart des blessures accidentelles et surtout des plaies de guerre. Il secrète un poison qui est d'une extrême violence, aux doses les plus minimes, la toxine tétanique, laquelle se fixe sur les nerfs et par ce chemin se propage jusqu'à la moelle épinière où elle imprègne les centres moteurs. En fait, tous les symptômes du tétanos sont ceux d'une hyperexcitabilité de la moelle. Le premier, tout à fait caractéristique, est la constriction des mâchoires (le *trismus*) ; puis vient la raideur de la nuque, la contracture des muscles de la face, qui prend une expression toute spéciale (rire sardonique), la contracture des muscles du tronc et des reins, qui incurve le malade en demi-cercle en arrière (*opisthotonos*) ou en avant (*prosthotonos*), exceptionnellement sur le côté (*pleurotonos*). Le spasme se généralise et gagne les muscles du larynx, des côtes, le diaphragme lui-même, peut-être le cœur. Et c'est la mort.

Un temps très variable s'écoule entre l'heure de la blessure et le moment où la colonie de bacilles a produit la toxine et où celle-ci atteint la moelle. Cette durée est en moyenne de cinq à quinze jours, mais il y a de nombreuses exceptions dans les deux sens. Le tétanos est apparu quelquefois une heure après la blessure, un quart d'heure même, probablement lorsqu'un nerf important a été directement touché. D'autres fois, les accidents n'ont éclaté que plusieurs semaines après la production de la plaie, celle-ci étant depuis longtemps cicatrisée. Le froid est capable de faire apparaître ces tétanos tardifs et qui, peut-être, sans lui, seraient demeurés indéfiniment latents. On a même noté, depuis la guerre, des cas de tétanos survenant chez de très anciens blessés, alors qu'on pratiquait chez eux une nouvelle intervention, comme si celle-ci avait ouvert un foyer depuis longtemps en sommeil.

Le tétanos est mortel dans 90 p. 100 des cas graves, c'est-à-dire à marche rapide. Lorsque le mal évolue lentement, avec des symptômes moins violents et des crises intermittentes, on peut, la thérapeutique aidant — et faisant surtout gagner du temps pendant lequel la culture microbienne paraît s'épuiser peu à peu, ou l'organisme se vacciner, — on peut espérer voir cette mortalité se ramener à 70 p. 100.

La découverte du sérum antitétanique a constitué un énorme progrès dans l'histoire du tétanos, mais pour sa prévention plutôt que pour sa guérison. Injecté quand le mal est déclaré, il ne donne que peu de résultats, même avec d'énormes doses, même injecté dans les veines, dans l'espace sous-arachnoïdien de la moelle, et jusqu'au milieu même du cerveau. comme l'a fait M. Borrel en perçant délibérément la voûte cranienne au moyen d'une vrille.

Mais employé aussitôt après la blessure, il met le blessé à l'abri d'une façon presque certaine : on facilite ses effets en nettoyant d'abord soigneusement la plaie, en la désinfectant à fond, en la régularisant si elle est anfractueuse, car les microbes associés jouent ici un grand rôle, comme je l'ai dit, et il faut s'en débarasser tout d'abord. Les blessures avec écrasement y paraissent les plus exposées.

Cette injection préventive s'impose aujourd'hui après toute plaie apportant le plus petit risque d'infection par la terre ou par les poussières, chez les cavaliers, les cochers, les charretiers, les cultivateurs, les terrassiers, chez tout sujet blessé, surtout au pied, par un clou, une écharde, un pieu, un instrument agricole : ceci en plus de la désinfection locale par la teinture d'iode. Cette injection n'est pas douloureuse : elle expose tout au plus quelquefois à de légers accidents sériques : urticaire, gonflements articulaires, migraine, qu'on peut, d'ailleurs, prévenir en faisant absorber en même temps un peu de chlorure de calcium. Il devrait exister un flacon de ce sérum, qu'on trouve à l'Institut Pasteur (et qu'il faut renouveler de temps en temps), dans toutes les pharmacies de famille.

En vaccinant préventivement des équipes de terrassiers employés au creusement de tunnels ou de tranchées, on est parvenu à supprimer chez eux tout cas de tétanos, et cette pratique devrait se généraliser. Malheureusement l'immunité conférée est d'assez courte durée.

Contre le tétanos déclaré nous n'avons, il faut le reconnaître, que peu de moyens actifs : d'abord les injections de sérum, largement pratiquées, à tout hasard, les lavements de chloral à très hautes doses, les piqûres de morphine, l'isolement absolu du malade à l'abri de la lumière, du bruit, de tout mouvement, de toute occasion de réveiller l'hyperexcitabilité de la moelle, qui se traduirait chaque fois par le réveil de contractures extrêmement pénibles. Les injections de sels de magnésie ont donné des résultats intéressants, comme dans toutes les affections de la moelle : on les injecte sous la peau et même dans le canal de la moelle épinière par ponction lombaire. J'ai eu la chance de voir cette dernière pratique quelquefois réussir. Le malade, que le trismus empêche de desserrer ses mâchoires, sera nourri de peptones et de lait, au moyen d'une sonde œsophagienne introduite par le nez.

Conclusion. — **Après toute plaie survenant dans les conditions que j'ai indiquées, penser au tétanos.**

L'ÉRYSIPÈLE

L'érysipèle — ne dites pas *une érésipèle* — est une maladie infectieuse, très contagieuse, causée par un microbe bien connu, le streptocoque, que l'on retrouve, d'ailleurs, en action dans un certain nombre d'autres maladies — angines, scarlatine, fièvre puerpérale — mais qui évolue ici d'une manière si particulière qu'on est tenté d'y voir l'œuvre d'une variété spéciale de ce type microbien, dont la caractéristique élémentaire est de se présenter, sous le microscope, en forme de petits points (*cocci*) alignés en chaînettes plus ou moins longues.

Ce n'est cependant pas, comme on serait porté à le croire, une maladie de peau, encore qu'on voie quelquefois l'érysipèle compliquer brusquement un vieil eczéma, quand, par fâcheuse aventure, le streptocoque a été inoculé en ce point à l'occasion d'un grattage.

Cette inoculation peut se produire fortuitement sur n'importe quelle région de la peau, quand il s'y trouve une plaie. C'est alors « l'érysipèle chirurgical », terreur des hôpitaux de jadis, où les formes graves aboutissaient à des phlegmons mortels, — devenu beaucoup plus rare depuis la pratique universelle de l'antisepsie.

L'érysipèle communément observé aujourd'hui siège à la face, où il apparaît à l'improviste, souvent chez un sujet en bonne santé et sans qu'on découvre, à son origine, de plaie ni même d'écorchure bien nette. Pourtant il y en a une, si minime qu'elle soit : il faut une porte d'entrée pour le microbe; mais il suffit parfois d'un simple grattage, à l'aide d'un ongle infecté sans qu'on le sache, et portant sur un point de l'épiderme déjà altéré et facile à érailler. C'est ainsi que l'érysipèle débute le plus souvent au niveau d'un pli ou d'un sillon cutané, au fond duquel la peau est plus tendre : l'angle de l'œil, l'aile du nez, la commissure des lèvres, le pavillon de l'oreille.

C'est d'abord une petite tache rouge, qui s'étend assez rapidement, formant bientôt une plaque luisante, chaude, *saillante* : ce dernier caractère fixe aussitôt le diagnostic. En s'étendant, cette plaque pâlit au centre, tandis que la saillie de ses bords constitue un bourrelet qui s'avance de proche en proche, comme l'avant-garde d'une marée infectieuse, et finit, dans certains cas, par faire le tour de la tête, sans respecter le cuir chevelu. La zone atteinte peut présenter des ampoules (phlyctènes) qui fournissent, quand on les crève, un liquide séreux et trouble. Lorsque cette zone englobe un tissu lâche, comme celui des joues et des paupières, il s'y produit un œdème considérable qui peut défigurer momentanément le sujet ou même l'empêcher d'ouvrir les yeux. Les ganglions de la région, atteints à leur tour par l'infection, se montrent gonflés et douloureux.

En même temps, et dès les premières heures, apparaît la fièvre, parfois légère, quelquefois très violente. Les réactions générales provoquées par l'érysipèle sont infiniment variables, selon les sujets, selon leur état général antérieur, peut-être aussi selon la qualité du virus. Il y a des érysipèles graves, avec haute température d'emblée, délire, urines rares, foncées, albumineuses, douleurs pseudo-rhumatismales dans les articulations, ou encore se compliquant de rhinite, d'angine, de laryngite, d'otite, de pneumonie, de broncho-pneumonie, de pleurésie, etc., etc... J'ai vu, chez un jeune homme en parfaite santé, un érysipèle, né d'une écorchure qu'il s'était faite en grattant une petite croûte à l'intérieur des narines, faire naître une phlébite des veines de l'orbite, qui se propagea aux sinus cérébraux et entraîna rapidement la mort. Ces formes aiguës, évoluant chez un vieillard, un sujet cachectisé, un tuberculeux, sont malheureusement mortelles le plus souvent.

La plupart du temps, toutefois, l'érysipèle reste discret, évolue sans douleur, presque sans fièvre, ou même se développe par poussées successives, par plaques isolées, qui se réunissent ensuite. Il guérit spontanément ou avec quelques soins très simples au bout de quelques jours, mais quelquefois se ravive, quand on croit tout terminé, ou récidive à brève échéance. Il y a des érysipèles chroniques, en somme assez bénins, où il semble que le streptocoque se soit fixé à demeure dans la peau, se réveillant à l'état virulent, par intervalles, quand le terrain paraît faiblir, quand le sujet s'expose à un froid vif. Il y a même des femmes qui, pendant plusieurs années, présentent de petites poussées d'un foyer érysipélateux chaque mois, et dont elles ne sont débarrassées qu'après leur retour d'âge.

En somme, si bien connu que soit son agent infectieux, le streptocoque, l'érysipèle, dans ces formes légères, éclate, disparaît et reparaît pour des raisons qui nous sont encore assez obscures. Pourtant, il ne reste jamais négligeable, même dans cet état de quasi-acclimatation. Le streptocoque reste un microbe redoutable, facilement transmissible par les doigts, par les vêtements. Il peut être, dans l'entourage de sa victime peu malmenée, le point de départ d'une épidémie d'angines : dans la demeure d'une femme en couches, il peut faire éclater chez celle-ci, par des contages imprévus, une fièvre puerpérale. Il faut donc poursuivre inlassablement la désinfection d'une plaque récidivante d'érysipèle, même d'apparence inoffensive, jusqu'à sa complète extinction.

Le traitement, dont la direction appartient au médecin, consiste, au début, dans l'application permanente de compresses imprégnées d'une décoction émolliente (fleurs de sureau, racine de guimauve), souvent renouvelées. Les applications de la pommade au collargol, qui possède une réelle valeur antiseptique, ou d'ichtyol pur, qui est un bon décongestionnant de la peau, sont des procédés plus modernes et plus sûrs. On peut arrêter le développement envahissant de la plaque d'érysipèle en traçant, au delà de son bord, une bande à l'aide d'une couche de teinture d'iode, qu'on recouvre ensuite de collodion. Très souvent, l'infection s'arrête devant cette sorte de barrage. Contre les complications générales et les réactions violentes, indiquant que le virus a imprégné tout l'organisme, on peut employer les injections de sérum antistreptococcique de Marmorek ou de Besredka.

Les personnes qui soignent le malade et le pansent, se méfieront de la contagion, surtout si elles portent sur elles quelque petite plaie ouverte (la badigeonner de teinture d'iode et de collodion) : elles se méfieront aussi du transport de ce contage, par leur intermédiaire, à quelque blessé, à un nouveau-né, dont la plaie du cordon n'est pas cicatrisée, et tout particulièrement à une femme en couches.

LA FIÈVRE DE MALTE

Voici une maladie assez singulière, dont on n'a commencé de parler que depuis quelques années, et qui semble avoir passé jusque-là inaperçue, sans doute parce qu'on la confondait avec le paludisme fruste ou les paratyphoïdes à rechutes.

A vrai dire, elle n'est pas encore très répandue hors de certaines régions : elle présente rarement l'extrême gravité des grandes maladies infectieuses. Elle n'est pas négligeable pourtant. Elle laisse ses victimes dans un état de grand affaiblissement. On peut en mourir. D'autre part, elle pourrait fort bien s'étendre au delà des régions où elle s'est cantonnée jusqu'ici, si nous n'y prenions garde. Enfin, elle menace d'entraver le développement d'une industrie à laquelle l'hygiène, comme on va le voir, attache une grande importance et dont elle escompte les plus heureux effets dans une campagne qui figure au premier rang de nos préoccupations, je veux dire la lutte antituberculeuse.

Puisque son mode de propagation nous est aujourd'hui bien connu, il vaut donc mieux prendre dès maintenant nos précautions, et la première de toutes est de la faire connaître du grand public qui, en général, l'ignore.

La fièvre de Malte est une maladie infectieuse, due à un microbe presque imperceptible, que Bruce a découvert et qu'il a appelé le *micrococcus meliten-*

sis. Son hôte habituel est la chèvre, qu'il rend relativement peu malade, mais qui, malheureusement, peut le transmettre à l'homme, quelquefois la brebis.

La transmission d'homme à homme est douteuse. Toutes les fois qu'on observe la fièvre de Malte chez un humain, c'est chez quelqu'un que sa profession met en rapport avec les troupeaux de chèvres, ou qui a bu du lait de chèvre, ou consommé du fromage de chèvre frais.

Etudiée d'abord à Malte, — d'où son nom, — elle s'observe, en réalité, sur tout le littoral méditerranéen, de l'Espagne à l'Asie Mineure, en passant par le midi de la France, l'Italie, la Grèce et la Turquie. On la retrouve en Algérie et en Tunisie. Les Anglais se sont plaints du choix du terme de fièvre de Malte qui risquait, paraît-il, de donner un fâcheux renom d'insalubrité à l'îlot sans eau ni végétation, où ils se sont installés, pour y établir un port de guerre, d'où ils surveillent toutes les routes maritimes de l'Orient. Comme nous ne savons rien refuser à nos anciens alliés, l'Académie a adopté courtoisement les noms de *fièvre méditerranéenne* ou de *fièvre ondulante*, ceci en raison de l'aspect sinueux, caractéristique, du graphique de la courbe des températures dans cette maladie.

En ce qui concerne la France, cette fièvre spéciale a ses principaux foyers dans le Gard, en Provence et en Corse. Mais elle commence à s'aventurer vers le Nord. On en a trouvé des cas dans la région lyonnaise, dans le Puy-de-Dôme, et, il y a deux ans, un foyer fut découvert assez près de Paris, aux environs de Fontainebleau. Le mal est parfaitement capable de s'étendre dans tout le pays, d'autant plus que de très sérieux et de très louables efforts sont faits chez nous pour développer partout l'industrie chevrière et que la fièvre de Malte est liée à celle-ci : il serait très fâcheux que cette industrie, qui peut rendre, comme on va le voir, des services de premier ordre à l'hygiène publique, s'en trouvât entravée. C'est pourquoi il faut mieux voir le danger en face, afin d'y apporter le remède et de prendre à temps les mesures, en somme assez simples, qui s'imposent.

Dans une récente séance, l'Académie de médecine, sur la proposition très opportune du Prof. Vincent, vient d'inscrire cette maladie parmi celles dont la déclaration est obligatoire.

Il est très facile de méconnaître l'existence de la fièvre de Malte chez un malade. Elle ne possède pas tel symptôme très caractéristique qui puisse, comme pour la plupart des maladies infectieuses, attirer l'attention du médecin sur elle du premier coup.

Le plus souvent, tout se borne à une élévation régulière de la température (38°, 39°, 40°), se produisant chaque jour, en même temps que de vagues maux de tête, quelquefois des douleurs rhumatoïdes dans les membres, de violentes crises de sueurs : parfois il existe un peu d'albumine dans les urines. Le médecin hésite, ai-je dit, entre une paratyphoïde, une crise de paludisme, une attaque de rhumatisme, une grippe anormale, peut-être une tuberculose commençante, à foyer encore indéterminé.

Au bout d'une quinzaine de jours, la fièvre tombe peu à peu ; le malade, très fatigué, paraît guéri, et va reprendre ses occupations, quand une rechute survient, de même durée. De rechutes en rechutes, la maladie arrive à persister deux, trois mois et même davantage.

Le malade perd ses forces, se cachectise. Des complications peuvent apparaître : de la polynévrite, du gonflement de la rate, parfois une orchite, comme avec les oreillons, une endocardite même, qui peut évoluer sournoisement et provoquer la mort subite. Je viens d'en observer un cas — et c'est ce qui m'a engagé à écrire cet article — chez un Parisien, ingénieur de son métier, dont j'ai soigneusement fouillé les antécédents pathologiques à ce propos, et qui, au cours d'un voyage dans le Midi, s'était souvent régalé de fromage de chèvre.

Il faut dire que le plus souvent, après des rechutes plus ou moins nombreuses, la maladie finit par s'éteindre : mais le malade en sort très épuisé et est long à retrouver une santé parfaite.

Il n'y a, d'ailleurs, jusqu'ici, aucun traitement spécifique à opposer à la fièvre de Malte. Les tentatives de vaccination et de sérothérapie ont donné des résultats très incertains. Le diagnostic, je l'ai dit, ne s'impose pas tout de suite. Quand l'examen du sang a démontré qu'il ne s'agissait ni de paludisme, ni de paratyphoïde, que la marche de la maladie, l'observation de la *courbe sinueuse* du graphique des températures, — et surtout les commémoratifs, — ont attiré l'attention vers la fièvre de Malte, le diagnostic n'est confirmé que par la découverte du microbe sur des cultures faites avec le sang du malade, cultures d'ailleurs très délicates et qui demandent une grande expérience.

Elles peuvent être utilisées pour faire un sérodiagnostic ou une cutiréaction, mais ne se sont pas prêtées jusqu'ici à l'institution d'une sérothérapie.

Le traitement ne peut donc que se borner à l'essai des diverses médications usitées contre les maladies infectieuses à agent microbien développé dans le sang : quinine, métaux colloïdaux, urotropine, bleu de méthylène, etc.

Mais ce que nous pouvons et devons faire, c'est travailler à l'extinction de la maladie en la dépistant chez la chèvre.

Celle-ci, quand elle est atteinte, ne présente pas non plus de symptômes très nets. Toutefois, elle maigrit, devient triste, donne moins de lait, avorte fréquemment. Le microbe passe dans le lait et l'urine : c'est sur les fumiers infectés par celle-ci que les autres chèvres du troupeau se contaminent par leurs mamelles pendantes. C'est par là aussi que les chevriers recueillent le microbe sur leurs mains et, en manipulant ensuite leurs aliments, l'introduisent dans leur tube digestif. En dehors des chevriers, l'homme et l'enfant ne peuvent être infectés que par le lait de la chèvre malade et par le fromage de chèvre frais. Quand ce fromage est ancien, le danger paraît avoir disparu. Le lait peut, d'ailleurs, être stérilisé par ébulition.

Et voici précisément le point intéressant. Le lait de chèvre est tout particulièrement recommandable pour l'allaitement artificiel, parce que la chèvre, contrairement à la vache, ne contracte presque jamais la tuberculose ; ce lait peut donc être donné aux nourrissons sans avoir été bouilli, ce qui lui laisse toujours des qualités très supérieures et, d'ailleurs, il supporte très mal la stérilisation. Le fait est bien connu et beaucoup de pays commencent à adopter le lait de chèvre dans l'alimentation des enfants pour cette seule raison.

Les études les plus récentes sur la tuberculose tendent à prouver que l'introduction de cette maladie se fait le plus souvent par l'intermédiaire du lait de vache au cours de l'enfance. C'est chez les organismes ainsi sensibilisés de bonne heure que le mal éclate plus tard, à l'occasion d'une des innombrables contagions qui nous entourent. On sait, d'autre part, que la tuberculose est inconnue dans les pays d'Extrême-Orient où, pour des raisons religieuses, le lait de vache n'est pas consommé.

A l'heure où le problème de l'extinction de la tuberculose est peut-être lié à la substitution du lait de chèvre au lait de vache chez l'enfant, on conçoit la grave émotion que cause aux hygiénistes la découverte de cette nouvelle maladie de la chèvre. Partout, en Amérique, en Allemagne, en France même, on cherche à développer, à juste titre, les chèvreries : la chèvre s'élève facilement et à bien meilleur compte que la vache. En Amérique, la mortalité infantile a baissé de 60 pour 100 dans les régions où l'on a adopté le lait de chèvre pour l'alimentation des jeunes enfants.

Comme la fièvre de Malte n'est pas, en somme, très répandue encore parmi les chèvres de France, en dehors des trois zones que j'ai indiquées, des mesures énergiques s'imposent qui arriveront, si nous le voulons bien, à la faire disparaître, afin que nous puissions recueillir, sans danger, tous les bienfaits que nous procurerait l'extension de la consommation du lait de chèvre.

Sachons, d'abord, que la chèvre isolée ne contracte jamais la maladie. La contagion s'exerce uniquement dans les troupeaux. Il suffit donc de surveiller ceux-ci, et la maladie peut s'y découvrir, avant les signes généraux d'un état déjà avancé, en soumettant les chèvres à l'épreuve de la cutiréaction au moyen de cultures stérilisées de *micrococcus melitensis* injectées dans l'épaisseur du derme, épreuve facile et sans danger, dont pourrait être chargée l'inspection vétérinaire, et que toutes les grandes chèvreries industrielles, qui s'organisent en ce moment, ne négligeront certainement, pas pour donner toute sécurité au public. Toute bête reconnue malade doit être sacrifiée ; après quoi le troupeau restera toujours sain, si l'on procède à la désinfection et au renouvellement du fumier, et si aucune chèvre nouvelle n'est admise dans le troupeau qu'après l'épreuve de la cutiréaction. La même épreuve doit être imposée aux importations à la frontière.

M. Calmette avait déjà avancé qu'on pourrait supprimer d'un coup la tuberculose en sacrifiant toutes les vaches tuberculeuses, procédé héroïque, mais coûteux. La suppression de quelques centaines de chèvres devenues malades se ferait à moins de frais, mettrait tout un pays à l'abri et permettrait d'encourager ensuite le développement de l'industrie chevrière par tous les moyens, sans aucune restriction, industrie qui, répétons-le, est de la première importance au point de vue de l'hygiène, puisque c'est par là que nous pouvons travailler le plus efficacement, peut-être, à l'extinction de la tuberculose, donc à la diminution de la mortalité générale dans notre pays.

LA GRIPPE

Au moment ou j'écris ces lignes, nous sommes en pleine épidémie de grippe, à notre tour, après — et même pendant — l'Allemagne, la Suisse et l'Angleterre. Il serait puéril de vouloir le cacher, sous le prétexte d'éviter de « faire du tort au commerce », alors qu'autour de soi chacun en constate de nombreux cas et que les médecins avouent leur surmenage. On a voulu faire les mêmes cachotteries l'an dernier à propos de la peste, qu'on appelait mystérieusement la maladie n° 9. A quoi bon, pour quelques oisifs qui partiront plus tôt pour la côte d'Azur — où ils retrouveront, d'ailleurs, la grippe — empêcher le public de se tenir sur ses gardes et de prendre lui-même les quelques précautions nécessaires pour se mettre autant que possible à l'abri ? Au fond, dire la vérité, reste toujours, en matière d'hygiène comme ailleurs, ce qu'il y a de plus sage.

D'abord, il n'y a pas de quoi s'affoler. La grippe, depuis 1889, revient nous visiter périodiquement, et, pour mieux dire, elle ne nous a jamais quittés. On la voit exploser plus ou moins violemment chaque année, le plus souvent après une succession de journées humides, au cours desquelles le thermomètre s'est livré aux écarts les plus capricieux. L'important est que l'épidémie n'ait pas de caractère grave, c'est-à-dire ne s'accompagne pas d'une trop grosse mortalité, et cela, on ne le sait que plus tard, et non au début. Jusqu'ici, elle ne paraît pas trop méchante. J'ai cependant connaissance, de source très sûre, de quelques cas rapidement mortels. Contentons-nous d'attendre et de veiller.

Car c'est ce qu'il y a de plus irritant dans cette singulière maladie, aux formes et aux allures si capricieuses. On ne sait jamais, avec elle, à quoi s'en tenir. Elle n'a pas les traits nettement accusés des autres épidémies. Très souvent, elle se présente comme un simple rhume : il y a des épidémies très bénignes qui ne dépassent jamais ce degré. Ce n'est qu'en voyant les cas se multiplier en quelques jours, la contagion y présider manifestement, que l'on se dit un beau matin : « Tiens, mais c'est la grippe »!

D'autres fois, elle prend une autre allure. Il y a peu de rhumes et de pneumonies. Mais les malades ont une forte fièvre, avec des lésions pulmonaires minimes, nullement en rapport avec leur température, et ils sont profondément déprimés. Ils éprouvent de la courbature, des maux de reins, des douleurs dans tous les membres. On observe chez eux des névralgies tenaces, de l'insomnie, qui peut se prolonger plusieurs semaines, plusieurs mois même, après la guérison. Cette année-là, le poison grippal a porté principalement sur le système nerveux. D'autres fois, c'est le tube digestif qui est atteint : on assiste à une éclosion d'entérites, parfois d'allures graves, pouvant en imposer, par l'élévation de la température, pour des fièvres typhoïdes, si nous ne disposions pas aujourd'hui du contrôle précieux du séro-diagnostic. Et au fond nous ne sommes autorisés à étiqueter ces cas : grippe, que parce qu'on les observe en séries, au cours d'une épidémie grippale manifeste. Autrement on n'y songerait jamais.

Notre incertitude, notre attitude d'expectative

et de prudence, au début d'une nouvelle épidémie, est donc parfaitement légitime. De quoi sera faite celle-ci? Va-t-elle, comme il y a quelques années, s'abattre sur les cités, comme un fléau du moyen âge, liquidant — ah le triste mot! — les cas chroniques de toute espèce, les tuberculeux négligents, les diabétiques impénitents, les vieillards qui se survivaient, les adolescents mal venus, dépassant, ainsi qu'on l'a vu, les moyens d'action normaux des pompes funèbres; — ou bien va-t-elle se borner, comme il faut l'espérer, à une grosse recrudescence des bronchites saisonnières, n'y mettant sa signature qu'en leur donnant un caractère contagieux, dont sont dépourvues les bronchites simples ?

L'embarras des savants vient de ce qu'on ne connaît pas encore le véritable agent causal de la grippe. Car il y en a un; la contagiosité évidente, l'allure épidémique, l'intoxication générale de tout l'organisme, avec réveil de toutes les tares locales de chacun, l'espèce de vaccination, de plus grande résistance, tout au moins, que l'on observe chez les sujets ayant déjà subi une première atteinte, tout prouve que nous sommes en présence d'une maladie infectieuse autonome.

On a cru trouver cet agent dans un microbe particulier, très contagieux, à vitalité très courte, attaquant les fosses nasales et le pharynx, qu'on a appelé le bacille de Pfeiffer. Son rôle était, en quelque sorte, de marquer les victimes : il disparaissait très vite, mais avait suffisamment imprégné l'organisme pour que, aussitôt, tous les microbes logés habituellement chez nous et quasi acclimatés : pneumocoques, staphylocoques, streptocoques, coli-bacilles, entrassent en virulence et se missent à faire aussitôt sur place tout le mal dont leur espèce était capable, l'un déclenchant la pneumonie infectieuse, l'autre des otites, l'autre des abcès un peu partout, des troubles du foie et de l'intestin, des troubles nerveux, etc. C'était une dangereuse crise de fureur dans notre ménagerie intime, domestiquée avec le temps et l'accoutumance, comme si quelque mauvais génie était passé donner un mot d'ordre et rappeler à nos ennemis, campés chez nous, qu'ils s'endormaient.

Malheureusement pour cette théorie, on a observé des cas de grippe où il n'existait pas le moindre bacille de Pfeiffer. Alors, il nous faut admettre que c'est quelque autre, jusqu'ici invisible — car il y a des microbes invisibles — qui remplit ce rôle. Du moins, l'explication imaginée à son propos reste entière, et c'est bien ainsi qu'il faut considérer la grippe, c'est-à-dire une exaltation subite, sous l'influence d'un agent causal extérieur, vivant, donnant au mal son caractère épidémique, — des microbes vulgaires que nous portons en nous, mais principalement de ceux qui habitent les premières voies respiratoires, nez et arrière-gorge. Car le phénomène le plus fréquemment observé, dans ce cortège de symptômes, c'est la broncho-pneumonie. C'est elle qui tue le plus souvent, et de beaucoup, soit directement, soit en amenant la défaillance du cœur.

Ceci nous apprend déjà que la contagion s'établit par l'air, et que le germe malfaisant vit dans les poussières et les minuscules gouttelettes du brouillard : les temps brumeux, d'après les recherches faites à l'Institut Pasteur par M. Trillat, sont toujours les plus favorables au développement des infections des voies respiratoires. Avec les poussières humides, le germe entre partout : il hante les salles de spectacle et de cinéma, les voitures publiques, les lieux de réunion, les casernes, les écoles; il entre dans nos maisons. Au dehors, la lumière solaire paraît le tuer assez vite : mais, hélas! celle-ci est arrêtée par la brume. La contagion est à son degré maximum quand le microbe est apporté avec les gouttelettes de mucus ou de salive d'un grippé qui tousse devant vous.

Abstenez-vous donc soigneusement de visiter, en ce moment, des amis grippés : que ceux-ci s'isolent dans leur chambre, avec la personne unique qui assume la noble mission de les soigner en en connaissant les risques. Eloignez d'eux, surtout, les vieillards, les diabétiques, les albuminuriques et les jeunes adolescents, tous les sujets faibles, en un mot, c'est-à-dire voués à une moindre résistance contre l'infection. Pour votre compte, veillez à l'antisepsie de vos fosses nasales : gargarisez-vous chaque matin, en faisant votre toilette : un verre d'eau chaude où vous aurez mis quelques gouttes de teinture d'iode, y suffira. Mettez dans vos narines un peu d'une pommade renfermant 4 0/0 de résorcine ou d'acide salicylique. La fumée de tabac, à la condition de la rejeter par le nez, n'est pas un préservatif sans valeur. Ne fréquentez pas trop les salles de spectacle ou de cinéma, surtout dans la journée, parce que le balayage matinal, dans ces locaux mal aérés, aura laisser flotter dans l'atmosphère des germes qui, le soir, seront en plus grand nombre retombés à terre. Evitez les refroidissements; ne vous surmenez pas, c'est-à-dire évitez de vous trouver en état de moindre résistance, et vous aurez fait tout ce qu'il est possible de faire pour vous mettre à l'abri.

Mais surtout, je le répète, isolez les malades,

s'il en est dans votre famille. On cite souvent, à ce propos, l'exemple de l'épidémie de Charlottenbourg, en 1889, où pas une maison ne fut épargnée, sauf un couvent de religieuse cloîtrées à qui leur règle imposait de ne voir aucun visage humain et de ne recevoir leur nourriture que par un guichet, exemple évidemment difficile à imiter, mais qui fixe très nettement nos idées sur ce point.

Ne croyez pas que les vaccinations antityphoïdiques aient créé, chez ceux-ci qui ont eu la sagesse de s'y soumettre, une prédisposition quelconque pour subir l'infection grippale. C'est une vieille histoire que nous voyons rééditer chaque année, à l'automne, à l'époque habituellement choisie par la grippe, et qui est justement celle où l'on vaccine, dans les casernes, les jeunes recrues de la nouvelle classe. Si les jeunes soldats sont assez fréquemment touchés par elle, c'est parce qu'ils arrivent le plus souvent de la campagne, où l'air est plus pur, la contagion plus rare que dans les villes, à cause de l'espacement, et qu'ils paient leur acclimatement dans l'atmosphère souillée des cités, par une période où ils se trouvent en état de moindre résistance que les citadins, ceux-ci étant vaccinés, en quelque sorte, contre les fureurs occasionnelles de leurs microbes familiers.

Si vous croyez ressentir les premières atteintes de la grippe, n'allez pas faire de bêtises. Restez paisiblement chez vous au coin du feu : ce ne sera peut-être qu'un rhume. Procurez-vous une bonne sudation. Ne vous gorgez pas de grogs, ni surtout d'aspirine, médicament précieux, mais non sans inconvénients du côté des reins, qu'il faut garder intacts, une purgation précoce est utile. Il n'y a guère que la quinine (0,50 de bichlorhydrate) qu'il soit permis de prendre à tout hasard, pendant quelques jours, à la condition de ne pas aller jusqu'à vous détériorer l'estomac : donc ne la prenez pas absolument à jeun.

Ce sont les maux de tête, les maux de reins, les vertiges, l'abattement, l'apparition d'une fièvre croissante, coïncidant avec les symptômes du rhume, qui vous donneront l'alarme. Alors, faites venir le médecin. Celui-ci saura dépister à l'auscultation, — dont l'entourage le mieux intentionné reste cependant incapable, — la broncho-pneumonie commençante, et la traiter comme il convient. C'est un traitement difficile, où l'ordonnateur responsable doit toujours rester sur le qui-vive, soutenir les forces du malade et user, quand il le faut, des injections de métaux colloïdaux, de sérum antipneumococcique (1), du sérum polyvalent de l'Institut Pasteur, en attendant que le sérum anglais, dont on fait grand état à Londres, ait fait ses preuves. Fort heureusement, nous ne sommes plus désarmés contre le microbe inconnu. S'il garde encore son masque, nous connaissons du moins ses gestes, et c'est l'essentiel.

Et, comme épilogue, n'oubliez pas de faire désinfecter la chambre du malade.

---

(1) J'ai obtenu maintes fois, si l'on veut bien m'excuser de me mettre personnellement ici en cause, — une véritable action abortive, chez des sujets légitimement soupçonnés d'être en état d'incubation grippale (membres d'une famille où il existait déjà des cas de grippe en évolution), en faisant pratiquer chez eux, plusieurs fois par jour, des instillations intranasales de sérum antipneumococcique et de sérum antistreptococcique, et même en instillant des gouttes de sérum antidiphtérique dans l'œil, à la manière d'un collyre.

LA VACCINE ET LES VACCINS

Le langage scientifique s'enrichit chaque jour de termes nouveaux, fixant chaque fois une conquête de la science, et dont certains finissent par passer dans la langue courante sans que le public en saisisse bien exactement le sens.

Celui de « vaccin », que l'on emploie maintenant à tout propos, est de ceux-là.

Les étymologistes de l'avenir, si jamais le français devient une langue morte — ce qu'à Dieu ne plaise — s'imagineront peut-être que « vacciner » quelqu'un c'est, d'après la racine du mot (*vacca*), le transformer en vache.

La vaccine est, en effet, une maladie de la vache, maladie désignée en Angleterre sous le nom de *cow pox*, c'est-à-dire « pustules de la vache ». Parallèlement, il y a une maladie pustuleuse du cheval, dite *horse pox*.

La *vaccine*, inoffensive pour l'animal, se communique facilement aux vachers et vachères préposés au trayage ; ses atteintes déterminent chez eux, sur les mains, des pustules semblables. Or, on avait remarqué depuis longtemps en Angleterre que les personnes qui se trouvaient ainsi contaminées accidentellement ne contractaient jamais la petite vérole, maladie redoutable au xviii° siècle, qui dévastait l'Europe et n'épargnait même pas chez nous la famille royale.

Vers cette époque, on essayait de prévenir les progrès de l'épidémie en inoculant par avance son virus aux gens sains, après l'avoir emprunté aux malades en voie de guérison. Cette idée nous venait des Chinois, qui, depuis un temps immémorial, introduisaient, dans les fosses nasales des sujets qu'ils prétendaient préserver de la variole, les croûtes provenant des pustules de malades légèrement atteints, conception qui n'est pas si absurde, puisque, de nos jours, on a traité les scarlatineux, les rougeoleux, les coquelucheux en leur injectant le sérum du sang des malades ayant été atteints par ces maladies et en ayant triomphé. On sait qu'un sujet guéri est celui qui a vaincu le virus malfaisant au moyen de substances que la réaction de son organisme a fait naître dans son sang, et qui y persistent longtemps, puisqu'il est préservé désormais, pour une certaine période, contre une nouvelle atteinte du même mal. Il est donc *immunisé*, expression générale, qui répond au terme ancien de vacciné.

Ce sont ces substances immunisantes, dont le convalescent a à revendre, que l'on capte, que l'on injecte au voisin et qui le mettent en état de résistance si la malchance veut que le même virus vienne l'assaillir à son tour.

Au XVIIIe siècle, on ne cherchait pas si loin. Le grand mérite de Jenner, l'idée qui fit de lui un bienfaiteur de l'humanité, fut de penser que le *cow pox* était simplement la petite vérole de la vache, ce qui n'est peut-être pas rigoureusement exact, — et qu'il valait mieux inoculer celle-ci aux humains, chez qui elle ne provoquait jamais que des troubles insignifiants, plutôt que la petite vérole humaine, laquelle, même en partant de sujets supposés atteints légèrement, déchaînait la maladie avec une virulence à peine atténuée et parfois même entraînait la mort.

La méthode de Jenner mit fin à ces expériences hasardeuses, trop souvent néfastes. En inoculant la « vaccine », c'est-à-dire la maladie de la vache, on fut en possession d'une méthode sûre, vraiment inoffensive, qui mettait désormais l'humanité à l'abri de la petite vérole. Celle-ci, en fait, a disparu chez toutes les nations qui ont adopté la pratique de la vaccination obligatoire. On n'en observe plus de cas, chez nous, que sur des Africains, des Orientaux ou des Russes pauvres, qui ne se sont pas soumis à cette bienfaisante pratique, et exceptionnellement chez quelques sujets vaccinés depuis trop longtemps et qui n'ont pas renouvelé leur état d'immunisation par une seconde vaccination, les effets de l'inoculation ne se prolongeant guère au delà de cinq, six à sept ans. On en observe aussi en Angleterre, où, chose singulière, persiste encore une opposition obstinée, chez certaines personnes, contre la méthode imaginée par leur grand compatriote. Dans ce pays, en effet, il existe des ligues antivarioliques puissantes, dont le gouvernement a été forcé de respecter le préjugé, basé sur l'idée bizarre, et, d'ailleurs, parfaitement fausse, que la vaccination prédispose à la tuberculose. En fait, l'Angleterre est le seul pays civilisé où l'on n'ait pas encore édicté la vaccination obligatoire.

Chacun sait aujourd'hui chez nous comment l'opération se pratique, puisque chacun l'a subie. On a longtemps inoculé le virus provenant, non plus de la pustule de la vache malade, mais d'un sujet vacciné quelques jours auparavant et dont les pustules étaient en pleine évolution. C'était la vaccination dite « de bras à bras ». On renonce maintenant de

plus en plus à cette pratique et l'on en revient au
virus prélevé sur la vache, depuis que l'on sait que
l'on peut en même temps inoculer, avec le pus vaccinal prélevé sur l'homme ou l'enfant, d'autres maladies dont leurs humeurs peuvent être imprégnées
sans qu'on le sache, par exemple la syphilis ou la
tuberculose : la chose s'est vue.

C'est donc aux Instituts de vaccine animale que
l'on s'adresse, — l'Académie de Médecine en possède
un, que dirige avec un grand zèle le docteur Camus,
et qui offre le maximum de sécurité, — Instituts où
l'on entretient en tout temps de jeunes veaux, chez
qui l'on a réalisé l'infection vaccinale au moyen
de larges inoculations faites au fond d'incisions
superficielles tracées sur leur dos, après qu'on l'a soigneusement rasé et désinfecté.

Lorsque les pustules apparaissent sur ces sillons,
on en recueille le contenu, — après l'avoir délayé
avec un peu de glycérine, — par aspiration dans de
minces tubes de verre stérilisés, que l'on scelle à
leurs deux extrémités par un bref jet de flamme
venant faire fondre le verre.

Ce virus est conservé plusieurs semaines dans la
glace avant d'être employé. Il n'est pas rare, en effet,
quelque précaution que l'on ait prise pour le recueillir, qu'il renferme des bactéries étrangères, d'ailleurs à peu près inoffensives, staphylocoques bénins
et autres, mais qui pourraient exagérer la réaction
de la pustule au lieu d'inoculation.

Ces bactéries parasites meurent sur place dans la
glycérine, si on leur en laisse le temps. Ce procédé
empirique est le seul que l'on puisse employer pour
obtenir à la fois un vaccin incapable d'importer une
autre infection, même passagère, et cependant ayant

conservé intactes les propriétés des substances immunisant contre la variole, qu'il doit contenir pour être efficace (1). En le stérilisant par la chaleur, on tuerait à la fois les bactéries et le vaccin. C'est pour la même raison que, quelque envie qu'on en ait, il serait fâcheux d'appliquer un antiseptique au niveau des piqûres que l'on vient de faire à un sujet qu'on vaccine. On détruirait tout l'effet de l'opération (2).

Le vaccin ainsi préparé garde ses propriétés pendant plusieurs mois (surtout si l'on conserve les tubes

---

(1) Depuis quelque temps, M. Levaditi a préparé, à l'Institut Pasteur, un autre type de vaccin obtenu par inoculation du virus vaccinal dans le cerveau des lapins. Après plusieurs transferts de lapin à lapin, ce *neurovaccin* se montre totalement dépourvu des microbes parasites que l'on rencontre inévitablement, ai-je dit, dans le virus emprunté aux pustules de la vache. Avec lui, aucune infection secondaire des piqûres faites à l'homme n'est donc à craindre. Son emploi est encore à l'étude à l'heure actuelle.

(2) Le plus curieux c'est que, malgré toutes les recherches entreprises, et en dépit des progrès considérables réalisés aujourd'hui dans le mode d'observation des microbes, on n'a jamais pu découvrir dans ce virus le microbe de la vaccine, qui s'y trouve cependant très certainement. On en est réduit à supposer qu'il s'agit d'un microorganisme infiniment petit, dépassant les pouvoirs de visibilité de nos meilleurs microscopes. Nous en connaissons comme cela quelques-uns, celui de la péripneumonie bovine, celui de la rage, celui de la coqueluche, celui de la poliomyélite, microorganismes tellement ténus qu'ils passent à travers les filtres de porcelaine les plus denses. Et c'est vraiment une chose singulière que le premier microbe que la science ait utilisé pour un effet bienfaisant, et que nous employons couramment sur tout le globe depuis près d'un siècle et demi, soit précisément un microbe invisible.

dans la glace). La chaleur l'altère, en effet, et, pour son expédition dans les colonies et les pays chauds où n'existent pas d'Instituts vaccinaux, on le dessèche dans le vide et on le transforme en une poudre, un vaccin sec, plus stable, qu'il suffit, à l'arrivée, de délayer à nouveau dans la glycérine.

Nous avons dit que l'immunité conférée par une vaccination avait une durée de 5 à 7 ans. M. Kelsh, qui dirigea longtemps, à l'Académie de médecine, le service de la vaccination, et dont l'expérience était considérable, pensait qu'il est des sujets chez qui elle ne dépassait pas trois ans. Comme la petite vérole a presque disparu de chez nous, le fait n'a pas une très grande importance. Il commande cependant que, lorsqu'une épidémie nouvelle se produit, chaque sujet vacciné depuis plus de 3 à 5 ans se soumette à une vaccination nouvelle, pour plus de sûreté. S'il est encore en état d'immunité, la petite piqûre n'aura aucune conséquence. Elle disparaîtra vite sans laisser de trace. Quelquefois elle développera un très petit tubercule rougeâtre, vite effacé, que M. Kelsh considérait cependant comme une réaction positive, une ébauche de pustule, dévoilant que le sujet ne présentait déjà plus qu'une immunité relative, qu'il avait été ainsi prudent de renforcer.

Rappelons que la première vaccination du nouveau-né peut se faire dans les trois mois qui suivent sa naissance, car il ne contracte jamais la petite vérole avant cet âge. Mais il vaut mieux y procéder dès la première semaine, ce qui n'offre aucun inconvénient et ce qui, à la sortie des Maternités, donne une garantie que l'opération a été faite.

Inutile de rappeler le mode de développement progressif des pustules, qui est bien connu. Comme elles laissent des cicatrices indélébiles, il est d'usage, chez les petites filles, de pratiquer l'inoculation **au mollet** ou à la cuisse; au bras, elle ferait peut-être plus tard, souffrir inutilement leur coquetterie native. Quoi qu'en dise la tradition populaire, ce changement du lieu d'inoculation n'offre aucun inconvénient, sinon celui d'exiger un pansement protecteur surveillé de plus près, le nouveau-né souillant plus facilement ses jambes que ses épaules. La région des pustules doit être en effet maintenue très propre : elles peuvent s'enflammer — ce qu'on combat facilement par un pansement avec de la gaze imbibée d'eau bouillie — et même s'infecter, si l'on se trouve dans un milieu dangereux. On a vu l'erysipèle et même la diphtérie se greffer sur ces petites plaies, tout à fait exceptionnellement, bien entendu, mais c'est une notion que, dans certains milieux, le médecin ne doit jamais perdre de vue.

C'est à Pasteur que revient le mérite, — et c'est peut-être là son plus grand — d'avoir compris que l'immunisation contre la petite vérole par l'inoculation de la vaccine n'était qu'un cas particulier d'un phénomène beaucoup plus général, d'où l'on pouvait conclure à la possibilité d'une méthode pour la prévention de toutes les maladies contagieuses, plus exactement infectieuses, c'est-à-dire causées par l'introduction, dans l'organisme, d'un germe vivant, d'un microbe.

Pasteur supposa que le microbe hypothétique de la variole humaine, — ce microbe étant supposé identique à celui de la vaccine — passant par l'organisme de la vache, s'y acclimatait, perdait certains de ses caractères, et, revenu chez l'homme, n'y manifestait plus de virulence, tout en ayant conservé le pouvoir de créer l'état d'immunisation, c'est-à-dire la résistance à l'infection par le même germe, même s'il était introduit sous sa forme primitive. Il s'était créé ainsi une race nouvelle de ce microbe, beaucoup moins virulente, ne pouvant plus nous communiquer qu'une maladie bénigne, mais suffisamment active encore pour nous rendre réfractaires à une attaque venant d'un microbe de la race virulente.

Cette hypothèse reposait sur le fait que les diverses espèces animales présentent des résistances très différentes à l'infection par le même microbe. Telle espèce y succombe rapidement : telle autre exalte sa virulence, telle autre supporte son hôte sans en éprouver aucun mal, tout en lui laissant ses propriétés nocives pour nous ; d'autres, enfin, le transforment en une race microbienne nouvelle, acclimatée, capable d'être utilisée par nous comme vaccin.

Il ne s'agissait donc plus que de trouver, pour chaque maladie infectieuse humaine, l'animal capable de jouer ce rôle d'atténuateur du virus et de transformateur de celui-ci en vaccin.

Mais cette recherche était hérissée de difficultés. Ces espèces animales si bien douées à notre point de vue sont très rares. Pasteur y réussit pour le vaccin de la rage, en se servant du lapin comme animal de passage ; encore lui fallut-il inoculer le virus rabique, non pas sous la peau, ni même dans le sang, mais dans le cerveau. Toutefois, ce qu'il recherchait en ceci n'était pas l'atténuation du virus, mais au contraire son exaltation, afin d'obtenir rapidement l'infection, celle-ci, dans les conditions normales, (après une inoculation ordinaire) évoluant très lentement, ce qui rendait les études longues et difficiles. Pour réaliser ensuite l'atténuation et obtenir un vaccin, il employa la moelle épinière du lapin rabique, qu'il conservait desséchée, dans le vide, utilisant ainsi un autre procédé d'affaiblissement de la virulence qui est le « vieillissement de la culture ».

Entre temps, on découvrait des moyens beaucoup plus simples pour atténuer les virus et les transformer en vaccins, dès que l'on put cultiver les microbes artificiellement hors d'un organisme vivant. Toussaint, vétérinaire à Toulouse, prépara le vaccin du charbon en chauffant pendant un temps déterminé, et à une certaine température, une culture de bactéridie charbonneuse. Le vaccin du choléra des poules fut préparé de même par Pasteur et, plus tard, celui de la fièvre typhoïde par Chantemesse et Widal.

Une autre méthode a été employée concurremment. J'ai dit qu'on ne trouvait pas beaucoup d'animaux capables de transformer d'emblée un virus en un vaccin à notre usage avec la même complaisance que la vache. La plupart sont si bien réfractaires à la maladie que nous leur proposons, qu'après avoir été inoculés, aucune réaction ne se produit chez eux; ils ne deviennent pas malades; le microbe paraît mourir chez eux sans laisser de traces. D'autres sont vulnérables pour ce microbe autant que nous-mêmes. D'autres enfin sont *relativement* résistants, c'est-à-dire jusqu'à une certaine dose de l'agent toxique, qu'ils supportent bien tant qu'on ne la dépasse pas, leur organisme produisant naturellement les antitoxines qui les défendent.

Et c'est ici qu'on a tourné ingénieusement la

difficulté, en rendant progressivement sensible à l'infection un animal déterminé, grâce à des inoculations successives, judicieusement espacées, de cultures microbiennes de plus en plus virulentes. De cette façon, à chaque inoculation nouvelle, son organisme fabrique des substances immunisantes de plus en plus abondantes et efficaces. Le vaccin de la diphtérie s'obtient en injectant ainsi des toxines du bacille diphtérique au cheval, par doses croissantes et de plus en plus rapprochées. Au bout de six mois environ, le cheval est devenu une véritable fabrique de vaccin, et son sérum, prélevé par des saignées prudentes, peut être débité en tubes, ces précieux tubes de sérum de Roux qui vont dans nos foyers faire fuir l'abominable croup rôdant autour des berceaux. Le sérum antitétanique s'obtient de la même manière.

Toutefois, l'atténuation des virus par le chauffage des cultures reste, quand il est applicable, le procédé le plus simple. Il y a des cas où, comme pour le vaccin antityphoïdique de Vincent, la chaleur est remplacée par l'emploi d'un antiseptique, tel que l'éther; ou, plus simplement encore, on laisse la culture vieillir et le microbe y mourir de sa belle mort, quand il a épuisé les substances nutritives mises à sa disposition, tout en secrétant les substances immunisantes que nous utiliserons pour notre profit.

Mais on voit tout de suite que ces divers procédés permettent de classer les vaccins en deux catégories qui utilisent, pour réaliser chez nous l'immunité, deux méthodes bien différentes. Dans les vaccins provenant de cultures artificielles, on a isolé d'abord le microbe; on l'a fait se multiplier en serre chaude, —

c'est le cas de le dire, puisque l'on met les tubes dans une étuve. Dans ce milieu favorable, le microbe, au cours de sa vie, secrète des produits nombreux, des toxines, c'est-à-dire des poisons redoutables. Ce n'est pas le moment de nous l'inoculer. Mais si on abandonne la culture à elle-même, le microbe, en se développant par milliards, finit par ne plus y trouver de quoi se nourrir et peut-être ses propres toxines finissent-elles par l'empoisonner lui-même. C'est au cours de son agonie qu'il se transforme en une race nouvelle, moins virulente, comme il le fait d'emblée chez un animal qui représente pour lui un milieu défavorable, et qu'il secrète d'autres produits, non plus virulents, mais encore immunisants. A ce moment, on achève de tuer le microbe par la chaleur ou par un antiseptique, et le tube de culture est devenu un tube de vaccin, un vaccin *artificiel* par conséquent.

Tout différent est le procédé qui consiste à inoculer, avec des cultures virulentes ou avec une toxine, un animal réfractaire naturellement ou rendu tel par des inoculations progressives. Ici la substance vaccinante est fournie par le sérum de l'animal, dans sa lutte victorieuse contre le microbe envahisseur. C'est, si l'on veut, un vaccin *naturel*, obtenu en utilisant le sérum immunisé et immunisant de l'animal : c'est, comme l'on dit, un *sérum*, et les explications seraient plus claires, si l'on n'avait fini par employer les termes de *vaccin* et de *sérum* indifféremment l'un pour l'autre.

Le véritable rôle de ces vaccins et de ces sérums est donc préservateur (on dit *prophylactique*). Ils sont inoculés d'avance à un sujet sain pour le préserver d'une maladie possible. C'est le cas pour la variole, le charbon, le tétanos, la diphtérie, la fièvre typhoïde, la peste, le choléra, etc. Mais on a voulu aller plus loin et utiliser les mêmes vaccins pour faire avorter la maladie déjà déclarée, en les inoculant aux sujets qui venaient d'en subir les premières atteintes ; on a demandé au vaccin un rôle *curateur*.

Il était tout naturel qu'on tentât cette application. Reconnaissons qu'elle a, à côté de succès éclatants, donné de trop nombreuses déceptions. Un vaccin à efficacité préventive, même la mieux établie, ne peut agir curativement que dans des circonstances qu'on n'a pas toujours la chance de rencontrer : c'est lorsque la maladie est tout à fait à son début, qu'elle évolue encore localement, et que l'organisme n'est pas totalement envahi, — par conséquent dans des infections dont le diagnostic est assez précoce et le développement assez lent pour qu'on puisse, en quelque sorte, courir après le microbe déjà introduit, et avoir le temps de le rattraper. Ainsi en est-il pour le tétanos et la rage (maladies dont la propagation aux centres nerveux demande de longs délais), lorsque l'inoculation est pratiquée aussitôt après la blessure. Par contre, le sérum antitétanique, le vaccin antirabique, le vaccin antityphoïdique luimême, ne sont plus aussi efficaces quand on les emploie contre la maladie déjà en évolution : la vaccine elle-même, inoculée à un varioleux déclaré, arrive souvent trop tard.

Pour les maladies dont la rapidité d'invasion est très variable et dépend du mode d'inoculation, de la virulence du virus, de la réceptivité particulière du sujet, des associations microbiennes qui favorisent ou qui retardent l'infection, on peut encore risquer d'arriver en temps utile. Ainsi réussit-on

quelquefois dans la pneumonie avec le sérum antipneumococcique, très souvent, comme je l'ai dit,
dans la diphtérie, avec le sérum antidiphtérique. Il
faut toujours ici tenter l'emploi de la sérothérapie
pour ne priver le malade d'aucune chance de salut,
tout en sachant que le résultat dépendra de facteurs
qui sont hors de nos prévisions. Mais, toujours, cela
va de soi, plus le sérum sera inoculé de bonne heure,
plus il aura des chances d'agir.

Dans le même ordre d'idées, pour des maladies
non inoculables aux animaux,— la rougeole, la scarlatine, la coqueluche, — on commence à utiliser,
comme vaccin *curateur*, le sérum de malades récemment guéris, encore chargé d'antitoxines victorieu-
ses (V. p. 30).

Enfin il est des microbes dont la physionomie est
très variable, tantôt plus, tantôt moins virulents, au
point qu'on puisse soupçonner chez eux, sous le
même aspect, des races assez distinctes (les staphylocoques, les streptocoques). Avec eux on n'est jamais
sûr, en employant un sérum préparé pour un type
déterminé de ce microbe, de ne pas rencontrer chez le
malade un autre type du même microbè, réfractaire
au sérum valable pour le premier. Si la maladie évolue assez lentement pour nous en laisser le temps, on
peut préparer pour le malade le sérum qui doit
exactement lui convenir, en recueillant sur lui-même
le microbe spécial qui l'infecte, en l'isolant, en le
cultivant hâtivement, et en transformant par la chaleur cette culture en un vaccin curatif. C'est l'*auto-
vaccin*, qui rend aujourd'hui tant de services contre
les maladies à staphylocoques (abcès, furonculose,
ostéomyélite), et même (préparé avec le gonocoque),
dans les complications générales de la blennorragie.

Cette autovaccination, dont les applications ne feront que se développer, est certainement une des conquêtes les plus intéressantes de la médecine contemporaine. Elle n'est encore qu'à ses débuts et nous réserve sans doute bien des surprises heureuses. Jusqu'ici, c'est surtout dans la furonculose et la blennorragie qu'elle a fait ses preuves.

Enfin un dernier pas a été franchi en employant chez le malade, non plus ses propres microbes cultivés et transformés en vaccin, mais ses propres humeurs, considérées comme charriant des produits immunisants, qui sont nés dans son organisme au cours de sa lutte contre le microbe envahisseur. On a administré ainsi au sujet son propre sang, retiré d'une veine et réinjecté sous sa peau ou dans ses muscles, ou encore l'exsudat produit dans l'ampoule créée par l'application d'un vésicatoire. Cette *auto-hémothérapie* est actuellement en grande vogue.

Mais ce sont là des questions encore à l'étude et à propos desquelles il est encore trop tôt pour conclure. Du moins elles ne sont pas mûres pour la vulgarisation, telle que mon programme me l'impose ici, car il n'en pourrait naître dans l'esprit du public que la conception d'espérances destinées peut-être à rester chimériques, et c'est ce que je ne me pardonnerais jamais. Retenez-en seulement que les voies ouvertes à l'art de guérir par les découvertes de notre immortel Pasteur, sont autant d'avenues magnifiques ouvertes sur l'horizon et dont il nous est impossible d'apercevoir le terme.

ANTISEPSIE

Il n'est plus personne aujourd'hui, espérons-le, même dans les milieux les moins instruits, qui ignore ce que c'est que l'antisepsie et ses bienfaits. Le plus bel hommage à adresser à la mémoire de Pasteur, à l'heure de son jubilé, consiste à rappeler que c'est à lui que nous devons la connaissance du rôle des germes infectieux dans une foule de maladies, d'où découle naturellement que, pour lutter contre celles-ci, il faut d'abord nous débarasser d'eux, en les enlevant ou en les tuant sur place. Tel est le but de l'antisepsie.

Malheureusement, la chose n'est pas si simple, et on ne libère pas un corps vivant de ses parasites microscopiques aussi facilement qu'on nettoie un verre de ses souillures.

Lorsqu'un germe vient d'être déposé sur la peau, sans doute un bon savonnage suffit : aussi n'y faut-il point manquer, et c'est la première des méthodes antiseptiques, celle que pratiquaient les anciens sans le savoir.

Le lavage n'a pas qu'une valeur préventive. Lors même que les germes ont pénétré plus profondément, qu'ils sont déjà installés en colonies et commencent à exercer leurs méfaits, lorsqu'ils se sont logés à la surface d'une plaie ou même dans une cavité anfractueuse où un nettoyage complet est difficile, le lavage reste encore un de nos plus puissants moyens d'action contre leur pullulation en balayant un grand nombre de colonies aussitôt que formées : dans certains cas, avec de la persévérance, on peut arriver à leur rendre la place intenable et à s'en débarrasser totalement. La méthode de Carrel, qui a donné de si magnifiques résultats chez nos blessés de la Grande Guerre, c'est-à-dire le lavage continu des plaies, nuit et jour, avec un antiseptique très faible, nous en a fourni une preuve de plus.

Mais quel liquide faut-il employer ? L'eau suffit pour la peau, que des couches d'épiderme corné protègent bien, et pour les muqueuses encore intactes, qui sont armées pour la résistance. Mais quand les tissus sont altérés par une inflammation déjà installée, quand la surface contaminée est celle d'une plaie où les cellules vivantes, faites pour vivre au sein de nos humeurs, sont à nu, l'eau simple, l'eau bouillie, même distillée, est trop irritante, parce que ce n'est plus le milieu normal de ces cellules. Or, le premier principe de la lutte contre les microbes qui ont atteint nos tissus, est de ménager l'intégrité de ces derniers, de ne pas irriter artificiellement nos éléments vivants ni de compromettre leur résistance naturelle. Les lavages doivent donc être faits avec du sérum artificiel (solution de chlorure de sodium à 8 p. 1.000, qui reproduit à peu près le milieu où ces cellules peuvent vivre).

Les lavages avec une solution (stérilisée) de bicarbonate de soude à 20 pour 1.000 sont meilleurs encore : non seulement ils ménagent la vitalité des cellules, mais ils l'exaltent et favorisent la mobilisation, la pullulation bienfaisante des cellules phagocytes qui, conformément à la belle découverte de Metchnikoff, viennent au devant des microbes pour les dévorer.

Tout cela n'est, au fond, qu'une antisepsie indirecte, c'est-à-dire sans l'emploi de substances proprement microbicides. Retenez bien que c'est le plus souvent la meilleure.

En effet, il n'existe pas d'antiseptique qui, faible ou puissant quant à son pouvoir microbicide, n'irrite en même temps les tissus. Or, si puissant qu'il soit, il ne tue jamais tous les germes présents. Il en est qui se logent dans des recoins inaccessibles. Et puis beaucoup d'antiseptiques sont acides et coagulent les albumines : au-dessous de ce coagulum, il reste des microbes bien abrités, qui repullulent ensuite et font d'autant plus de dégâts que les cellules vivantes ont été irritées par le passage de l'antiseptique et se défendent moins bien. Mais il suffit de quelques microbes échappés au massacre — et il y en a toujours — pour que tout recommence. Charles Richet a même démontré que les races successives du microbe finissent par s'acclimater à l'antiseptique et n'en plus beaucoup souffrir. Il est certain qu'on désinfecte plus rapidement une plaie, qu'on tarit plus vite une suppuration, en variant l'antiseptique tous les trois ou quatre jours, qu'en usant indéfiniment du même.

Est-ce la faillite de l'antisepsie ? Certains le disent, et, renonçant à atteindre ainsi le microbe qui se dérobe toujours et qui se défend par son invraisemblable fécondité, veulent se contenter de lavages avec des produits inoffensifs pour les tissus, ou de l'action de l'air chaud qui nuit aux microbes et non aux cellules vivantes, voire de celle de la lumière solaire. La véritable lutte contre les microbes, nous dit-on, doit venir de nous-mêmes, par le renforcement de nos moyens naturels de défense, et c'est ici qu'interviennent les divers sérums, dont je vous ai parlé, et dont l'action fait éclore en nous des substances spéciales, des albumines nouvelles naturellement germicides.

Non, ce n'est pas la faillite de l'antisepsie, mais sa « mise au point ». Les résultats admirables qu'obtenait Carrel, dans la désinfection des plaies, étaient dus d'abord au nettoyage minutieux de leur surface, à l'enlèvement des caillots et des débris, à la destruction, par le ciseau ou le bistouri, des recoins, des déchiquetages pouvant fournir aux germes des repaires et des abris, puis au balayage continu de la plaie par un courant liquide enlevant les germes aussitôt nés ; mais ce liquide était un antiseptique, un hypochlorite, dont la neutralisation était rigoureusement calculée de façon à n'irriter qu'au minimum les tissus vivants (liquide de Dakin).

Les chirurgiens, pour la plupart, ont renoncé à l'antisepsie des premiers temps de la révolution pastorienne et se bornent à ne mettre en contact avec les tissus que des instruments et des objets rigoureusement stérilisés, c'est-à-dire à ne pas apporter de germes nouveaux. Tout de même, dans des tissus franchement infectés, une première désinfection par un antiseptique leur paraît nécessaire pour enlever le plus possible de germes, ce à quoi la teinture d'iode et surtout l'éther conviennent admirablement. Ils continuent ensuite leur œuvre par l'asepsie.

Ces principes sont applicables à la pratique familiale. Sur une plaie récente, il faut mettre de la teinture d'iode (dédoublée), mais une fois suffit ; après quoi, la cicatrisation se fera d'elle-même, sous un simple pansement aseptique protecteur. La répétition inlassable des antiseptiques ne ferait qu'irriter les tissus, tuer plus de cellules vivantes que de microbes, et finalement entretenir la suppuration et retarder la cicatrisation. Tel est l'effet, par exemple, des solutions de sublimé, de nitrate d'argent, etc. employées avec une déplorable persévérance.

Qui dira les méfaits qu'ont commis dans les hôpitaux, au début de la guerre, tant d'infirmières trop zélées, toujours le pinceau à la main — la Vierge au pinceau, disions-nous — badigeonnant sans pitié, jusqu'à plusieurs fois par jour, toutes les plaies qu'elles apercevaient! O antisepsie, fille du divin Pasteur, que de mal on a fait en ton nom!...

L'ARMEMENT ANTITUBERCULEUX FRANCAIS

La lutte contre la tuberculose, — ce grand fléau social, fruit du paupérisme, de l'hygiène défectueuse, de l'entassement dans les maisons-casernes, les usines et les bureaux, conséquence plus ou moins éloignée, par le mauvais terrain ainsi préparé, de l'hérédité alcoolique ou syphilitique, — cette lutte s'organise aujourd'hui, peu à peu, dans tous les pays civilisés, avec une activité et un esprit méthodique différents, selon le tempérament de chaque peuple; et si la France n'est pas précisément en tête de ce classement, pour des raisons qui tiennent plus à notre caractère qu'à notre intelligence et à notre sensibilité, du moins peut-on constater qu'elle est entrée depuis peu, après de trop longues hésitations, dans une phase nouvelle, où de belles espérances nous sont permises. La tuberculose, qui, selon le dire un peu aventureux de Grancher, est « la plus évitable et la plus curable des maladies », sera bien, un jour ou l'autre, vaincue.

Avant la guerre, nous pouvons bien convenir que chez nous c'était le gâchis et, conséquemment, l'impuissance. Nous sommes à la fois le pays le plus riche en initiatives individuelles et celui où elles excitent le plus de méfiances. La France est, par excellence, le pays des inventeurs, où ceux-ci crèvent de faim, et le plus gros de notre effort aboutit trop souvent à nommer des commissions d'études, où l'on se dispute, à la recherche du mieux, et où l'on n'aboutit pas. Pendant dix ans, et plus, les partisans et les adversaires du sanatorium se sont livré des luttes acharnées, où il y a eu des cadavres, mais qui n'ont point été parmi les combattants.

Enfin, une ébauche d'organisation s'esquissait à la veille de la guerre. Celle-ci a brusqué les choses, en nous mettant brutalement en face de situations urgentes. Un gros effort a été accompli. Maintenant la méthode est fixée et il n'y a plus qu'à généraliser son application.

Le Comité national de défense contre la tuberculose (à Paris, 66 *bis*, rue Notre-Dame-des-Champs), qui est, depuis 1920, l'organe centralisateur de tous les efforts jusque-là dispersés, vient de faire publier (chez Masson) un petit volume excellent, qui renferme le recensement général de tout ce qu'il existe en France d'organismes constitués pour lutter contre le mal, la description de chacun d'eux, son mode de fonctionnement, les conditions d'admission, etc. C'est, comme eût dit le bon Landouzy, le répertoire de « l'armement antituberculeux français ». Je crois qu'il est de notre devoir de lui assurer la plus large publicité. Les tuberculeux, chez nous, se comptent par milliers, — par milliers aussi les braves gens qui voudraient s'intéresser à leur sort et qui ne savent comment s'y prendre, où les diriger, ni quelles conditions appropriées à leurs ressources et à leur état, ils pourraient leur faire connaître. Souhaitons que, de ce petite guide si utile, il soit placé autant d'exemplaires que du Tout-Paris, du Bottin mondain, du Manuel du jeu de bridge, et autres ornements des maisons les mieux fréquentées.

Je ne puis ici que résumer les sommaires de ses différents chapitres, ce qui me permettra, en même temps, de faire connaître les principes dont notre organisation s'inspire.

A la base de celle-ci figurent les *dispensaires*, qui représentent à la fois le premier point de contact avec le public et la porte d'entrée de l'organisme antituberculeux tout entier. Ces dispensaires, dont un des premiers types créés fut celui d'Albert Robin et Jacques Siegfried à l'hôpital Beaujon, tiennent consultation ouverte. On y établit le diagnostic, on dresse la fiche du malade, on lui donne des conseils utiles et, s'il y a lieu, des médicaments, des vêtements, des secours en nature. Le dispensaire fait plus : il oriente le malade vers la formation sanitaire qui répond à son état. Il est complété, d'une façon essentielle, par une équipe de dames infirmières visiteuses, qui se rendent au domicile du malade, en font l'inspection et y organisent la préservation de l'entourage, en renseignant celui-ci sur les précautions réclamées par l'hygiène pour le malade et pour les siens, et en s'occupant du placement des enfants dans les institutions spéciales qui leur conviennent et que je vais décrire.

Ces dispensaires devraient se rencontrer au moins dans toutes les agglomérations de quelque importance. Nous en sommes malheureusement encore loin. Cependant, si l'on songe qu'en 1913 on ne comptait dans toute la France que 46 de ces dispensaires, répartis dans 15 départements, et qu'il en existe aujourd'hui 439, dont 300 avec infirmières visiteuses, on reconnaîtra qu'un effort très sérieux est en voie de réalisation. A l'heure actuelle, 13 départements seulement ne renferment aucun dispensaire : 49 en ont de 1 à 5 ; 11 de 5 à 10. Il en existe 43 dans la Seine, 33 en Alsace-Lorraine, 24 en Eure-et-Loir, 20 dans le Finistère, 18 en Seine-et-Oise, les uns fonctionnant avec le concours de médecins qui s'y adonnent exclusivement (13 départements), ce qui est préférable, les autres avec un roulement entre les médecins de la localité.

A côté du dispensaire, il faut citer les écoles où s'éduquent les infirmières visiteuses, dont le rôle est considérable et réclame une instruction spécialisée très sérieuse. Nous en possédons huit : une à Nantes, à Bordeaux, à Marseille, à Lyon, à Strasbourg et deux à Paris (école du Comité national et école de la Glacière). Toutes comportent un internat ; la durée des études est de huit mois pour les infirmières déjà instruites et de deux ans pour les novices.

A partir du dispensaire, les œuvres antituberculeuses proprement dites sont classées de la façon suivante :

Tout d'abord, la préservation de l'enfance. L'enfant sain, provenant d'une famille de tuberculeux contagieux où l'isolement n'est pas possible, a à sa disposition le *placement familial;* s'il a subi déjà une contamination bénigne, le *préventorium.*

Le *placement familial* est réalisé par l'admirable œuvre de Grancher, qui fonctionne depuis dix-neuf ans. Les enfants sont placés dans des familles de paysans sains, vivent au grand air, surveillés par des médecins dévoués, vont à l'école, apprennent la pratique de l'agriculture, à laquelle beaucoup, sagement, finissent par se consacrer. On peut juger de la valeur de l'œuvre à ses résultats. Sur 2.300 pupilles recueillis dans des milieux contaminés, 7 seulement sont devenus tuberculeux : restés auprès de leurs parents, ils auraient, normalement, fourni une morbidité de 60 0/0 et une mortalité de 40 0/0. L'œuvre possède maintenant 28 filiales départementales. Certaines organisations départementales ont leur placement spécial, par exemple le Comité de la Seine, à Orthez, dans les Basses-Pyrénées. Le placement ne s'appliquait jusqu'ici qu'à la seconde enfance ; on commence à en faire bénéficier les nourrissons (Mainville, Champrosay, Salbris, Couture (Loir-et-Cher).

Les *préventoriums* sont des maisons de plein air, où les enfants déjà touchés par le mal, mais d'une façon légère, sont soumis à un régime hygiénique, avec alimentation réglée, aération continue, repos, instruction scolaire modérée, entraînement physique et surveillance médicale constante. La France en possède 61, avec un total de 4.000 lits, dans 38 départements (810 lits pour la Seine, 800 pour la Gironde).

Les *sanatoriums de cure*, situés hors des villes, reçoivent les tuberculeux débutants ou les simples suspects, et les tuberculeux en évolution, mais encore curables, en principe les non contagieux. Avant la guerre, nous en possédions 12 en tout, au total 1.200 lits, chiffre qui ne nous faisait vraiment guère honneur. Pourtant la France présente, pour leur installation, des conditions géographiques aussi favorables que la Suisse ou le Tyrol, dans les Pyrénées en particulier. Nous n'avons encore que 13 sanatoriums privés (renfermant 531 lits), dont un seul a une altitude dépassant 1.000 mètres (les Escaldes) et quelques sanatoriums de plaine (Cambo). En outre, il existe 52 sanatoriums populaires répartis dans 29 départements, avec 4.428 lits.

Il faut y ajouter les *Stations sanitaires* créées pendant la guerre pour le traitement et l'éducation prophylactique des militaires tuberculeux. Il y en avait 37, représentant 3.300 lits. La liquidation des pensions — et les décès — les ont ramenées à 10 (10 départements : 1.148 lits). La plupart se transforment en sanatoriums départementaux.

Au total ces diverses catégories de sanatoriums sont représentées par 75 établissements et 6.137 lits.

Pour les tuberculeux guéris, obligés d'apprendre un métier moins fatigant, il existe 8 écoles de rééducation professionnelle, avec 605 lits, dont une seule pour les femmes (10 lits). Ce n'est pas assez.

Les *hôpitaux sanatoriums*, situés dans les villes, reçoivent toutes les catégories de tuberculeux, même les incurables, répartis selon leur état (14 hôpitaux : 2.995 lits).

En attendant le développement de ces créations, on a organisé, dans les villes, des services d'isolement dans les hôpitaux (28 départements : 3.958 lits, dont 2.000 à Paris).

A cette liste s'ajoute les *Sanatoriums marins* (44 établissements : 9.093 lits), destinés plus particulièrement aux enfants atteints de tuberculose ganglionnaire, osseuse ou articulaire, où les malades bénéficient à la fois du climat maritime et de la cure de soleil. Les sanatoriums du Nord (Zuydcote, Berck) conviennent aux formes torpides qui ne craignent pas l'air vif, ceux de l'Atlantique aux formes congestives ou aux lésions pulmonaires légères, ceux de la Méditerranée aux états pulmonaires plus délicats.

J'arrête là ce résumé. Il suffit à montrer que nous sommes entrés, maintenant, très sérieusement dans la voie des réalisations, mais aussi qu'il nous reste encore beaucoup à faire. Trop de départements sont encore dépourvus de toute organisation véritable : c'est à l'initiative privée et surtout à celle des assemblées départementales qu'en revient la charge. Cela n'est-il pas aussi intéressant, pour l'avenir du pays, que d'y faire de la politique ?...

LA SCROFULE

Cet enfant n'est pas, à proprement parler, un malade : il vaque à ses études, à ses jeux, comme ses petits camarades. Peut-être est-il un peu plus mou, travaille-t-il avec plus de difficultés, et n'affirme-t-il pas, en toute circonstance, ce besoin d'exubérance physique qui est la marque heureuse de son âge.

Mais **regardez-le** de plus près. Son teint est **pâle, ses** téguments bouffis ; ses lèvres sont grosses, surtout la lèvre supérieure : sa bouche est fréquemment entr'ouverte. Des deux côtés du cou, on sent, sous la peau, des ganglions plus ou moins volumineux, qui s'alignent parfois en chapelets. Le bord de ses paupières est rouge et chassieux, pauvre en cils. Il est sujet aux engelures, aux tournioles : ses mains et ses pieds sont froids, d'un blanc bleuâtre. Des lésions diverses se développent assez facilement sur son tégument et s'y éternisent : eczéma, lichen, croûtes du cuir chevelu. A la réunion de tous ces signes, on ne peut méconnaître un scrofuleux.

Si le diagnostic de la scrofule, dans ces conditions, est facile, sa définition morbide reste cependant assez épineuse. A vrai dire, ce n'est pas une maladie : c'est un état constitutionnel, où l'on trouve une nutrition ralentie, une circulation languissante, et surtout une sensibilité spéciale du réseau des canaux lymphatiques et des ganglions qui s'échelonnent aux confluents de ce réseau, où ces ganglions jouent le rôle de garages, de barages, d'ateliers de transformation, de destruction, d'atténuation des germes qui s'y accumulent. Cette activité se traduit par une hypertrophie de leur tissu :

parfois il y a encombrement, et un incendie éclate, sous forme de suppuration. Alors se forment ces adénites suppurées, ces « écrouelles » (*scrofelles*) qui laissent au cou de la victime des stigmates indélébiles (1).

Les manifestations de la scrofule apparaissent donc sur un terrain dont la caractéristique est le lymphatisme, et qui est créé soit par l'hérédité alcoolique, syphilitique ou tuberculeuse, — quelquefois réunis par deux ou même par trois, — soit par un affaiblissement initial de la constitution du jeune être, à la suite de gastro-entérites répétées, d'athrepsie de la première enfance, ou par l'influence d'une alimentation défectueuse et de la vie dans un milieu médiocrement sain, où l'air n'est pas très pur, la lumière claire ni abondante.

Les germes introduits accidentellement chez l'enfant, transportés par les lymphatiques, échouant dans les ganglions, peuvent être de nature très diverse : staphylocoques, streptocoques, et surtout bacilles de la tuberculose.

Car là est l'intérêt tout particulier que présente l'étude de la scrofule. Si, dans certains cas, l'infection ganglionnaire chronique est en relation avec des germes provenant de végétations adénoïdes, d'amygdales volumineuses, inflammées facilement et presque chroniquement, c'est de l'infection tuberculeuse que relèvent la majorité des cas de scrofule, que le bacille ait été introduit par l'alimentation ou par

---

(1) Jadis, les rois de France avaient le précieux privilège, lors de leur sacre à St-Denis, de guérir les écrouelles rien qu'en les touchant. Il faut admettre que le secret s'est perdu avec la disparition de la royauté.

la respiration ; et, dans ce cas, les végétations adénoïdes et les amygdales hypertrophiées, qu'on trouve si fréquemment chez le scrofuleux, jouent probablement encore un rôle dans la fixation et la culture des bacilles importés.

Cette question des rapports de la scrofule et de la tuberculose est une des plus importantes de celles qui préoccupent les médecins à l'heure actuelle, et elle se présente sous un aspect singulièrement troublant. Dans l'immense majorité des cas, l'infection tuberculeuse existe dans les ganglions scrofuleux, et lorsque ceux-ci suppurent, c'est le bacille de Koch qui est en cause et qu'on peut mettre en évidence par les examens, les cultures et surtout les inoculations aux animaux de laboratoire. D'autre part, le scrofuleux confirme assez souvent ce diagnostic par l'apparition, plus tard, d'autres lésions manifestements tuberculeuses, tumeurs blanches, coxalgie, tuberculides de la peau, lupus. On est donc en présence d'un sujet certainement sensible au bacille de Koch.

Et cependant, ce dernier évolue chez lui d'une façon toute particulière, et, avant tout, avec une allure très lente, torpide, sans produire jamais de fièvre. Cet état peut se poursuivre pendant des années, le sujet restant en bonne santé. La scrofule finit par guérir avec le temps, souvent spontanément, beaucoup plus vite si l'on met en jeu des traitements, en somme assez faciles, et toujours efficaces : le climat marin, la cure de soleil, les bains salins, la médication iodée. Le scrofuleux guéri devient rarement un tuberculeux pulmonaire : même quand cette éventualité se produit, il est prédisposé habituellement aux formes lentes, évoluant vers la cicatrisation, c'est-à-dire aux formes *fibreuses*, qui sont les plus curables de toutes. Sans doute un incident imprévu peut faire éclater chez le scrofuleux, — qui, en réalité, porte en lui, à l'état de culture, un germe redoutable, — une méningite tuberculeuse, une coxalgie, une tumeur blanche, ou même, suprême conjoncture, la phtisie galopante. Mais ce sont des éventualités très rares, si l'on songe au nombre formidable des enfants touchés par la scrofule, surtout dans la population des villes. Le cas le plus général, c'est la guérison de cette infection tuberculeuse du jeune âge, lente, discrète, presque hésitante, laissant même après elle, semble-t-il, une résistance peut-être plus grande de l'organisme contre une infection nouvelle.

Dès lors, on s'est demandé si la scrofule, lorsqu'elle est manifestement d'origine tuberculeuse (n'oubliez pas qu'il y en a d'autres) ne correspondait pas à l'infection par un bacille atténué, ou si elle ne représentait pas elle-même un état particulier, — en somme bienfaisant, malgré les apparences, — où le bacille, vivant dans le milieu lymphatique, arrêté par les ganglions, s'y transformait avec le temps, perdait sa virulence et finissait par s'éteindre, conférant après lui une sorte de vaccination à l'organisme. Ce serait donc grâce à la scrofule, en somme, que l'on n'observerait pas plus de tubercuïeux, si paradoxale que cette conclusion paraisse. Le tissu lymphatique nous défendrait ainsi, dans une certaine mesure, contre le bacille, introduit par le nez, la bouche et les voies digestives,— les manifestations, graves, actives, si difficilement curables, de la tuberculose de l'adulte, correspondant peut-être à une introduction du bacille par une autre voie, à laquelle une effraction du réseau lymphatique peut conduire, la voie sanguine, infiniment plus directe, et conduisant d'emblée au parenchyme pulmonaire.

Ce n'est là qu'une hypothèse, vers laquelle un optimisme bien tentant ne doit pas nous entraîner sans réflexion. Mais il faut reconnaître qu'un très grand nombre d'observations nous y poussent. Elle concorde bien avec la théorie de M. Calmette, qui veut que nous soyons presque tous touchés par la tuberculose dès l'enfance, que la plupart de nous en guérissent, et que ne deviennent tuberculeux plus tard que les sujets qui, par des infections nouvelles et répétées, ont réveillé leur sensibilité éteinte et ont même fini par la développer.

Il faut surtout en déduire que la scrofule demande à être traitée énergiquement. Si elle représente un état de lutte de l'organisme contre l'infection bacillaire, tenue reativement en bride, il faut lui prêter main-forte.

Tout d'abord, on fera disparaître, par le traitement chirurgical, les végétations adénoïdes et les hypertrophies amygdaliennes, si fréquentes, comme je l'ai dit, chez les scrofuleux. Pour les scrofules non tuberculeuses, ce sera la guérison rapide, par la suppression d'une source permanente d'infection : en même temps, les voies respiratoires étant dégagées, ce sera une respiration plus ample, un développement plus large du thorax, un relèvement surprenant de l'état général.

Les ganglions seront respectés. S'ils sont trop volumineux les applications de compresses imbibées d'eau salée, les pommades iodurées, une saison thermale à Salies-de-Béarn, une exposition *prudente* aux rayons X, représentent la seule thérapeutique recommandable. S'ils deviennent fluctuants et menacent de s'ouvrir, il faut précéder cette éventualité toujours fâcheuse, les vider par ponction et les remplir, avec la même aiguille, d'une solution huileuse iodoformée ou créosotée. L'incision franche sera évitée le plus possible. Si la suppuration s'établit quand même et qu'il en résulte une fistule, un séjour à Berck la tarira rapidement.

L'enfant sera soumis à une alimentation reconstituante : œufs, graisses, farines, cervelles. Il vivra le plus possible au grand air et dormira dans une chambre très aérée, tout en se préservant bien du froid.

Le séjour au bord de la mer, l'action de l'air marin, chargé de chlorures et d'iodures, celle des radiations solaires, plus puissantes sur les rivages, produisent ici des résultats merveilleux, souvent en quelques semaines. Dans toutes les familles, à qui leur situation le permet, l'enfant scrofuleux doit passer, chaque année, deux mois au moins à la plage jusqu'à douze ans et plus, jouant à demi-nu sous le soleil, se baignant, pataugeant dans les flaques d'eau, le nez penché sur les amas de varech qui lui envoient, quand le soleil les chauffe, de précieuses émanations iodées.

Faute de la mer, dont l'action est ici souveraine, le séjour à la montagne, dans l'air pur, sous le grand soleil, peut rendre encore de grands services, quoique d'une façon plus lente et moins marquée.

Les cures thermales d'eaux salines fortes (Salies de Béarn, Salins, Briscous-Biarritz), d'eaux sulfureuses (Luchon, Eaux-Bonnes) ou arsenicales (La

Bourboule) sont également utiles. A domicile, on peut, faute de mieux, employer les bains d'eaux mères de Salies, ou même les simples bains salés (pour une baignoire, un kilo de sel gris, 100 gr. de carbonate de soude et 250 gr. d'amidon).

Enfin, le traitement médicamenteux, s'il ne remplace pas la cure de plage et de soleil, est cependant très efficace et complète admirablement la cure physique pendant les autres saisons.

Il tient tout entier dans l'emploi de deux médicaments, l'iode et l'arsenic. Celui-ci sera donné sous forme de gouttes de liqueur de Fowler, de liqueur de Boudin, d'arrhénal, d'injections de cacodylate. L'iode sera pris à l'état de teinture d'iode (de 20 à 200 gouttes par jour, dans du lait, après les repas), de sirop iodotannique, de sirop de raifort iodé, et surtout d'huile de foie de morue.

Celle-ci est le médicament classique de la scrofule : on l'administrera largement, par verres à Bordeaux (*après* chaque repas, et non avant, pratique traditionnelle et fâcheuse qui provoque souvent des troubles digestifs). On choisira l'huile la plus foncée : les huiles blanches, sans doute moins désagréables, sont beaucoup moins actives. Il faut préférer le verre aux cuillers de métal, qui font naître un mauvais goût d'iodure : une goutte de Malaga au fond du verre, une autre goutte versée ensuite sur l'huile, rendent l'administration de ce précieux médicament beaucoup plus supportable. Pendant les chaleurs, on le remplacera par le sirop de raifort iodé et le sirop iodotannique, plutôt que par le sirop antiscorbutique, lequel ne l'est guère que de nom.

Soigner la scrofule, c'est réaliser le meilleur traitement préventif contre la tuberculose.

LES IDÉES NOUVELLES
SUR LE TRAITEMENT PRÉCOCE DE L'AVARIE

La découverte d'Erlich et l'introduction des arsenobenzols dans la thérapeutique ont fait faire un pas énorme au traitement de la syphilis. Leur action est rapide et décisive, surtout aux premiers stades de la maladie. Quand celle-ci est attaquée plus tardivement, le 606, le 914 et leurs dérivés produisent encore les mêmes effets, presque immédiats, mais on est moins certain qu'ils mettront à l'abri des récidives, et ici l'ancien traitement mercuriel reprend tous ses droits. Une enquête faite récemment par le docteur Sabouraud auprès de ses anciens clients d'avant 1914, qu'il a pu revoir après la guerre, lui a montré nettement que ceux qui avaient été traités uniquement par l'arsenobenzol, guéris d'abord en apparence beaucoup plus vite, avaient présenté des rechutes dans une proportion notablement plus considérable que ceux qui avaient été traités par les injections de sels mercuriels. Action plus immédiate ici; là, effets plus profonds.

A l'heure actuelle, la plupart des syphiligraphes ont adopté comme technique l'emploi de l'arsenobenzol, au début, et pour la suite, le traitement alterné, arsenobenzol-mercure. Ce dernier donne décidément plus de sécurité pour l'avenir et c'est de cet avenir qu'il faut surtout se préoccuper chez le syphilitique, depuis que l'on sait que les maladies de l'aorte, de graves maladies de la moelle (l'ataxie locomotrice) et aussi la paralysie générale, figurent dans les lots réservés aux anciens syphilitiques, avec des chances, en proportions inconnues, d'amener, dans cette loterie, un mauvais numéro.

Pour le moment, les recherches portent sur le point de savoir précisément si, comme le pensent MM. Levaditi et A. Marie, ces accidents nerveux tardifs, si redoutables, puisque la guérison en est très aléatoire, ne sont pas le fait d'une variété spéciale du microbe de la syphilis — le tréponème — variété qui serait douée d'une affinité regrettable pour les tissus nerveux, où sa fixation s'opérerait d'emblée, le rendant plus difficilement accessible au traitement, et exposant la victime à des réveils plus ou moins tardifs de la maladie dans ces régions. Ce serait un tréponème *neurotrope*, reconnaissable à certains caractères particuliers, et surtout à cette circonstance particulière, qu'inoculé au lapin, il se loge rapidement dans ses centres nerveux.

Cette distinction serait des plus importantes, car elle permettrait de tirer de bonne heure l'horoscope du malheureux syphilitique, de prévoir, chez ceux qui présentent un tréponème du type neurotrope, des chances sérieuses de voir un jour leurs centres nerveux s'altérer, et d'instituer chez eux, dès le début, un traitement particulièrement intensif et persévérant.

Cette idée, qui rend compte de certains faits bien établis, et quelques-uns très anciennement, — par exemple l'apparition d'accidents cérébro-spinaux, avec une régularité implacable, chez un groupe de sujets tous infectés à la même source, —

cette idée, je dois le dire, n'est cependant pas encore admise sans conteste par l'unanimité des syphiligraphes.

Ce qui serait plus important encore, ce serait de trouver un traitement d'une puissance telle, qu'appliqué dès le début du mal, il puisse tuer tous les tréponèmes avant qu'ils se soient gîtés dans des tissus lointains où le mercure et l'arsenobenzol les atteignent plus difficilement, et où ils forment des colonies silencieuses, subsistant pendant de nombreuses années sans révéler leur présence, mais capables cependant de déchaîner brusquement, à plus ou moins longue échéance, une infection nouvelle et de créer des lésions, toujours graves à cette période, chez un sujet qui pouvait à bon droit, après un traitement sérieux, se croire débarrassé de son mal à tout jamais.

Ici l'arsenobenzol, par la soudaineté de son action, prend victorieusement le pas sur le mercure. De nombreux faits ont établi que si le traitement à l'arsenobenzol est entrepris aussitôt après l'apparition de l'accident primitif — le chancre — les tréponèmes sont détruits rapidement. On n'en trouve plus sur le chancre ni dans les ganglions de la région, ni dans le sang. La réaction de Bordet-Wassermann, répétée à intervalles réguliers, reste constamment négative.

Du moins, les choses se sont toujours passées ainsi jusqu'à présent. Avec un mal aussi perfide, il est prudent d'attendre encore quelques années avant de conclure que nous possédons enfin un traitement sûrement abortif de cette triste maladie, véritable plaie de la race humaine, qui porte ses effets non seulement sur l'individu, mais sur sa descendance, cause certaine, par son immense diffusion sur la terre, de la dégénérescence progressive de la race, et peut-être même origine lointaine, pour une partie au moins, de cet autre fléau, le cancer, dont les progrès effrayants menacent, s'ils continuent selon la proportion actuelle, de la détruire un jour tout entière.

La question se posant dans des termes aussi graves, on voit quel bienfait immense serait pour l'humanité la confirmation de la valeur radicalement abortive d'un pareil traitement.

Jusqu'ici tout nous permet de l'espérer. En dehors des faits que j'ai cités plus haut, nous possédons déjà des cas où le sujet ainsi traité a pu contracter la syphilis une seconde fois, ce qui prouve indéniablement qu'il avait bien été guéri de la première (1).

Mais il y a mieux. Des expériences déjà nombreuses, faites en plusieurs pays, ont établi qu'un sujet, au sortir d'un contact suspect, traité préventivement par l'arsenobenzol, ne voyait pas de chancre, ni par conséquent de syphilis se développer. Le traitement est donc nettement préventif, et c'est là un fait dont la portée est immense.

Un grand progrès avait déjà été réalisé, pour cette prévention, par la pommade au calomel de Metchnikoff. L'armée américaine, pendant la guerre, a mis cette méthode à l'épreuve sur une grande

---

(1) Un jour viendra peut-être où l'irrégulière réaction de Wassermann, destinée à établir si le sujet est encore en puissance du virus, sera remplacée par l'inoculation franche de celui-ci, si l'on a la certitude de pouvoir, dès l'apparition du chancre, sidérer la nouvelle maladie en quelques piqûres.

échelle, et a vu les cas de syphilis, d'abord formidables par leur nombre, tomber chez elle à un chiffre relativement insignifiant.

La pommade a pour elle l'extrême facilité de son emploi, du moins théoriquement. Dans la pratique, la moindre négligence prive de son bénéfice. L'arsenobenzol donne évidemment une sécurité infiniment plus grande.

Il est vrai que la technique de son emploi est plus compliquée et n'est pas toujours absolument sans quelques risques. Mais cette technique se perfectionne tous les jours. Il n'est plus nécessaire de préparer le médicament avant chaque piqûre et on l'obtient aujourd'hui sous une forme plus pratique, en ampoules dont l'usage est très facile.

Les injections intraveineuses, autrefois nécessaires, et qui exigeaient une main exercée, tendent à être remplacées par de simples injections intramusculaires à la portée de tout le monde.

Enfin, on vient de découvrir que les sels de bismuth pouvaient remplacer l'arsenobenzol, tout en possédant une toxicité beaucoup moindre, c'est-à-dire en mettant à l'abri des accidents qu'on pouvait encore, de temps en temps, lui reprocher.

Le dernier progrès, et qui date d'hier, annoncé par le docteur Roux à l'Académie des Sciences, est plus considérable encore. M. Fournaux, membre de l'Académie de Médecine, à qui l'on doit déjà la découverte de la stovaïne (de *stove*, en anglais : *fourneau*), vient de préparer un nouveau corps, de la même série que l'arsenobenzol, l'*oxyaminophénol arsenique*, qui jouirait des mêmes propriétés curatives et abortives que l'arsenobenzol et les sels de bismuth, et qu'il suffirait d'ingérer par la bouche.

Dans une conférence faite à l'Institut Pasteur, M. Levaditi, qui nous a déjà fait connaître les propriétés antisyphilitiques des sels de bismuth, nous a présenté un sujet qui s'était soumis volontairement à l'inoculation de la syphilis, et qui, ayant avalé une pastille renfermant deux grammes de ce corps, deux heures et demie et dix-huit heures après, ne présentait aucun signe de syphilis au bout de 53 jours (or, il est de règle que le chancre éclose exactement 21 jours après l'inoculation). D'autre part, plusieurs réactions de Wassermann sont restées chez lui absolument négatives. Un singe, inoculé en même temps avec le même virus, présentait une syphilis manifeste au bout de 18 jours.

Les expériences se poursuivent et il faut que d'autres faits viennent confirmer cette découverte, qui s'annonce comme merveilleuse. Il faut surtout savoir si ce corps n'a pas, à la longue, une action nocive sur l'estomac, le foie ou les reins. Pour le moment, sachez, et c'est ce que j'ai cru ne pas devoir vous laisser ignorer plus longtemps, sachez que sur ce point la science est en marche et que nous sommes peut-être à la veille d'un des plus beaux triomphes de la médecine contemporaine, — cette médecine dont les imbéciles continuent de déclarer « qu'elle ne fait pas de progrès »...

LE RHUMATISME

Il n'y a pas de chapitre de la pathologie qui soit demeuré plus obscur que celui-ci. A l'heure actuelle, la médecine ne possède pas de doctrine du rhumatisme. Est-il d'origine infectieuse? Est-ce le résultat d'une auto-intoxication? A-t-il même une caractéristique pathologique qui puisse aider à établir l'unité entre ses manifestations innombrables et si variées ?

En principe, le rhumatisme est une maladie générale, qui affecte principalement les articulations. Une de ses formes typiques, par exemple, c'est l'hydarthrose spontanée du genou. Et cependant, cette hydarthrose peut aussi apparaître à la suite d'un simple choc portant sur cette région, ce qui éveille déjà la notion d'une prédisposition individuelle aux manifestations rhumatismales, prédisposition latente, n'attendant que l'occasion d'un traumatisme, d'une infection ou d'une auto-intoxication pour se révéler. C'est elle que l'on appelle *arthritisme*, encore qu'elle puisse se traduire par toute autre chose qu'une lésion articulaire, puisqu'on fait rentrer dans son domaine jusqu'à la calvitie précoce et à certains troubles de la vue. C'est donc un mauvais mot, mais accepté depuis si longtemps qu'il est trop tard pour en changer.

On arrive à une notion plus générale, quoique restant toujours hypothétique, en faisant du rhumatisme une maladie du tissu cellulaire, élément orga-

nique répandu par tout notre corps, où il forme
comme le ciment de tous les autres tissus. Chez l'arthritique, il représenterait un déversoir fâcheux et
stagnant des éléments à éliminer qui ne trouveraient
pas leur voie de sortie normale par le rein, l'intestin
ou nos sécrétions diverses. Il en irait alors de ce tissu
cellulaire comme d'un terrain mal drainé et restant
facilement marécageux. Le gonflement des articulations par une sécrétion anormale de leur séreuse ne
serait qu'une tentative d'élimination par un mauvais
chemin. Et de fait, il faut rendre le rhumatisme
responsable d'une foule d'épanchements séreux, non
seulement dans les articulations, mais même dans la
plèvre, le péricarde, l'espace méningé cérébro-spinal,
les gaînes tendineuses, etc..., responsable aussi de
névralgies par gêne des nerfs dans leur trajet au
milieu du tissu cellulaire, responsable encore de
maints troubles sécrétoires de nos viscères et même
de la peau, parce que, dans les deux cas, les glandes
sont plongées dans ce tissu cellulaire. A la longue,
ce tissu finit par s'altérer à son tour, et ainsi voit-on
le rhumatisme chronique évoluer vers la transformation fibreuse de celui-ci, les déformations des membres, les ankyloses, vers les scléroses, en somme, y
compris l'artério-sclérose. Etant un vice profond et
constitutif d'un tissu essentiel, on conçoit que l'arthritisme soit facilement héréditaire.

Enfin le rôle du foie est ici évident. Comme il
représente le grand transformateur des matériaux
apportés à notre nutrition et des poisons à éliminer,
on est conduit à admettre que ceux-ci sont peut-être
mis alors par lui, quand ses fonctions sont altérées,
sous une forme qui les dispose à rester stagnants
dans le tissu cellulaire, au lieu de prendre les portes

de sortie normales. On peut donc s'expliquer ainsi le rôle que jouent, dans la constitution de l'arthritisme : l'hérédité, le mauvais régime, préparant l'insuffisance hépatique, et aussi l'insuffisance des combustions respiratoires et de celles qu'engendre l'activité musculaire, comme facteurs de destruction de ces poisons endogènes. Le rôle des infections, qui font, dans certains cas, éclater la crise rhumatismale, serait alors de surajouter des intoxications nouvelles qui feraient, en quelque sorte, déborder les autres.

J'arrête ici ces vues spéculatives, quel qu'en soit l'intérêt technique, et je me borne à énumérer les différents types de rhumatismes que la médecine a isolés pour la clarté de ses études, tout en sachant fort bien que, dans la pratique, ils se rejoignent tous par des états intermédiaires.

Il y a d'abord le *rhumatisme aigu primitif*, localisé ou disséminé, ou migrateur. Il est incontestablement infectieux et débute toujours plus ou moins brusquement, par une forte fièvre. Très souvent on trouvera une angine, même insignifiante, à son origine et c'est un point qui ne saurait trop retenir notre attention. Ses manifestations sont surtout articulaires, d'abord isolées, puis se transportant de place en place. Mais elles peuvent se détourner rapidement vers les séreuses qui enveloppent le cœur, le poumon et le cerveau et s'y fixer en abandonnant les autres. Ce rhumatisme aigu « rentré » est toujours grave, parfois mortel, comme le rhumatisme cérébral, dont l'allure peut être foudroyante, avec fièvre exceptionnellement élevée, délire violent, la période primitive articulaire passant presque inaperçue. La péricardite, l'endocardite sont extrêmement fréquentes dans ces cas, et beaucoup de maladies du cœur, à évolution plus ou moins tardive, les insuffisances valvulaires, les ré⁴récissements des orifices vasculaires cardiaques, reconnaissent à leur origine des scléroses progressives succédant à une endocardite rhumatismale aiguë de l'adolescence. Le plus souvent, fort heureusement, tout l'effort du mal s'épuise sur quelques articulations : mais cette notion doit inspirer la plus grande prudence pendant l'évolution de ces arthrites aiguës, généralisées, très fébriles, dans la crainte des généralisations vers les séreuses viscérales.

Il y a ensuite les *rhumatismes aigus secondaires*. Les uns peuvent apparaître au cours d'une foule de maladies infectieuses : angines de toutes espèces, scarlatine, rougeole, variole, oreillons, fièvre typhoïde, infection puerpérale, syphilis, blennoragie surtout ; — ce dernier rhumatisme est spécialement redoutable parce qu'il peut aboutir à l'ankylose. Les autres succèdent, sans fièvre, à une intoxication : saturnisme, goutte, injections de sérums vaccinants, certains même à une intoxication autogène : urémie, albuminurie, troubles hépatiques.

Enfin, on distingue le groupe des *rhumatismes chroniques*, les uns étant l'aboutissant progressif d'un rhumatisme aigu, les autres s'installant sournoisement, sans fièvre, et présentant d'emblée un caractère de chronicité. C'est le groupe le plus complexe et aussi le plus répandu : son origine est manifestement toxique et ses formes sont infiniment variées, depuis les simples craquements articulaires de l'arthrite sèche jusqu'au rhumatisme fibreux des tuberculeux, au rhumatisme noueux et déformant, au rhumatisme vertébral du cou et du sacrum (spondylose rhizomélique) qui incurve définitivement les vieillards vers la terre qui les attend, et parfois aussi malheureusement des sujets encore jeunes. Parmi les états moins graves figurent le lumbago, le torticolis, les névralgies, et aussi des maladies des yeux telles que l'iritis, la kératite, des maladies de la peau, des troubles sécrétoires de toutes les muqueuses. Comme vous le voyez, son cadre est immense.

Etant admis que le rhumatisme éclate sur un terrain prédisposé, que j'ai essayé de définir tout à l'heure, les causes qui le font apparaître demeurent très variables. C'est d'abord, comme je vous l'ai dit, une attaque infectieuse quelconque (pensez toujours à l'angine). C'est l'humidité, cause bien connue, quoique encore obscure, agissant peut-être par l'intermédiaire de l'angine. C'est enfin l'état d'auto-intoxication permanente, due à une insuffisance fonctionnelle du foie ou à un mauvais régime : l'abus de la viande et de l'alcool paraît jouer ici un rôle important; mais on a pu aussi bien incriminer les farineux et même l'abus du sucre, qui est, en somme, de date récente dans notre histoire (1).

---

(1) Les anciens ne connaissaient, comme matière sucrée, que le miel, le sucre de fruits et, beaucoup plus tard, le sucre de canne. C'était une denrée rare, qu'on ne se procurait que dans les pharmacies. La fabrication du sucre de betterave, au temps du blocus continental, a permis d'offrir largement le sucre à la consommation de tous. Beaucoup de bons observateurs pensent, sans pourtant pouvoir en faire la preuve, que c'est à cet énorme développement contemporain de la consomma-

Je me borne, faute de place, à quelques conclusions pratiques quant à la prophylaxie du rhumatisme. Eviter le séjour dans les lieux humides. Veiller à l'antisepsie quotidienne de notre gorge. Ne pas surmener notre foie par un régime carné excessif, par l'alcool, les condiments excitants, la constipation.

La thérapeutique est loin d'être désarmée contre le rhumatisme. Les formes aiguës possèdent un véritable spécifique : le salicylate de soude, à la dose de 2 à 8 grammes par jour, qu'il est important de fragmenter en prises nombreuses, toutes les deux ou trois heures, et même pendant la nuit. Il peut causer des bourdonnements d'oreilles et quelques troubles d'estomac; on pourra prévenir ces derniers en lui adjoignant un peu de bicarbonate de soude. L'aspirine est un bon succédané du salicylate : l'un et l'autre seront contre-indiqués s'il existe de l'insuffisance rénale et surtout de l'albuminurie.

L'immobilisation, les enveloppements ouatés, sous taffetas imperméable, de la région atteinte, les applications de salicylate de méthyle, l'air chaud, les bains de vapeur sèche, les révulsifs divers, depuis le vésicatoire jusqu'aux pointes de feu, fournis-

---

tion du sucre que les générations actuelles doivent la généralisation de maladies de nos tissus que nos pères n'ont pas connues, du moins à un pareil degré, l'arthritisme, le diabète, l'appendicite, l'entérite et, peut-être aussi, le terrible cancer...

Dans les ténèbres où nous sommes sur tous ces points, il ne faut point faire fi de la plus petite lumière.

sent un utile complément du traitement et trouvent également leur emploi dans les formes chroniques.

Celles-ci ont un autre spécifique, qui est le soufre, sous toutes ses formes, depuis le sulfate de soude à petites doses jusqu'au soufre colloïdal introduit plus récemment. Les bains sulfureux sont d'un effet précieux, déjà utile à domicile, mais beaucoup plus marqué dans les stations thermales. A ce point de vue notre pays possède la plus riche gamme de stations, depuis les boues de Dax et de Saint-Amand, jusqu'aux stations d'Aix, de Luchon, de Barèges, des Eaux-Bonnes, etc. Les eaux chlorurées sodiques chaudes (Salins, Salies, Bourbonne, etc.) trouvent encore ici leur emploi, et même les eaux alcalines (Vichy) quand l'insuffisance hépatique est visiblement en cause.

Les alcalins sont d'ailleurs toujours utiles chez les arthritiques, parce qu'ils agissent favorablement sur le foie : le bicarbonate, la citronade, la cure de fruits frais leur seront toujours recommandés.

Les applications radio-actives, moyen très moderne, sont aussi recommandables. C'est par là que paraît agir la cure, si précieuse, de Plombières. Accessoirement, on emploiera le fer chez les adolescents pour combattre l'anémie concomitante, et l'iode comme dépuratif général, parfois aussi l'arsenic.

Enfin, après la crise passée, on ne négligera pas les moyens physiques, l'air chaud, l'électricité, le massage, ni les mouvements communiqués, pour combattre l'atrophie musculaire dans le membre qu'il a fallu immobiliser.

LE DIABÈTE

Il est peu de sujets sur lesquels la médecine contemporaine soit plus manifestement dans cet état de « mobilité » qui fait prononcer parfois aux impertinents le mot de « modes », alors qu'il ne s'agit que d'une recherche perpétuelle et loyale du mieux.

Jadis on supprimait aux diabétiques les farines et les fruits, et voici que des médecins recommandent maintenant la cure de farine et autorisent les fruits. On leur permettait la viande et les graisses en toute liberté, de crainte qu'ils ne s'affaiblissent en perdant une des sources de la chaleur animale : maintenant on s'aperçoit qu'elles présentent, la première surtout, de graves inconvénients. On a cru, un instant, trouver une panacée dans la cure de jeûne absolu de quatre jours préconisée par Guelpa ; à l'expérience on l'a trouvée infidèle, souvent inutile, parfois dangereuse. C'est à n'y plus rien comprendre, penseront bien des gens.

La vérité c'est qu'on n'aura un régime définitif du diabète que lorsqu'on saura exactement en quoi il consiste. Or, la chose, quoiqu'on y travaille de tous les côtés, dans les cinq parties du monde, n'est pas encore très claire. Sans doute on sait que le diabétique renferme dans ses urines du sucre qu'on n'y devrait point trouver et que l'analyse permet de découvrir et de doser. Il y a, chez lui, accumulation de matière sucrée dans le sang, même quand le rein ne l'élimine pas (diabète insipide). Mais pourquoi ce sucre s'y rencontre-t-il ?

Chez un sujet normal, le sucre et les matières féculentes introduites par l'alimentation (qui deviennent elles-mêmes du sucre dans l'intestin), passent fatalement par le foie après absorption par cet intestin. On sait, depuis Claude Bernard, que tout ce sucre, dans le foie, se transforme d'abord en une substance nouvelle, le glycogène, laquelle, à son tour, est ramenée, dans ce même foie, à l'état de sucre qui est remis en circulation dans le sang. Ce passage par le stade de glycogène est une sorte de mise en réserve qui permet au foie de n'envoyer au sang, donc à l'économie tout entière, que des quantités de sucre toujours égales, alors que notre alimentation en introduit, sous forme de sucre et de farineux, des proportions constamment variables selon l'heure des repas et surtout selon leur composition. Le foie joue donc ici un rôle régulateur. Dans le sang, le sucre disparaît : il est détruit. Par quoi ? On admet l'existence d'un ferment spécial (*glycolysique*) chargé de ce rôle, ferment dont on constate les effets, mais qu'on n'a jamais vu. Quand le sucre persiste dans le sang — ce qui caractérise l'état de diabète — c'est que cette fonction de *glycolyse* est défaillante. Mais pourquoi ? C'est ici que nos auteurs s'embarrassent. Le foie faillit-il à sa tâche en décomposant son glycogène sans mesure ? Les muscles, qui sont de gros consommateurs de sucre, s'en montrent-ils moins gourmands ? Le système nerveux, par on ne sait quel mécanisme, n'est peut-être pas étranger à ce trouble. Le diabète est plus fréquent chez les surmenés du cerveau ; il y a des lésions cérébrales, par blessure expérimentale (piqûre du quatrième ventricule) ou par tumeurs inopinées, celles de l'hypophyse, par exemple, qui font apparaître le sucre subitement dans les urines. Enfin, le pancréas dit certainement aussi son mot, car il y a des diabètes où l'on trouve chez lui des lésions visibles. On connaît même un diabète exclusivement pancréatique qui frappe plutôt les sujets encore jeunes, se caractérise par une véritable boulimie et est toujours d'une extrême gravité.

Vous comprenez qu'au milieu de toutes ces théories en formation, le traitement du diabète suit forcément lui-même d'importantes variations. Force nous est donc de nous en tenir à l'observation des faits, en attendant mieux, et de noter les effets, sur la glycosurie, des différents régimes alimentaires mis en expérience.

Malheureusement, ici encore, il y a divergences entre les divers observateurs. Comme ce sont tous gens sérieux, il a donc bien fallu admettre qu'il existe des formes différentes de diabète, des formes légères avec sucre, abondant ou non, disparaissant facilement, et des formes graves, indépendantes du chiffre absolu du sucre, et résistant au régime qui réussit aux précédentes. Celles-ci sont graves, en outre, parce qu'elles conduisent à l'acidification du sang et à la formation d'acétone, qui fait un jour éclater l'accident dont meurent la plupart des diabétiques, le coma.

Enfin, pour dire en quelques mots ce que vaut l'état général du diabétique, il ne faut pas oublier que le diabète, longtemps toléré, crée une disposition certaine à la tuberculose, même dans l'âge avancé. La grippe infectieuse chez ces sujets évolue très souvent dans cette direction. Le bacille de

Koch aime le sucre des tissus. De plus, les plaies, chez les diabétiques, se cicatrisent plus difficilement : quelquefois une blessure insignifiante devient le point de départ d'une gangrène mutilante.

Ajoutons, pour être complet, que les diabétiques, même légers, sont fréquemment sujets à des poussées tenaces de furonculose et même à des anthrax particulièrement graves.

Ils perdent facilement leurs dents, qui tombent toutes seules, comme des fruits mûrs. Ils émettent des quantités, souvent formidables, d'urine, ce qui entraîne, chez eux, une soif intense, qu'ils ne satisfont qu'en compromettant leurs digestions. Enfin, dernier détail, le diabétique devient souvent impuissant...

C'est donc, au total, un état très sérieux, bien que beaucoup de gens semblent en prendre leur parti assez allègrement, et qui réclame une surveillance constante.

Mais, revenons à nos théories du diabète et à leurs applications pratiques.

Je vous ferai grâce de l'histoire de tous nos tâtonnements et je vous dirai tout uniment où nous en sommes aujourd'hui, après les travaux de Marcel Labbé et de Rathery, en France, ceux de Von Noorden et d'Albu, en Allemagne, ceux d'Allen en Amérique, et surtout après la discussion très étendue qui vient de se dérouler tout récemment au Congrès français de médecine de Strasbourg. Peut-être trouvera-t-on mieux l'an prochain ; mais il y a, en France, des milliers de diabétiques qui préféreraient ne pas attendre.

D'abord, un premier point est acquis : le diabétique doit manger peu, et très peu de tout, juste ce qu'il lui faut, avec son genre de vie, pour entretenir ses forces. L'anémie du diabétique, qui préoccupait tant nos anciens, n'est plus à l'ordre du jour : son sucre lui fournit, et au delà, tout ce qu'il lui faut pour entretenir sa chaleur animale et l'amaigrissement chez lui, s'il n'est pas rapide et exagéré, n'est pas un très grand mal.

La cure de jeûne donne des résultats, certes, mais pas sensiblement supérieurs à ceux d'un régime bien conduit, et qui sont plus durables : on n'y doit recourir que dans des cas graves avec menace d'acidose. Un ou deux jours de jeûne par mois, dans des cas ordinaires, restent simplement une pratique recommandable, utile, qui procure au sujet un réel bien-être ; mais, sauf urgence et avis du médecin, il est inutile d'aller au delà.

Il faut être très réservé sur la viande et les graisses, surtout celles-ci, dont on commence seulement à dénoncer le rôle fâcheux. Fatiguent-elles le foie ou plutôt le pancréas ? On ne le sait encore ; mais on est porté à croire que les bons effets du jeûne sont dus, en grande partie, à la suppression des graisses, et Albu a observé, en Allemagne, qu'après la guerre, pendant laquelle les graisses firent cruellement défaut dans ce pays, on nota un grand nombre de guérisons spontanées du diabète, et ceci doit donner beaucoup à réfléchir. La viande elle-même ne doit pas être consommée sans mesure, comme on le permettait jadis : elle entre pour une bonne part dans l'acidification du sang. Cette dernière même (acidose), se manifeste jusque dans le jeûne excessif, parce qu'alors le sujet consomme — ou consume —

sa propre viande, c'est-à-dire son tissu musculaire, après avoir d'abord attaqué sa graisse. L'acidose du jeûne exagéré et l'acidose des gros mangeurs de viande finissent par aboutir, chez le diabétique, presque aux mêmes résultats.

Il y a lieu, par contre, de se départir de la prescription sévère que l'on a édictée autrefois à l'égard des farineux et même des fruits sucrés. Il est démontré que nous ne pouvons vivre tout à fait sans sucre, qu'il soit introduit en nature ou fabriqué par nous à l'aide des féculents de l'alimentation. Mais il y a sucre et sucre. Le sucre de canne est le plus nuisible. Le lactose du lait l'est moins ; le lévulose du miel paraît très bien toléré. De même pour les farines. Celle du blé, du pain par conséquent, est la plus fâcheuse : celle de l'avoine et des lentilles est, par contre, assez bien acceptée.

Enfin, il y a un point capital, c'est que fruits et farineux sont d'autant moins nuisibles qu'ils sont consommés seuls, en dehors de la viande, c'est-à-dire sous forme de régime végétarien absolu. Pratiquement, on peut manger des féculents (avoine, pommes de terre surtout) et même des fruits (sauf le raisin), à condition de ne pas absorber autre chose ces jours-là, sauf du bouillon additionné de gélatine, et un peu de vin (pas de bière ni de cidre). Le pain sera toujours tenu pour suspect, même la croûte et le pain dit sans mie, et le sucre formellement interdit : on le remplacera par de la saccharine.

Avec un régime comportant de la viande et des matières grasses (le moins possible), on choisira les légumes dans la liste suivante : asperges, artichauts, betteraves, carottes, céléri-rave, choux, choux-fleurs, épinards, haricots verts, laitue,

oignon, pissenlit, poireau, radis, tomates. La pomme
de terre est assez bien tolérée : mais on n'admet
plus qu'elle aille jusqu'à constituer un remède,
comme l'a prétendu Mossé. Cuite à l'eau (1), ou
mieux encore au four, ce qui lui conserve ses sels
alcalins solubles, toujours utiles aux diabétiques,
elle peut remplacer le pain à table. Elle vaut
mieux, en tous cas, que la plupart des pains de
gluten, pains de soja, pains d'amandes, où l'on
tolère toujours, pour leur donner l'apparence d'une
panification normale, la présence d'une proportion
trop importante de farine.

Au total, il faut songer sans cesse, chez le
diabétique, à l'ennemi, qui est l'apparition de l'acidose : si elle menace il n'y a que le choix entre la
cure de jeûne et le régime végétarien avec quelques
bouillies farineuses bien choisies (avoine, lentilles),
en même temps qu'on gorge le malade de bicarbonate de soude.

Rappelons, à ce propos, qu'il est toujours bon,
pour la même raison, de maintenir l'alcalinité du
sang chez le diabétique en introduisant quotidiennement des alcalins dans son régime, avec le bicarbonate de soude, l'eau de Vichy, la limonade citrique ou tartrique (à la saccharine), et que la cure
annuelle de Vichy, de Carlsbad et des autres
stations bicarbonatées sodiques est d'une efficacité
démontrée par l'expérience séculaire, pour donner

---

(1) Pour la préparation des purées, on conservera
précieusement l'eau de cuisson, qui a dissous les sels de
soude et de potasse, et on la rajoutera à la purée. Ce
sont eux qui font, ici, toute la valeur de la pomme de
terre pour le diabétique.

chaque fois au diabétique un répit de plusieurs mois.

Enfin, un fait domine toute cette question du régime, c'est que chaque diabétique fait un peu son diabète à sa manière, qu'il faut chercher. On y parvient expérimentalement, quand l'existence de la maladie est un jour révélée, au moyen de dosages urinaires répétés fréquemment au début, après l'essai, consciencieux et bien observé, de diverses formules de régime. On arrive ainsi à découvrir que tel diabétique peut manger impunément — je veux dire sans que son sucre augmente — des fruits, qui seront défavorables à son voisin. Tel autre peut absorber sans danger des féculents — les jours réservés au végétarisme — qu'un autre tolérera mal. Il faut d'abord tâter son diabète, établir la formule de son régime en conséquence, d'accord avec le médecin, et ne plus s'en départir. Dès lors, on peut être en sécurité, quitte à pratiquer un nouveau dosage s'il survient quelque signe qui fasse présager l'acidose : somnolence, irritabilité particulière, lassitude générale. Alors, la cure alcaline et le végétarisme, pendant quelques semaines, peuvent tout rétablir dans l'ordre.

Au fond le diabète devient, pour ses victimes, une seconde nature dont elles finissent par s'accommoder, à la condition d'avoir bien fixé la discipline qui convient à leur cas et de s'y tenir sans défaillances.

La thérapeutique médicamenteuse du diabète est assez pauvre. Le vrai traitement c'est le régime. Il y a peu de fond à faire sur le manganèse, qui a été parfois recommandé. L'antipyrine est utile pour combattre la polyurie et la soif qu'elle entraîne. L'arsenic (liqueur de Fowler) et la lithine ont leurs indications : le premier retarde la dénutrition et l'amaigrissement, en faisant économiser les réser-ves : la seconde combat l'élément arthritique que l'on rencontre chez tant de diabétiques. Et puis c'est un alcalin, et le diabétique, répétons-le toujours, doit veiller attentivement à maintenir l'alcalinité de ses humeurs, son ennemi étant, qu'on ne l'oublie jamais, l'acidose, l'acétonémie, créée par les acides cétoniques que son organisme déséquilibré fabrique avec la plupart de ses aliments, viande, graisses, féculents, sucre surtout.

Je ne puis terminer cette causerie sans mentionner une substance dont il est fait grand bruit, depuis quelque temps, pour le traitement du diabète; je veux parler de l'*insuline*, extrait alcoolique de certaines parties du pancréas.

Quelques explications sont ici nécessaires.

Cette grosse glande, sorte de petite sœur du foie, logée contre l'intestin, au dedans d'un de ses circuits, secrète un suc dont le rôle est considérable dans la chimie digestive, puisqu'il est chargé, tout à la fois, d'émulsionner les graisses et d'achever la digestion des albumines et des féculents. Son canal excréteur (canal de Wirsung), débouche presque en face de celui qui amène dans l'intestin la bile fournie par le foie (canal cholédoque), et les aliments sont soumis à l'action indispensable de ces deux secrétions à peu près dès leur sortie de l'estomac.

Mais, comme le foie, le pancréas est une glande double. Le premier est une glande secrétant et excrétant de la bile, celle-ci étant déversée dans l'intestin ; mais le parenchyme dans lequel les ramifications de cette glande sont plongées, fabrique, d'autre part, une foule de substances d'une tout autre nature ; c'est ainsi qu'il construit, puis détruit progressivement du glycogène, fait de l'urée, détruit les toxines, emmagasine les poisons, donne aux albumines étrangères, introduites par l'alimentation, une forme qui leur permet de se mêler ensuite à celles de notre sang sans détruire brusquement notre équilibre humoral (voir p. 188). C'est donc une secrétion *interne*, dont tous les produits sont déversés dans le sang, secrétion totalement distincte de la secrétion biliaire, qui est relativement *externe*, puisqu'elle va dans l'intestin dont la cavité conduit au dehors.

Le pancréas est bâti de même, du moins physiologiquement parlant. Sa masse renferme une glande racémeuse (en forme de grappe de raisin), dont le produit, le suc pancréatique, se rend dans l'intestin, où il remplit, dans la chimie alimentaire, les fonctions décrites plus haut. Le reste du tissu du pancréas accomplit un autre travail et fabrique une secrétion *interne*, tout comme le foie ; le produit de cette secrétion, versé dans le sang par la veine pancréatique, paraît avoir la propriété de détruire le sucre existant en excès dans l'organisme. Cette autre partie de la glande pancréatique possède même une structure anatomique spéciale : sur les coupes pratiquées par les anatomistes à travers l'organe pour le mieux étudier, elle forme des îlots, en apparence disséminés dans le parenchyme (îlots de Langerhans). De là est venu le nom d'*insuline* donné à l'extrait alcoolique qu'on a préparé avec la substance du pancréas et qui doit son activité à ces *îlots*.

Il est exact qu'une injection intra-veineuse ou hypodermique d'insuline détruit en quelques minutes tout le sucre existant dans le sang, aussi bien chez l'homme sain que chez le diabétique. Dans notre physiologie normale, cette substance semble donc agir dans l'organisme, où elle est déversée constamment à doses infinitésimales, à la manière d'un ferment et comme un régulateur naturel de la teneur de notre sang en sucre. Le diabète ne serait-il donc dû, en dernière analyse, qu'à une défaillance de cette fonction ? Hypothèse séduisante, mais non démontrée à l'heure actuelle.

Quoi qu'il en soit, cette insuline, administrée ainsi d'un seul coup à un patient, détruit chez lui si bien le sucre que son emploi n'est pas sans danger. Elle le détruit trop. Si l'on veut éviter qu'il se produise des syncopes, des convulsions et des accidents sérieux, voire même la mort, comme cela s'est vu, il est nécessaire de restituer au patient, aussitôt après l'injection, même chez les diabétiques, une certaine quantité de ce sucre dont notre organisme, je l'ai dit, ne peut totalement se passer.

En sorte que l'emploi de l'insuline, dans le diabète, se présente aujourd'hui sous l'aspect suivant. Contre les accidents graves du diabète, le coma surtout, une injection d'insuline (de 2 à 5 centimètres cubes de l'extrait commercial) produit un effet quasi miraculeux. Le malade est sauvé instantanément. Mais répétons qu'il faut lui administrer aussitôt du sérum glucosé pour qu'il ne paie pas trop cher sa résurrection. Le lendemain, il est dans la situation d'un diabétique en bonne santé, c'est-à-dire astreint au même régime et aux mêmes précautions qu'auparavant.

Peut-on baser un traitement régulier du diabète sur l'emploi des injections d'insuline, pratiquées en série, toujours avec le correctif d'administration de sucre en même temps? C'est ce que l'avenir nous apprendra. Nous en sommes au début de la méthode. On étudie les doses, on tâtonne. Peut-être, l'emploi simultané du lévulose, sucre presque inoffensif pour le diabétique, et qui a été préconisé par certains, nous permettra-t-il prochainement de résoudre ce problème.

En tous cas, un résultat est dès maintenant acquis. C'est que, grâce à l'insuline, le coma diabétique, toujours si redoutable, et contre lequel nous ne disposions jusqu'ici que des injections massives, intra-veineuses, d'une solution de bicarbonate de soude, est aujourd'hui vaincu.

LA BOUCHE

L'hygiène de la bouche est peut-être une des plus négligées, même par les gens qui se croient le plus soigneux, et cependant il n'en est guère de plus importante pour notre santé générale.

La cavité buccale conduit aux voies digestives et à l'appareil pulmonaire, la bifurcation se faisant dans le pharynx ; ce sont donc deux fonctions capitales de notre physiologie que nous compromettons par nos imprudences ou nos erreurs, lorsque nous négligeons d'accorder à ce précieux vestibule toute l'attention qu'il mérite.

Ce véritable seuil de notre organisme est inévitablement souillé, d'une façon permanente, par les microbes qu'introduisent les poussières de l'air inspiré, lesquels se nichent dans tous les recoins — il en est de nombreux, notamment du côté des amygdales — et s'y multiplient en serre chaude.

Une autre cause de souillure constante de la bouche est représentée par les débris d'aliments qui se logent dans les interstices dentaires et y fermentent, grâce au concours de certains bacilles importés avec notre nourriture. Une crasse spéciale, le tartre, se dépose au niveau du collet des dents, abritant des colonies microbiennes qui cherchent à pénétrer dans l'alvéole logeant la dent et à y provoquer l'infection : c'est l'origine des gingivites, des arthrites alvéolaires, des périostites. Même sans tartre, la fermentation microbienne des particules alimentaires cachées entre les dents engendre des acides qui attaquent l'émail à la longue et finissent par creuser dans cette cuirasse, originellement si résistante, un tout petit trou, qui met à nu l'ivoire, celui-là très vulnérable et que les microbes percent ensuite facilement. Ce sont les deux premières étapes de la *carie dentaire*, qui passent inaperçues du sujet, parce qu'elles n'éveillent aucune douleur spontanée, sinon un peu de sensibilité aux « chaud et froid ». Au troisième degré, la coque d'ivoire ou dentine est complètement traversée : la chambre intérieure est ouverte, mettant à nu la pulpe, qui s'enflamme, se gonfle et étouffe dans sa logette osseuse trop étroite; ce sont alors les atroces douleurs de la rage de dents, la fluxion, l'abcès... Vite, il faut courir chez le dentiste...

Et c'est malheureusement bien fait pour vous, car vous pouviez éviter tout cela.

Il vous aurait suffi d'introduire dans votre programme quotidien l'habitude de procéder à un nettoyage consciencieux et à un lavage antiseptique de votre cavité buccale et de votre armature dentaire, ni plus ni moins que vous le faites pour votre figure et pour vos mains et, je l'espère bien aussi, pour ce qui ne se voit pas quand on est habillé...

Il faudrait nettoyer nos dents après chaque repas, pour enlever toute trace des particules alimentaires. Contentons-nous, n'ayant pas que cela à faire, de les brosser en nous levant et *surtout en nous couchant*. C'est principalement pendant le repos de la nuit que la couveuse à microbes fonctionnera sans que rien la dérange. Aussi faut-il regarder comme tout à fait funeste l'habitude de croquer un bonbon, un chocolat, un gâteau, avant de se mettre au lit. Il n'est pas de plus sûr moyen de se « gâter » les dents.

Ce brossage sera fait avec une vraie brosse, ni trop molle — parce qu'elle ne servirait de rien — ni trop dure, parce qu'elle irriterait les gencives. Changez votre brosse dès qu'elle commence à perdre ses crins : on en a trouvé dans des appendicites. Rejetez les brosses en caoutchouc, qui ne sont que des polissoirs. Usez délibérément du cure-dents « sans affectation, d'ailleurs », comme dit Golaud dans *Pelléas*. Evitez les cure-dents métalliques qui blessent. Les meilleurs sont en tuyaux de plume et surtout en bois. Même dans les familles les plus unies, il vaut mieux avoir un cure-dents par personne, la carie dentaire étant parfaitement contagieuse.

Les poudres dentifrices, dont on garnit les brosses à dents, ne servent qu'à polir l'émail et à lui donner du brillant. Il faut qu'elles soient très finement pulvérisées, pour ne point le rayer et le meurtrir, c'est-à-dire l'user. La pierre ponce n'y doit donc figurer qu'en faibles proportions et à l'état impalpable. Aussi, la simple craie vaut-elle mieux, étant plus inoffensive. Et puis elle est alcaline, ce qui a une grande importance pour combattre du même coup les fermentations acides qui provoquent le premier stade de la carie. Il faut proscrire dans ces poudres l'emploi du salol, qui a eu sa vogue, et qui, non seulement est un antiseptique médiocre, dans ces conditions du moins, mais a aussi la très fâcheuse propriété de rendre les dents friables. Un peu de menthol ne nuit pas : il donne la sensation d'une haleine fraîche. Méfiez-vous de la poudre de charbon, très vantée et vraiment on ne sait trop pourquoi (est-ce parce que les charbonniers, par contraste, semblent avoir les dents très blanches ?). Elle finit par incruster le collet des dents et y creuser un liséré aussi indélébile qu'un tatouage.

Ce que je dis des poudres s'applique naturellement aux pâtes : il faut se méfier de celles qui renferment de l'alun et surtout des acides (les prospectus le nieront, mais vérifiez vous-mêmes au moyen du papier de tournesol). Elles décapent trop bien l'émail et lui donnent, pour un temps, une agréable blancheur; à la longue, elles le corrodent, l'amincissement par places, et préparent l'arrivée de la carie.

Une bonne pâte de savon de Marseille, mélangée de craie pulvérisée finement, avec addition de glycérine pour qu'elle ne se dessèche pas trop vite, constitue le plus simple et le meilleur des ingrédients à étaler en tartine sur votre brosse à dents.

Je dois dire qu'il y a des cas où un dentifrice légèrement acide peut être toléré : c'est lorsque le sujet se trouve posséder une salive trop alcaline, favorisant ainsi le dépôt du tartre : mais il est plus prudent de faire enlever ce tartre deux fois par an par le dentiste.

Je néglige un moyen de garantir les dents, qui a une grande valeur, mais qui n'est employé qu'en Extrême-Orient et qui consiste à les faire laquer : les élégantes de ces régions se les font même laquer en noir, qui est « moins salissant ». Je crois qu'à cette apparence de jeu de dominos — vus de dos — nous préférons encore celle du classique clavier de piano. Tout de même cette idée du laquage — avec un autre ingrédient — n'est point déjà si bête. Un inventeur ingénieux trouvera peut-être un mince et solide moulage métallique, un faux râtelier, à appliquer sur nos mâchoires pour nos repas, comme nous mettons des gants pour des besognes malpropres. Qui sait ? Là sera peut-être un jour le secret de leur éternelle jeunesse...

Le brossage doit être complété par un lavage sérieux de la bouche avec une solution antiseptique inoffensive, mais tout de même plus énergique que ne sont généralement les quelques gouttes de dentifrice parfumé dont nous usons. Le formol à 10 p. 1.000, l'acide phénique à 1 p. 100, le thymol à 4 p. 100, sont les meilleurs antiseptiques à recommander ici. L'eau oxygénée serait parfaite si elle n'était acide et si, aux doses où il faut l'employer pour qu'elle ait quelque valeur, elle ne donnait une mousse désagréable. L'eau iodée n'est point méprisable : mais elle fait jaunir les dents. Il faut se méfier de l'acide salicylique, qui passe pour les rendre cassantes.

Enfin, bonne précaution pour assurer en même temps l'antisepsie de la région amygdalienne et pharyngée, on se gargarisera avec la solution antiseptique avant de la rejeter.

Comme le début de la carie se fait silencieusement, la sagesse consiste à faire examiner ses dents par un dentiste deux ou trois fois l'an, même si l'on n'en souffre pas, et précisément pour n'avoir jamais à en souffrir. Le spécialiste pourra ainsi dépister une ébauche de carie, encore au premier degré, c'est-à-dire limitée à l'émail, qu'il obturera immédiatement, et dont, grâce à cela, vous n'entendrez plus jamais parler. Quand la carie, par votre négligence, s'est installée, il faut la traiter sans retard, car elle se propage facilement aux dents voisines.

Une carie chronique, négligée parce que non douloureuse, est un foyer microbien des plus dangereux, foyer capable de déchaîner un incendie général, je veux dire une septicémie, à l'occasion de quelque mauvaise grippe, capable au moins d'envoyer quotidiennement dans nos voies digestives une petite quantité de pus dont votre intestin, votre appendice et votre foie profiteront pour s'infecter quelque jour, à votre grande surprise. Elle est la source d'une mauvaise haleine, concurremment avec les amygdales mal rincées...

J'ai dit que les soins à accorder à notre bouche avaient une importance capitale pour notre santé générale : c'est parce que sans eux on ne conserve pas ses dents, que sans bonnes dents on mastique mal ses aliments, ce qui veut dire qu'on se prépare des digestions lentes et défectueuses, lesquelles fatiguent le foie ; et quand le foie ne va plus, rien ne va plus...

Tout cela, vous le voyez, est au fond très sérieux et réclame une attention quotidiennement éveillée, puisque, malheureusement, mesdames, la bouche n'a pas été créée que pour la grâce de votre sourire...

Pour compléter ce chapitre, disons quelques mots d'une petite affection buccale, sans gravité, mais assez ennuyeuse : je veux parler des aphtes.

On désigne communément, sous ce nom, des ulcérations arrondies, à fond grisâtre ou jaunâtre, en général de faibles dimensions et de peu de profondeur, qui siègent sur la muqueuse de la bouche, des joues, du pharynx, etc. Elles succèdent toujours à l'ouverture d'une vésicule à paroi mince, à contenu trouble, dont l'apparition est rapide, la durée très éphémère, et qui constitue la première étape, souvent inaperçue, de l'évolution de l'aphte.

Ces ulcérations sont, en général, bénignes et guérissent assez rapidement : elles sont ennuyeuses, cependant, par la fréquence de leur répétition, chez certains sujets prédisposés, qui sont en général des personnes à l'estomac irritable, à l'intestin se libérant mal. Le passage des aliments salés ou acides, lorsqu'il existe des aphtes sur la paroi des joues ou dans la cavité pharyngienne, est toujours assez désagréable.

A vrai dire, la distinction entre l'aphte et l'herpès est difficile à établir. De bons auteurs pensent même qu'elle est inexistante, et que l'aphte n'est qu'une forme de stomatite herpétique, causée par l'ingestion d'aliments irritants. D'autres y voient une manifestation particulière, de nature infectieuse, malgré son extrême bénignité, et qui la rattacherait à la maladie épidémique connue sous le nom de fièvre aphteuse, maladie redoutable pour les bestiaux, mais à laquelle l'homme est à peu près réfractaire. L'inoculation se ferait à l'occasion de l'absorption de lait frais provenant de vaches malades. Cette éventualité, hors des fermes, est certainement très rare.

Pratiquement, cette distinction de l'aphte et de l'herpès a, en réalité, peu d'importance, car le traitement est le même, l'aphte étant cependant un peu plus rebelle que l'herpès et donnant lieu à des ulcérations peut-être plus profondes.

Ce traitement consiste simplement dans des lavages de la cavité buccale avec une solution concentrée de chlorate de potasse; on peut également sucer des pastilles préparées avec cette dernière substance, soit pure, soit additionnée de sucre — ou mieux encore déposer sur l'ulcération une goutte de teinture de benjoin, qu'on laisse soigneusement sécher. Si l'ulcération persiste, il suffit de toucher légèrement son fond avec la pointe d'un crayon de nitrate d'argent.

On s'abstiendra de mets épicés, de poivre, de vinaigre, de tabac, pour hâter la cicatrisation de l'aphte; et, d'une façon générale, les personnes sujettes à des poussées fréquentes de ces ulcérations buccales feront bien d'être très modérées à l'endroit de tous les condiments.

LA LANGUE

La langue est vraiment un bien intéressant organe, et M. de Talleyrand en parlait mal quand il affirmait qu'elle a été donnée à l'homme principalement pour déguiser sa pensée. Etant du monde, et du meilleur, ayant même été quelque peu évêque, il n'a d'ailleurs point parlé de celle des femmes.

Esope et quelques autres lui ont consacré aussi certaines formules, restées célèbres : mais il est clair que tout cela n'est que littérature, et que la langue est ici prise au figuré pour le langage lui-même et pour ce qu'il veut exprimer.

Le biologiste a bien d'autres choses à y voir. S'il est réputé malséant, même dès l'enfance, de tirer sa langue et de la découvrir à qui ne vous le demande pas, le médecin est souvent fondé à manifester quelque curiosité à son endroit, et c'est une petite manœuvre qu'il vous est loisible d'exécuter pour vous-même devant une glace, à seule fin d'y trouver, à l'occasion, quelques renseignements fort curieux. Toutefois, n'exagérez rien : le fait de se livrer à ce petit exercice à tout propos est un indice assez sûr de neurasthénie, pour ne pas dire plus.

Normalement, la langue doit être rose, un peu plus pâle et finement veloutée sur sa face supérieure, où se découvre l'ébauche d'un sillon médian, pas trop épaisse, ni trop accidentée en son relief sur ses bords, et enfin ne pas montrer trop d'agitation, ni sur son dos, ni à sa pointe, quand son possesseur la fait sortir et la maintient quelques instants en liberté, la bouche ouverte.

Je dois être très bref sur ce chapitre des mouvements involontaires de la langue, bien qu'il soit du plus haut intérêt. Ces mouvements, qui ont été très étudiés par les neurologistes, ont une grosse importance pour la connaissance d'une foule de maladies du système nerveux, principalement du bulbe et de la moelle. Leurs caractères particuliers, leur paresse ou leur affolement, la paralysie de l'organe, la perte de sa sensibilité, même de la sensibilité gustative, tous ces signes bien examinés, judicieusement commentés, trahissent de bonne heure quelque lésion grave, encore secrète. Un tremblement continu, irrésistible, met sur la voie d'états très sérieux. Des maladresses répétées, cette fois dans les mouvements voulus, pour l'articulation de certaines syllabes, annoncent souvent le début de la paralysie générale ou de l'ataxie.

Mais je ne veux pas insister sur ce chapitre : les diagnostics à poser, dans ces divers cas, sont d'ordre très délicat et beaucoup de mes lecteurs, un peu nerveux, s'affoleraient si j'entrais dans trop de détails. Le bégaiement, les défauts de prononciation ont une origine psychique et n'ont rien à voir avec l'intégrité de la moelle. Souvent aussi ces maladresses, purement accidentelles, ne sont que des signes d'une nervosité constitutionnelle sans importance, et l'homme de l'art doit rester ici seul juge des conséquences à en tirer, après mûre réflexion.

Retenez seulement de tout cela que la langue

a des rapports intimes, et de premier ordre, avec le système nerveux. Vous savez déjà que chez les noyés, les asphyxiés, les électrocutés en état de syncope, des tractions intenses et *rythmées* de la langue, bien exécutées, sont capables de réveiller les réflexes bulbaires endormis et de rappeler ainsi les mouvements respiratoires, suivis bientôt par ceux du cœur lui-même. Vous voyez qu'elle a, si l'on peut ainsi dire, de belles relations.

Contentons-nous, aujourd'hui, d'observer sur elle des signes plus simples et dont vous puissiez tirer immédiatement pour vous-même des conclusions pratiques.

Un vieil adage veut qu'on la regarde comme « le miroir de l'estomac ». C'est beaucoup dire. Lors d'une inflammation totale de la muqueuse des voies digestives, elle en a sans doute sa part : mais le cas des gastrites véritables est plus rare qu'on ne le pensait jadis. Tout de même, son aspect sale, la présence, sur son dos, d'un enduit gris, jaunâtre, révèle un mauvais état des voies digestives tout entières et spécialement du foie ; il est fréquent qu'il coïncide avec un goût amer, bilieux, dans la bouche, et avec une mauvaise haleine, plutôt fadasse, parfois comme chloroformée.

Cet enduit est formé de couches mortifiées des cellules épithéliales constituant le revêtement de la langue. Cette sorte de crasse n'a de valeur que comme signe d'un état plus lointain, sans avoir rien de mauvais en soi. Nos aïeules, soit qu'elles lui attribuassent un rôle funeste sur l'haleine, par exemple, soit par coquetterie, pourchassaient cette crasse chaque matin et faisaient la toilette de l'organe en l'essuyant, en le frottant, en le grattant même : on trouve encore chez les antiquaires de jolis râcloirs à langue, en écaille ou en ivoire, délicatement montés, destinés jadis à cet usage (1).

L'aspect de la langue fournit au médecin des renseignements intéressants dans beaucoup de maladies. Très blanche dans les angines et les stomatites, jaunâtre, je l'ai dit, dans l'embarras gastrique et les troubles aigus du foie, elle se couvre d'un enduit mince, lisse et « porcelainé » dans la grippe, devient rouge sur ses bords et à sa pointe, le milieu restant blanc et sec, dans la fièvre typhoïde, — noirâtre, sèche et comme cornée dans les formes typhiques graves et les pneumonies adynamiques (langue de perroquet); dans la scarlatine, elle se dépouille. C'est, en général, un mauvais signe, chez un malade gravement atteint par une maladie générale, quand elle devient sèche, brune et comme fissurée. Toutefois, bien des malades ont la langue sèche quand ils respirent uniquement par la bouche et trop rapidement : cette sécheresse ne prend d'importance qu'associée à un changement manifeste de sa couleur.

Mais, dans cet examen, il ne faut pas oublier que la langue se colore artificiellement, avec une très grande facilité, par les substances colorées qu'on introduit dans la bouche, le rose, le vert, le bleu, le brun des pastilles médicamenteuses ou simple-

-----

(1) On y trouve même aussi de gentilles baguettes, plus ou moins délicatement ouvragées, terminées par une mignonne main d'ivoire, et dont les dames les plus élégantes du 18e siècle se servaient pour... se gratter le dos, quand leurs corsages trop sanglés gênaient les mouvements de leurs bras pour cette intéressante opération.

ment des bonbons : elle est brunâtre chez les vieux fumeurs de pipe. Certains sujets ne peuvent prendre de l'antipyrine sans que leur langue se couvre de plaques saillantes et blanchâtres qu'un syphiligraphe novice prendrait pour des plaques muqueuses. Il ne faudra donc tirer ici de conclusions qu'après avoir éliminé toutes ces causes d'erreur.

Enfin, la langue peut être le siège de lésions véritables qu'elle montre facilement, mais qu'il faut savoir bien distinguer : les plaques muqueuses syphilitiques auxquelles je viens de faire allusion, les plaques de psoriasis, les plaques de leucoplasie qui ont une extrême importance, car elles sont trop souvent la première étape du cancer.

Les ulcérations accidentelles de la langue, les morsures, les petites plaies, les brûlures guérissent vite, quand elles n'ont pas d'importance ; on y aide par des badigeonnages avec des collutoires boriqués, ou en faisant sucer des pastilles de chlorate de potasse. Quand elles s'éternisent, malgré les soins, il faut prendre garde. Une plaque blanche très tenace est peut-être du psoriasis ; un noyau induré est peut-être le début d'une gomme tuberculeuse ou syphilitique : des fissures persistantes doivent aussi faire penser à cette dernière maladie. Enfin toute ulcération chronique, si elle n'a pas son explication dans la présence d'une dent cassée, aux bords coupants, dans le voisinage, — auquel cas il suffit d'enlever la dent pour que l'ulcération guérisse, — doit faire songer au redoutable cancer, aujourd'hui si fréquent, et si souvent mortel.

Je ne puis entreprendre ici de vous parler en détail du cancer de la langue, qu'on a appelé quelquefois le cancer des fumeurs. A la vérité, s'il est

plus rare chez la femme que chez les hommes qui
fument, on l'a observé aussi chez des gens qui
n'avaient jamais fumé. Il se développe de préférence, comme tous les cancers, en un point qui se
trouve le siège d'irritations répétées, entraînant un
travail continu de réparation cicatricielle par la
formation incessante de cellules jeunes. Celles-ci,
un beau jour, sur un terrain prédisposé (syphilis
personnelle ou héréditaire, déminéralisation magné-
sienne, et bien d'autres facteurs encore que nous
ignorons, mais pas fatalement l'hérédité) se mettent
à se multiplier indéfiniment sans raison et constituent alors la tumeur épithéliale ou épithélioma,
créant à distance, par les voies lymphatiques, des
colonies dans les **ganglions** voisins, finalement infes-
tant tout l'organisme, quand le malade n'est pas
emporté auparavant par une hémorragie apparue
sur l'ulcération. Par des sacrifices larges et précoces, on peut obtenir des survies plus ou moins longues, quelquefois même des guérisons. **D'autre part,**
les progrès continus de la radiothérapie profonde et
de la radiumthérapie nous permettent de concevoir,
de ce côté, de sérieuses espérances.

C'est pourquoi on ne devra négliger, dans la
pensée d'un cancer possible, surtout entre 40 et
65 ans, aucune ulcération tenace de la langue, fût-
elle due à un chicot traumatisant, à l'empreinte d'un
tuyau de pipe (se méfier des tuyaux en terre qui font
office de meule), comme on tiendra toujours pour
suspectes les plaques laiteuses du psoriasis. Ce sont
autant de foyers d'attraction pour le cancer.

Un dernier mot à propos du frein existant sous
la langue, le *filet,* comme on dit dans les campagnes, où on a la rage de le sectionner d'un coup de

ciseaux, dès la naissance, sous le prétexte que, trop court, il gênera la tétée et, plus tard, empêchera l'enfant de bien parler, d'où le dicton relatif aux bavards, dans le Nord : « Ch'ti là qui y a coupé le filet, il y a point volé ches chinq chous ». Le filet s'allonge avec l'âge, et il est tout à fait exceptionnel que sa brièveté empêche la tétée. Il faut laisser le médecin seul juge de cette éventualité très rare, et proscrire cette petite opération, que certaines sages-femmes accomplissent comme un rite, pas toujours très proprement, avec le risque d'une hémorrhagie. Et puis délier à l'excès, par avance, la langue de certaines futures petites femmes, par exemple, n'est-ce pas d'une imprudence supérieure ?

LE MUGUET

Il ne s'agira point ici de la jolie clochette blanche et parfumée de nos champs et de nos bois printaniers, — encore qu'elle ne soit point étrangère à l'art médical, qui l'utilise très souvent contre certains troubles cardiaques, — mais d'une petite maladie que l'on peut observer chez les jeunes enfants et qui présente quelque intérêt, car si elle n'est pas grave par elle-même et se guérit facilement, elle est, dans certains cas, de mauvais augure, trahissant un état général fâcheux. Exceptionnellement on peut l'observer, à l'autre bout de la vie, chez le vieillard, où elle est d'un pronostic plus fâcheux encore.

Ce muguet-là, lui aussi, appartient au règne végétal, car c'est un champignon qui en est la cause (*Oïdium albicans*), mais un champignon dont les éléments ne sont visibles qu'au microscope, sous forme de baguettes ajustées en longues files, qui sont implantées sur la surface d'une muqueuse, et qui se terminent, à leur extrémité libre, par un bouquet de petites sphères semblables à des cellules de levures et qu'on prenait jadis pour des spores. En réalité, sphères et filaments sont deux formes différentes du même individu, et l'on peut les obtenir à volonté, dans les cultures, en faisant varier la composition du milieu nutritif. Les véritables spores reproductrices naissent sur le bord ou à l'extrémité des baguettes et s'observent d'ailleurs assez difficilement.

Outre la forme filament (*mycelium*) et la forme levure, on connaît au champignon du muguet d'autres aspects, celui de bacilles isolés et de cocci, qui les feraient prendre pour des microbes, n'était leur forte taille. Toutes ces formes se transforment les unes dans les autres quand le milieu où elles se développent vient à varier, tel jadis Protée pour se dérober aux dangers. Pareil pouvoir appartient à beaucoup parmi les microbes qui nous causent tant de maladies, et cette morphologie changeante, qui leur sert à se protéger, n'est pas un des moindres obstacles que nous rencontrions quand nous voulons les reconnaître pour les mieux combattre.

Chez l'homme, où l'on ne connaît que les formes de filaments et de levures, leur végétation constitue un feutrage touffu qui s'étend de proche en proche, comme un tapis, sur la muqueuse attaquée par le muguet. A l'œil nu, cela forme d'abord de petites taches rondes comme des grains de semoule, qui s'agrandissent peu à peu, en s'étendant à tout le voisinage; d'un blanc pur, à leur début, elles jaunissent avec le temps et deviennent finalement d'un brun pâle.

C'est chez les nourrissons qu'on observe le plus souvent le muguet (il est rare chez les enfants ayant atteint la deuxième année) et spécialement chez ceux qui sont en mauvais état général, en proie à la gastro-entérite par exemple, chez les athrepsiques surtout, atteints de dénutrition, amaigris, cachectisés : son apparition est alors le signe d'une fin prochaine, où il n'est, du reste, pour rien, et qu'il ne fait que devancer.

Pourtant on peut le rencontrer accidentellement chez un enfant bien portant; car le muguet est très contagieux et se transmet facilement par les tétines, les sucettes et les biberons dans les crèches, par les objets que les enfants portent à leur bouche, s'il y en a quelqu'un, parmi eux, déjà atteint par le mal. On l'a vu transmis par le sein d'une nourrice allaitant plusieurs enfants à la fois, cas très rare, car le muguet est le lot ordinaire des nourrissons soumis à l'allaitement artificiel.

C'est sur le dos de la langue qu'il apparaît d'abord, sous la forme des petits grains dont j'ai parlé et qu'on prend parfois, tant ils sont d'un blanc éclatant, pour des grumeaux de lait, — erreur facile à dissiper, car ces grumeaux se décollent très facilement, tandis que les plaques du muguet sont assez adhérentes et ne s'enlèvent que par un brossage un peu énergique.

Au début, elles paraissent hérissées d'un velours de fines houppettes. Elles s'aplatissent plus tard, deviennent nacrées et gagnent peu à peu tout le voisinage, les bords et la pointe de la langue, la paroi des joues, la voûte du palais et son voile, les gencives : quelquefois elles s'étendent jusqu'aux amygdales, franchissent l'isthme du gosier et descendent vers le pharynx. Dans des cas très rares, on les a vues gagner l'œsophage et même l'estomac, ou, plus rarement encore, le larynx, où elles s'arrêtent à la glotte.

D'autre part, la muqueuse buccale sur laquelle le muguet se développe ainsi n'a pas tout à fait son aspect normal. Déjà, quelques heures, un ou deux jours même avant son apparition, elle est d'un rouge foncé, sèche d'abord, puis visqueuse. Elle donne, au contact du papier de tournesol, une réaction acide ; et c'est précisément cet état, conséquence de la dénutrition générale du petit malade, qui constitue le milieu favorable à l'apparition du muguet. Car celui-ci, qui se nourrit du sucre et des albumines du lait, ne peut vivre que dans un milieu acide, — du moins sur les tissus vivants, car, en cultures de laboratoire, il s'accommode d'un milieu neutre ou même très légèrement alcalin : mais c'est alors qu'il se métamorphose ainsi que je l'ai indiqué. Dans un milieu très alcalin ou, au contraire, très acide, le muguet cesse aussitôt de se développer, et ce fait sera utilisé tout à l'heure pour le traitement.

Pris à part, et en dehors du mauvais augure qu'il représente, le muguet n'est pas dangereux par lui-même : il ne passe jamais dans le sang, ne cause pas de fièvre et ne fait apparaître aucune maladie infectieuse générale. Mais il gêne l'alimentation de l'enfant en l'empêchant de téter et d'avaler, et ceci est grave, car, je l'ai dit, il apparaît le plus souvent chez des enfants déjà affaiblis et en état de dénutrition profonde.

Il faut donc le combattre avec énergie, dès qu'on a constaté sa présence, ce qui est facile si l'on veut bien penser à le rechercher. Les grumeaux de lait mis à part, on ne peut confondre le muguet qu'avec la stomatite pultacée, très rare, qu'on ne voit que chez les enfants plus âgés et qui siège aux gencives déjà pourvues de dents, ou encore avec la stomatite diphtérique, qui s'accompagne de fièvre, de gonflement ganglionnaire sous la mâchoire, etc...

J'ai dit que le muguet s'observait aussi, quoique rarement, dans un âge avancé. Là encore, son apparition est d'un très mauvais pronostic. Elle signifie que toutes les humeurs ont subi des modifications profondes et que la muqueuse buccale n'est plus défendue, comme à l'état normal, contre les parasites même les plus banaux. Le muguet apparaît ici comme une moisissure sur une ruine. On le rencontre chez des tuberculeux, des cancéreux parvenus à l'extrême cachexie, quelquefois chez des diabétiques en état grave, enfin chez des vieillards complètement épuisés. Répétons que, là non plus, il n'est pas grave en soi : mais il représente toujours une éventualité fâcheuse, car il contribue à gêner davantage, en troublant la déglutition, une alimentation déjà très difficile.

Le traitement du muguet est simple et toujours efficace; encore faut-il savoir s'y prendre.

La méthode classique consiste, après avoir enlevé les plaques en les frottant avec un linge un peu rude, à badigeonner ensuite leur emplacement avec un liquide alcalin, puisque le champignon ne végète qu'en milieu acide : une solution de bicarbonate de soude ou tout simplement de l'eau de Vichy y suffisent habituellement. On emploie aussi des collutoires à la glycérine additionnée de borate de soude.

Si traditionnels qu'ils soient, ces traitements peuvent prêter à la critique. Le contact du liquide alcalin est trop passager : un adulte peut le conserver pendant quelque temps dans sa bouche, mais non un nourrisson. Il est donc nécessaire, si l'on veut faire vite, de renouveler ce badigeonnage presque toutes les heures.

Quant à la glycérine boratée, elle est plus nuisible qu'utile, parce que la glycérine est un bon milieu nutritif pour le champignon et que le borate de soude donne une réaction, non pas alcaline, mais plutôt légèrement acide.

Le meilleur traitement consiste dans l'emploi de l'iode, qui est le poison de tous les champignons. On l'utilise en solution dans l'eau additionnée d'un peu d'iodure de potassium. De faibles doses suffisent et sont inoffensives pour les jeunes enfants. Après deux ou trois badigeonnages quotidiens — sur l'emplacement des plaques enlevées — le muguet disparaît rapidement.

Mais tout n'est fini que pour l'enfant bien portant, surpris par une contagion accidentelle. Pour les autres, les gastro-entéritiques et les athrepsiques, hélas ! leur mal continue et c'est à lui qu'il faut s'attaquer avec énergie.

LES ANGINES

Le terme d'angine est, en réalité, beaucoup trop vaste : il dérive, en français, d'un vieux radical latin, grec, et peut-être sanscrit, que nous retrouvons dans « angoisse », « anxiété », et qui correspond à une sensation de constriction à la gorge, d'étouffement, par impression, vraie ou fausse, d'un rétrécissement du gosier. On dit encore aujourd'hui « angine de poitrine » pour une maladie du cœur, qui n'a rien à voir avec l'angine, et dont le principal signe apparent est la crise de suffocation.

Au sens populaire du mot, l'angine est une inflammation de la gorge se traduisant par une gêne pour avaler, — ce qui est toujours exact, — et même pour respirer, ce qui n'est vrai que du croup, lequel n'est qu'une complication laryngée (de plus en plus rare aujourd'hui) de l'angine diphtéritique.

La définition strictement médicale de l'angine est tout aussi vague ; car il y a de nombreux types d'angines, classés d'après l'aspect des lésions de la gorge, et, d'autre part, si l'on veut les cataloguer d'après les microbes que l'on y rencontre, on s'aperçoit que les mêmes lésions peuvent être produites par des microbes très différents, que le même microbe détermine tantôt une lésion, tantôt une autre, que l'on trouve souvent plusieurs de ces microbes réunis ici en véritables associations de malfaiteurs, enfin que la plupart de ces microbes même, quand on est parvenu à les cataloguer, se révèlent souvent comme des hôtes ordinaires de notre cavité buccale et dont sont porteurs, sans s'en douter, beaucoup de gens en parfaite santé : pneumocoques, staphylocoques, streptocoques, spirilles, bacilles fusiformes, etc. Vous voyez que la question n'est pas simple.

Ne la compliquons donc pas, pour une recherche — inutile ici — de l'extrême précision. Considérons l'angine comme un ensemble de réactions diverses des tissus de la gorge, lorsqu'ils ont « donné prise » à un agent infectieux, quel qu'il soit. Il y a même là l'occasion de faire comprendre un des faits les plus importants de l'histoire générale des maladies infectieuses, à savoir qu'il faut la réunion de deux éléments pour les faire naître : un microbe assez fort pour attaquer, et des tissus trop faibles pour se défendre.

Notre cavité buccale et notre gorge fourmillent, à l'état normal, de microbes de toutes espèces, certaines fort dangereuses, mais vivant là en commensaux inoffensifs. Leurs générations successives se sont acclimatées, semble-t-il. De plus, le mucus que secrète notre muqueuse, dans l'état normal, renferme des albumines douées d'un véritable pouvoir défensif qui neutralise leur action.

Mais un jour vient où cet accord parfait est troublé. Nous avons pris froid ; notre muqueuse voit sa physiologie toute bouleversée : elle se congestionne ; le mucus préservateur cesse momentanément de se produire, supprimant la barrière qui défendait notre muqueuse. Et aussitôt les microbes envahissent la place.

Autre éventualité. Avec l'air que nous inspirons, des microbes étrangers sont entrés, des microbes non acclimatés chez nous, ou, cas plus grave, des microbes provenant d'autres gorges déjà malades. Et aussitôt voilà toute notre faune familière qui s'agite et devient dangereuse. Il s'agit peut-être d'un microbe de la même espèce banale que ceux que nous possédons déjà. Mais il a acquis, chez le malade d'où il provient, des propriétés virulentes comme s'il était repassé à l'état sauvage. Contre celui-là notre mucus préservateur peut être impuissant et l'inflammation éclate.

Vous comprenez maintenant pourquoi une angine, même à microbe banal, est contagieuse : c'est parce qu'un malade a fourni un terrain de culture à ce microbe, pareil peut-être à ceux que vous logez sans le savoir, mais devenu, dès lors, microbe virulent. D'autre part, les conditions générales qui peuvent modifier la résistance de notre individu, — les influences saisonnières par exemple, — s'exerçant sur toute une région géographique d'un même coup, vous saisissez encore pourquoi on observe des recrudescences simultanées d'angines à certaines époques, presque des épidémies, en ce sens que ce sont des périodes où l'on contracte plus facilement une angine grâce aux voisinages plus nombreux de gens qui en possèdent une.

Le début du printemps et la fin de l'automne, où le temps est humide, brumeux, où les variations de la température sont souvent capricieuses, d'un jour à l'autre, sont les époques où, très régulièrement, on observe chaque année une recrudescence des cas d'angine. Le fait se reproduit de nouveau, d'ailleurs, à tout moment de l'année où les mêmes conditions se trouvent accidentellement réunies pendant quelques jours, hivers mous, étés tardifs et pluvieux, périodes de brouillards.

C'est pourquoi, à ces moments-là, il est utile de faire un peu d'hygiène préventive et de pratiquer, matin et soir, un gargarisme, ou mieux un « bain de gorge », — tel que je vous le décrirai un peu plus loin — avec une solution antiseptique quelconque, pas trop irritante : par exemple un verre d'eau chaude où l'on aura versé quelques gouttes de teinture d'iode.

Ceci posé, il vous suffit de savoir que les lésions très diverses que l'on observe sur la gorge, dans les angines, correspondent à des dégâts plus ou moins accentués que les éléments infectieux ont pu y produire. Selon que ceux-ci sont plus ou moins virulents, selon que la muqueuse résiste bien ou mal, on peut noter tous les degrés, depuis la simple rougeur passagère, jusqu'à la nécrose et au phlegmon.

Un signe commun à toutes les angines, c'est le début par une gêne pour avaler, même la salive. Au premier degré, tout se borne à une inflammation superficielle, accusée par une rougeur générale de la muqueuse, plus accentuée au niveau de la luette, des piliers du voile du palais et des amygdales, dont le volume n'est pas augmenté. La langue est sale : il y a de la courbature, de la fièvre qui débute assez brusquement : les ganglions placés sous l'angle de la mâchoire sont peu gonflés et peu douloureux. Un peu d'exsudat grisâtre, facile à détacher et se délayant dans l'eau quand on l'y plonge, quelques points blancs fugaces, peuvent apparaître sur la muqueuse si l'affection persiste un peu. Puis tout s'arrête là : c'est l'*angine catarrhale* ou l'*angine érythémateuse*, qui ne dure que quelques jours et reste généralement bénigne. Ce n'en est pas moins une infection véritable, qui peut s'accompagner d'embarras gastrique, d'urticaire, de douleurs rhumatoïdes dans les articulations et même d'un peu d'albuminurie passagère. L'angine, ne l'oubliez pas, est souvent la porte d'entrée du rhumatisme.

Pratiquement, vous pouvez vous contenter d'admettre que toute angine, quel que soit son avenir, peut débuter par l'angine catarrhale, et qu'elle ne reçoit généralement ce nom qu'après coup, quand on a constaté qu'elle a tourné court.

Mais voici un autre type. Après un début semblable — fièvre brusque, langue sale, courbature violente, rougeur de la muqueuse — on voit apparaître sur celle-ci, — le plus souvent sur une amygdale, — de petites vésicules, d'aspect identique à celles de l'herpès, qui bientôt se crèvent et laissent à leur place une plaque blanche ou rouge, de forme ronde. La réunion de plusieurs plaques contiguës forme des placards plus ou moins étendus, dont le contour révèle des fragments de circonférence. Ces plaques sont adhérentes, laissent une surface saignante quand on les arrache, et, détachées, se délaient dans l'eau. C'est l'angine dite *herpétique*, vulgairement *couenneuse*.

Autre type encore : l'angine *pseudomembraneuse*. Ici la gorge se couvre, en divers points, mais toujours de préférence sur les amygdales, de plaques laiteuses, petites ou étendues, apparaissant d'emblée, sans être précédées par une éruption d'herpès, limitées par des bords irréguliers. Généralement faciles à détacher, elles se dissocient mal quand on les plonge dans l'eau.

Ici, il faut se méfier. Parmi ces angines pseudomembraneuses, il y en a une, redoutable entre toutes, l'angine diphtéritique, à laquelle j'ai consacré déjà (voir page 31) un article spécial. Le diagnostic certain de celle-ci se fait par l'examen bactériologique des fausses membranes, et surtout en les plaçant dans des tubes à culture (sur de la gélose stérilisée additionnée de sang de bœuf) où l'on peut observer à loisir le développement particulier du bacille diphtéritique. Avant la connaissance de ce moyen, on pouvait, d'ailleurs, et l'on peut encore soupçonner l'existence d'une diphtérie à certains signes que je rappelle brièvement : coryza préalable très fréquent, souvent accompagné de fausses membranes nasales, voix nasonnée, début fébrile moins violent, gonflement plus considérable des ganglions sous-maxillaires, etc.

Il faut faire une place à part à *l'angine ulcéreuse* de Vincent, qui provoque une ulcération profonde, siégeant généralement sur une amygdale, dégageant une fétidité toute particulière, et qui reconnaît comme agents infectieux l'association de microbes spéciaux (bacille fusiforme et spirilles).

Mettons à part, enfin, les *amygdalites* qui sont des angines de tous les types précédents, mais localisées aux amygdales, où l'inflammation se présente à tous ses degrés, depuis la rougeur et le simple gonflement jusqu'à l'herpès, aux fausses membranes et à l'ulcération, jusqu'à l'abcès même de l'amygdale et au phlegmon péri-amygdalien.

Le traitement, qui devra toujours être réglé par le médecin, comportera la désinfection de la gorge, selon les circonstances, par des lavages, des gargarismes, des bains de gorge, des attouchements antiseptiques, jus de citron, acide lactique, teinture

d'iode surtout, et l'injection de sérum antidiphtérique dès que, dans une angine pseudo-membraneuse,
apparaît le moindre doute, sans même attendre les
résultats définitifs de l'examen bactériologique. 'Si
ces derniers sont positifs, il faut aussitôt injecter au
sérum tout l'entourage du malade.

L'état général fébrile et l'embarras gastrique
causés par la déglutition des exsudats infectés, seront
traités simultanément. L'aspirine, la quinine, un
purgatif aideront à faire tomber la fièvre. Un bon
vomitif, administré dès le début, fera avorter beaucoup d'angines simples. C'est la pratique des infir-
meries régimentaires — le major Ipéca — et il faut
reconnaître qu'elle a du bon.

Disons, cependant, quelques mots du gargarisme
et du bain de gorge, procédés de traitement classiques, à la portée de tout le monde, capables de faire
avorter beaucoup d'angines, quand ils sont employés
dès le début et avec une bonne technique. C'est pourquoi il y a intérêt à donner quelques détails sur
celle-ci.

Le gargarisme est un procédé mécanique de
nettoyage de l'isthme du gosier par le « barbottage »
d'une gorgée de liquide.

Chacun sait comment on le pratique, la tête
renversée en arrière, et par quelle manœuvre, au
moyen de « glouglous » continus, on parvient à
maintenir un certain temps, dans l'arrière-cavité
buccale, le liquide adopté, en le brassant en quelque
sorte, par le passage d'un léger courant d'air expiré,
tout en évitant que ce liquide soit avalé.

D'emploi courant dans les pharyngites, les
angines, les maux de gorge en général, on doit le
préférer aux pastilles médicamenteuses, dont les

éléments sont ingérés avec la salive — si celle-ci n'est pas crachée — et qui peuvent avoir un effet fâcheux sur les voies digestives, lorsqu'ils sont un peu actifs. En outre, il est plus facile à pratiquer soi-même que les badigeonnages au pinceau, qui lui restent cependant préférables.

Mais si je vous en parle ici, ce n'est pas pour vous en enseigner la pratique, ni pour vous chanter ses vertus. Tout au contraire. Le gargarisme a fait son temps. Il est démodé. Il faut le remplacer par le bain de gorge.

Des expériences ont été faites à l'aide de liquides teintés, colorant d'une façon très nette les tissus avec lesquels ils sont mis en contact. Or, on a constaté qu'après un tel gargarisme, la chasse d'air employée pour empêcher que le liquide ne descende trop bas, y réussissait si bien que ni le pharynx, ni même la majeure partie des amygdales n'étaient touchés. Le liquide ne dépasse guère l'extrême limite de la cavité buccale proprement dite. Le gargarisme se révèle donc comme un procédé de lavage très médiocre.

Le « bain de gorge » lui est de beaucoup préférable, à ce point de vue. Il se pratique de la façon suivante :

Le sujet, assis dans un fauteuil, la tête renversée, — ou couché dans son lit, le torse relevé par des oreillers, mais la tête également rejetée en arrière, — introduit une gorgée de liquide, la laisse descendre vers le gosier et, à ce moment, fermant l'issue vers la profondeur par une contraction du voile du palais, respire largement par le nez, la bouche entr'ouverte. (Ceci n'est pas indispensable, mais rend la manœuvre plus facile.)

Dans ces conditions, le liquide médicamenteux, dont le contact doit agir sur les muqueuses, descend beaucoup plus bas, baigne réellement la totalité du pharynx, les piliers du voile du palais et toute la surface des amygdales. Les expériences citées plus haut l'ont nettement démontré.

A l'aide de cette petite manœuvre, facile à apprendre, on obtient un véritable bain de toute la gorge, que l'on peut prolonger sans effort pendant dix minutes, un quart d'heure et même plus. Il suffit que l'attention apportée à la constriction du pharynx ne se relâche pas, pour qu'aucune goutte de liquide ne descende vers les voies respiratoires et l'œsophage. Si cela se produisait, tout le dommage consisterait à avaler quelques gouttes.

Ce qui est peut-être préférable encore, c'est de combiner les deux manœuvres, et, avant le bain de bouche, de pratiquer un court gargarisme. Car si celui-ci est un mauvais moyen de lavage général, il reprend quelque valeur dans le traitement de certaines angines, en amenant, par le frémissement provoqué du voile du palais, une certaine gymnastique des tissus de cet organe, qui aide, dans quelque mesure, à le décongestionner. C'est de la même façon, d'ailleurs, qu'agissent les vomitifs dont je vous ai déjà mentionné, tout à l'heure, les effets toujours bienfaisants.

LES VÉGÉTATIONS ADÉNOÏDES

Voici une de ces maladies que nos anciens n'ont pas connues, ou plutôt qu'il n'ont su découvrir, malgré leurs remarquables qualités d'observateurs. Pourtant ce ne sont pas les médecins qui l'ont inventée, pour se procurer des prétextes à interventions, comme des esprits malveillants l'insinueraient peut-être volontiers. Le facies spécial de l'enfant porteur de végétations adénoïdes, avec son nez effilé, sa mâchoire tombante, sa bouche entr'ouverte, ses yeux étonnés, son teint pâle, son thorax aplati latéralement, a été reproduit fidèlement dans des tableaux de peintres anciens. Les médecins d'alors n'y voyaient que de la scrofule : il leur aurait suffi d'introduire un doigt dans la bouche et d'explorer la région supérieure du pharynx, derrière le rideau du voile du palais, pour y découvrir le corps du délit.

C'est là, en effet, en face du débouché des fosses nasales, entre les ouvertures des trompes d'Eustache conduisant à l'intérieur de l'oreille interne, que siège un amas de tissu lymphoïde, que l'on a qualifié du nom de troisième amygdale, ou amygdale pharyngée. Plus ou moins développée dans le jeune âge, elle s'atrophie d'elle-même vers la dix-huitième année.

Son utilité ne nous est pas bien connue, encore que sa présence soit constante et normale et qu'il y aurait abus à vouloir l'extirper à tout prix quand elle ne cause aucune gêne. Par contre, nous connaissons les inconvénients sérieux qui se manifestent quand elle est chroniquement enflammée (adénoïdite) et surtout quand elle prend un développement hypertrophique et devient végétante, — d'où le nom de végétations adénoïdes. Elle offre alors l'aspect d'un buisson spongieux, plus ou moins étalé, donnant, sous l'index explorateur, l'impression d'un paquet de vers de terre entassés. Elle déborde latéralement vers l'orifice des trompes d'Eustache, qu'elle peut presque obstruer, créant ainsi chez le sujet une prédisposition fâcheuse aux otites chroniques, avec surdité ultérieure. Elle restreint la capacité de cette région supérieure du pharynx, qu'on appelle le *cavum*, par où passe l'air inspiré par les fosses nasales, d'où obstruction plus ou moins complète de celles-ci. C'est pourquoi l'adénoïdien — et c'est le premier signe qui doit attirer l'attention sur son état — respire uniquement par la bouche et ronfle bruyamment la nuit.

Et les conséquences de cet état de choses peuvent être assez graves. C'est d'abord l'existence permanente d'un foyer d'infection, entretenant un coryza chronique, et ravitaillant en germes nocifs le pharynx et les voies respiratoires, d'où la fréquence des angines, des rhumes et des bronchites, l'existence d'une toux coqueluchoïde, voire des crises de faux croup. C'est encore la création d'un mauvais état des voies digestives, où parviennent les mucosités infectées avalées par l'enfant, d'où troubles digestifs, signes d'entérite, apparence d'appendicite, amaigrissement, teint pâle.

Une des conséquences les plus sérieuses de cette insuffisance des premières voies aériennes est le retard apporté au développement de la cage thoracique de l'enfant à l'âge où sa croissance est continue. La respiration nasale étant en grande partie supprimée, l'air arrive en moins grande quantité dans les poumons, du moins par cette voie. Plus exactement, il y arrive trop facilement, par la bouche, sans exiger le petit effort des muscles des côtes, que nécessite l'aspiration par le nez. Aussi tout l'appareil thoracique reste-t-il dans un état minimum; le poumon lui-même ne se dilate jamais à fond, en l'absence de cet effort, et l'on a pu, sans exagération, voir là une condition favorable au développement de la tuberculose pulmonaire, quand le terrain est mauvais et le milieu suspect. Il est de fait qu'un certain nombre d'anciens adénoïdiens deviennent tuberculeux.

C'est pourquoi on a pu soutenir inversement que les végétations étaient elles-mêmes une manifestation de l'état scrofuleux, qui est, je vous l'ai dit, une forme larvée de tuberculose en puissance.

Le tout est de savoir si l'on ne prend pas ici l'effet pour la cause : car il est très naturel que l'amygdale pharyngée, placée où elle est, sur le passage de l'air inspiré par les voies nasales, recueille les poussières, les conserve et y trouve accidentellement des germes capables de développer une infection chronique chez n'importe quel enfant, y compris la tuberculose.

D'autre part, on a noté, en cette matière, une certaine prédisposition héréditaire, et aussi la fréquence des végétations chez les frères et les sœurs. A quoi on peut dire que l'hérédité porte ici sur une étroitesse particulière du cavum, devenant plus facilement obstrué par une amygdale pharyngée même normale. C'est à ce point de vue encore qu'on a pu parler, dans ce cas, d'hérédo-syphilis lointaine, cette maladie étant une grande cause de déformation de l'appareil osseux de la face.

Car un autre caractère de ces végétations est de coïncider souvent avec une déformation du squelette même du crâne dans cette région. Les fosses nasales, insuffisamment utilisées, prennent peu de développement : leur tunnel osseux reste étroit; le nez est mince et les narines petites : la voûte palatine, ne se développant pas en largeur, forme une ogive plus aplatie, en sorte que la mâchoire supérieure, moins développée que l'inférieure, juxtapose mal ses dents avec celles de cette dernière, d'où mastication défectueuse avec toutes les conséquences générales que celle-ci entraîne. Enfin, la bouche restant constamment ouverte, la mâchoire inférieure retombe, se place en retrait par rapport à la mâchoire supérieure fixe, laquelle présente alors une lèvre inactive, congestionnée par une circulation torpide, et d'apparence boursouflée. En même temps, toute la face paraît allongée par cette mâchoire tombante et cette bouche ouverte : l'ouverture des paupières en semble agrandie et donne au regard quelque chose de fixe et de morne.

Ainsi est constitué le « facies adénoïdien », tout à fait caractéristique pour un œil même peu exercé, et que les peintres anciens, Vélasquez par exemple, dans certains portraits merveilleusement fidèles, avaient figuré avec une exactitude frappante.

Cette apparence un peu stupide correspond d'ailleurs souvent, dans une certaine mesure, à la réalité. L'enfant adénoïdien subit un retard de développement, non seulement physique, — marqué par son thorax aplati, sa croissance retardée jusque dans sa taille, — mais aussi intellectuel. Il est inattentif et distrait : du reste, très souvent il entend mal, son oreille interne étant menacée d'obstruction vers l'orifice de la trompe, comme je l'ai dit tout à l'heure. Il est en état d'intoxication digestive permanente, ai-je dit également. Enfin, il dort mal ; il ronfle, respirant par la bouche, qui se dessèche pendant la nuit. Il a des cauchemars ; le sommeil n'est pas réparateur, et ce sont là des conditions fâcheuses pour l'intégrité des fonctions cérébrales d'un écolier pendant la journée.

Je suis entré un peu longuement dans ces détails sur les caractères extérieurs visibles de l'adénoïdien, parce que ce qui importe ici, pour le public, c'est d'avoir l'attention éveillée de bonne heure sur un ensemble de symptômes qui peuvent passer inaperçus dans la famille, où l'on s'habitue peu à peu à l'aspect de l'enfant, sans plus le remarquer, ce qui fait que le médecin, qui établirait le diagnostic d'un coup d'œil, est rarement consulté à ce propos. En fait, tout enfant qui ronfle, qui dort la bouche ouverte, qui prend facilement rhumes et angines, qui est retardé dans sa croissance et *en même temps* reste inattentif, paresseux, d'humeur versatile, morose ou excité alternativement sans raison, doit être tenu pour suspect à ce point de vue et conduit au spécialiste.

Il y a cependant des « faux adénoïdiens » qui peuvent présenter une partie de ces symptômes, pour des raisons diverses : mais l'examen direct du cavum par un index expérimenté tranchera immédiatement la question. En cas d'erreur, il n'y a pas grand mal. En cas d'oubli de cette recherche, on expose l'enfant aux graves inconvénients que j'ai relatés.

Le diagnostic confirmé, le traitement appartient au spécialiste qui, selon la gravité du cas, se contentera de lavages antiseptiques ou d'applications de topiques désinfectants ou, plus souvent, procédera à l'ablation pure et simple des végétations avec la pince ou avec la curette.

L'opération est simple, facile pour un praticien exercé et n'offre réellement aucun danger : elle immobilise tout au plus l'enfant pendant quelques jours. Exceptionnellement elle peut exposer à une hémorragie, que l'on peut prévoir si l'enfant est, par hasard, hémophile, et que l'on peut prévenir alors par les injections préalables de sérum de cheval, ou combattre, si elle se produit, par un tamponnement approprié.

Elle se fait à domicile, sous l'anesthésie légère au bromure ou au chlorure d'éthyle, — je dis légère, parce que, trop complète, elle paralyserait le réflexe laryngé et laisserait pénétrer dans les voies respiratoires le sang et les végétations excisées, que l'enfant doit rejeter en crachant ou simplement avaler, ce qui n'offre aucun inconvénient.

On la pratique, quand on a le choix de l'heure, hors de la mauvaise saison, où l'enfant adénoïdien est souvent enrhumé, donc en état d'infection, et cette infection, excitée par le traumatisme, pourrait précipiter l'inflammation de l'oreille et faire apparaître l'otite. Il est, d'ailleurs, toujours prudent, pendant quelques jours avant l'opération, de procéder préventivement à une désinfection du futur terrain opératoire par des irrigations nasales antiseptiques ou des introductions profondes, par le nez et la gorge, de glycérine resorcinée ou de bleu de méthylène jusqu'au niveau du groupe de végétations. On se met ainsi plus sûrement à l'abri d'un réveil, par le traumatisme opératoire, d'une infection latente, et surtout de sa propagation vers l'oreille, éventualité qu'on doit toujours avoir présente à l'esprit et qui est la seule complication sérieuse possible de cette petite intervention.

L'âge le plus favorable est vers quatre ou cinq ans, bien qu'il ne faille pas hésiter à intervenir chez un nouveau-né qui ronfle, ne respire pas par le nez et, conséquemment, s'allaite mal et dépérit. Sauf cette indication d'urgence, l'opération, trop précoce, risque d'être incomplète et de laisser place à une récidive nécessitant plus tard une intervention nouvelle. Pratiquée trop tard, elle ne peut plus remédier aux déformations, déjà acquises, du squelette de la face.

Il est indispensable de la compléter dans la suite par une gymnastique respiratoire méthodique, qui réparera le retard apporté au développement de la cage thoracique et de l'appareil pulmonaire, — et par une cure du lymphatisme créé à la faveur de l'état adénoïdien, au moyen de préparations iodées et arsenicales, de l'huile de foie de morue, et surtout, si possible, du séjour à la mer.

MAUX D'OREILLES

Je n'ai pas la prétention de traiter ici, en quelques lignes, la question tout entière des otites. Je veux m'en tenir, pour le moment, aux complications des infections angineuses, grippales et autres, atteignant les oreilles, et auxquelles j'ai fait, dans les pages précédentes, quelques allusions qui méritent maintenant d'être précisées.

Il est de notion très banale que les inflammations, les infections plutôt — car c'est tout un — des premières voies d'accès de l'air en notre individu, inévitablement contaminées, d'une façon continue, par les poussières atmosphériques, que ces infections, dis-je, atteignant les fosses nasales, les sinus voisins, la région supérieure du pharynx, s'étendent aussi, très facilement, à ces autres annexes qui s'appellent les oreilles. Après la scarlatine, après la rougeole, l'otite est une complication des plus fréquentes : après la grippe encore davantage, peut-être.

Le passage des germes infectant l'arrière cavité des fosses nasales vers l'intérieur de l'oreille — l'oreille interne — est, en effet, extrêmement facile. La cavité de la *caisse*, — que ferme à l'extérieur la membrane du tympan, au fond du conduit auditif de l'oreille externe, et qui loge la chaînette transversale des osselets, — est en communication avec le haut pharynx, et par conséquent avec l'air, juste en face du débouché intérieur de la narine dans cette région, par un étroit canal de 4 centimètres de long, qui s'appelle la trompe d'Eustache. Ce canal admet le passage d'une petite sonde d'un millimètre de diamètre, et est tapissé d'une fine muqueuse qui continue celle du haut pharynx.

Cette communication de la caisse du tympan avec l'extérieur est nécessaire, pour que le tympan vibre sous les ondes sonores, en engendre d'autres dans la caisse, et que ces dernières se transmettent au nerf acoustique, puis de là au cerveau qui interprète son impression sous forme de sons, — aussi nécessaire, dis-je, que le trou percé sur le côté de la caisse d'un tambour; bouchez ce trou et le tambour ne résonnera plus que comme une planche. Le mécanisme est ici tout à fait comparable. Si notre trompe d'Eustache se bouche, par exemple quand un fâcheux coryza fait gonfler la muqueuse du nez, puis celle du haut pharynx, puis celle de la trompe, ce gonflement ici obstrue le canal, qui est comme comblé, et la caisse ne transmet plus aussi bien les vibrations sonores qui viennent frapper le tympan. Il en résulte un véritable assourdissement temporaire que connaissent bien tous les enrhumés.

C'est cette voie que suivent les microbes émigrés de l'arrière cavité des fosses nasales et cherchant à mal faire. Sur leur passage, l'inflammation se déclare progressivement. C'est d'abord le « catarrhe de la trompe », bénin au début et dont on peut ne même pas s'apercevoir, — sauf par l'assourdissement léger dont je viens de parler. Puis, c'est l'inflammation de la caisse du tympan, simple catarrhe d'abord, plus tard infection de l'oreille moyenne, avec production de pus si le mal s'accentue : « l'otite moyenne aiguë » est alors constituée. Le malheur est que ce pus reste forcément enfermé dans la caisse, car il est trop épais pour s'évacuer par la trompe enflammée, ainsi qu'il peut arriver pour le liquide assez fluide du simple catarrhe au début. Pour ce dernier, il est possible d'aider à son issue en faisant passer adroitement dans la trompe des sondes très fines qui, après l'évacuation du liquide catarrhal, servent à seringuer un liquide antiseptique avec lequel on peut encore éteindre le foyer sur place. C'est ainsi qu'on arrive parfois à guérir des otites catarrhales légères en s'y prenant à leur début.

Mais s'il se forme du pus, dont l'évacuation, ai-je dit, n'est plus possible par cette voie, le cas devient immédiatement beaucoup plus sérieux. Augmentant sans cesse en quantité et en pression, il lui faut trouver une issue. La plus simple s'obtient pour lui en usant à l'intérieur, jusqu'à ce qu'elle crève en un point, la membrane du tympan, et en se vidant par le trou, comme cela se passe pour un abcès quelconque : c'est là l'origine des écoulements d'oreille.

Si le tympan résiste, si le médecin n'intervient pas à temps en le crevant au plus vite, — car, au fond, c'est bien d'un véritable abcès qu'il s'agit, — la situation se complique gravement. Le pus, cherchant toujours une issue, en trouve une dans un petit trou qui fait communiquer l'oreille interne avec le réseau des logettes creusées à l'intérieur de cette saillie osseuse, placée en arrière et en dessous du pavillon de l'oreille, et qu'on appelle l'apophyse *mastoïde*, parce qu'elle offre un peu, sur le squelette du crâne, l'aspect d'un mamelon. Ces logettes sont les cellules

mastoïdiennes. Le pus y apporte avec lui l'inflammation : c'est alors la *mastoïdite*. Mais il s'y trouve
mieux enfermé encore que dans l'oreille moyenne,
où l'éclatement spontané ou l'ouverture artificielle
de la membrane du tympan suffisait à le libérer. Là,
toutes les parois sont de nature osseuse. Il faut que
le chirurgien intervienne, creuse l'os, en trépanant
l'apophyse mastoïde, sinon le pus, toujours sous
pression, poursuit son chemin dans cette voie et
trouve une issue vers l'intérieur de la cavité même
du crâne, qui est toute proche, à peine isolée par des
organes très délicats et faciles à bousculer. Alors
c'est le pus arrivant à la base du cerveau ; c'est la
méningite suppurée et la mort. L'histoire s'arrête là.

On voit donc tout de suite, par la description de
ces étapes successives, que l'art du spécialiste doit
intervenir ici avec beaucoup de décision et d'opportunité, dès qu'il est certain que du pus existe dans
l'oreille moyenne, dans la caisse, comme l'on dit.
Il n'y a pas de temps à perdre en hésitations. Quand
l'otite éclate, avec des douleurs violentes, s'exaspé-
rant la nuit, avec une fièvre plus ou moins vive,
quand, en un mot, la présence du pus ne fait plus
aucun doute, il faut renoncer immédiatement aux
applications chaudes, à tous les petits remèdes employés tant qu'on a pu croire que l'inflammation
pouvait encore s'arrêter en route. Il faut inciser
franchement la membrane du tympan. Si elle s'est
crevée d'elle-même et que la fièvre et la douleur
continuent, le médecin élargira au besoin l'orifice
formé, pour que le pus s'écoule plus librement, et
désinfectera la caisse, désormais ouverte, à l'aide
d'aspirations évacuatrices au moyen d'une petite

sonde et d'une seringue, de lavages antiseptiques, d'instillations de glycérine phéniquée, d'insufflations d'acide borique en poudre, etc...

Préalablement, on aura cherché du moins à calmer les douleurs de l'otite en formation — qui sont très vives, s'étendant au nerf facial et par là jusqu'aux gencives — par les procédés que je viens de mentionner, c'est-à-dire, des bains d'oreille, des instillations d'huile laudanisée ou très légèrement chloroformée, et surtout des applications humides très chaudes sous taffetas imperméable.

Avant tout, répétons-le, il ne faut pas que le pus reste emprisonné et gagne les cellules mastoïdiennes. Là, une trépanation opportune, comme je l'ai dit, peut encore lui donner issue : un bon drainage, une désinfection prolongée éteindront l'inflammation sur place. C'est une opération délicate, exposant quelquefois à des hémorragies en nappe, qu'on ne peut guère combattre que par un tamponnement vigoureux, exposant aussi, en raison des rapports anatomiques, à la blessure du nerf facial, qui traverse justement cette région en sortant du crâne. Elle exige donc un spécialiste très expérimenté. Mais, l'heure venue, son opportunité ne doit pas être discutée une minute; car si l'on intervient trop tard, c'est la phlébite des sinus veineux voisins, parfois même de la veine jugulaire : c'est la méningite sans recours, et presque fatalement la mort.

Au total, il s'agit d'une infection de la totalité de l'appareil auditif, qui peut donc être très grave, mais que le chirurgien ordinairement arrive à conjurer s'il intervient à temps. C'est à quoi doit toujours penser l'entourage du malade, surtout pour les enfants, chez qui l'infection chemine rapidement et qui décrivent mal leur état. Mieux vaut un tympan ou une mastoïde ouverts par précaution et de bonne heure, prématurément peut-être, que les gros risques qu'entraîne la tergiversation. Tout cela s'arrange après.

Mais il faut retenir aussi que la suppuration, même et surtout en cas d'ouverture spontanée, peut ne se tarir ensuite que lentement, ronger les osselets et la paroi même de la caisse : c'est alors l'otite moyenne chronique, qui réclame les soins minutieux du spécialiste, et qu'il ne faut pas négliger : car le trou du tympan peut se boucher de nouveau et l'état aigu reparaître, aussi grave que la première fois.

La guérison complète s'observe, d'ailleurs, le plus souvent, mais laissant après elle, presque toujours, une acuité auditive plus ou moins diminuée. Il arrive parfois que le trou fait dans le tympan reste définitivement ouvert, ce qui compromet toujours l'audition. On parvient à y remédier en partie en fabriquant un tympan artificiel, c'est-à-dire en recouvrant l'orifice au moyen d'une fausse membrane élastique faite avec du collodion ou même du simple blanc d'œuf desséché, membrane qu'on renouvelle aussi souvent qu'il est nécessaire.

En résumé, on se méfiera de toute douleur d'oreille un peu tenace, surtout s'il y a état fébrile, au cours ou à la suite de la grippe, de la rougeole, de la scarlatine, et appeler aussitôt le médecin. Ne pas confondre toutefois cet état avec les douleurs issues d'une périostite dentaire, douleurs s'étendant par propagation jusqu'à la région de l'oreille : ceci regarde le dentiste.

Ne pas confondre non plus — et ceci est assez fréquent — avec les douleurs d'oreille, parfois atroces, mais à peu près sans fièvre, que provoque un petit furoncle poussé à l'intérieur du conduit auditif, soit que le sujet soit en état de furonculose, soit qu'il se soit infecté en cette région en enfonçant dans le conduit, pour se gratter, un doigt ou un objet malpropre. Ce petit furoncle cause des douleurs abominables, jusqu'à ce qu'il soit crevé, ce qui demande quelquefois plusieurs jours (lavages à l'eau phéniquée très chaude, instillations d'huile phéniquée chaude) ou jusqu'à ce que le spécialiste, consulté, l'ait découvert avec son tube et simplement incisé : alors tout s'apaise comme par enchantement.

L'HYGIÈNE DE L'ESTOMAC

Brillat-Savarin, lui-même, convient qu'il serait regrettable que nous fissions « un dieu » de notre ventre, et que « s'il faut manger pour vivre, il ne faut pas vivre pour manger ». Ainsi, d'ailleurs, s'exprimait déjà Harpagon, qui pensait surtout, en cela, à la vie chère. Celle-ci ne le fût-elle pas — et elle l'est! — votre meilleur ami, l'hygiéniste, ne parlerait pas autrement que le personnage de Molière.

Sans doute, il paraît légitime de donner quelques satisfactions à ce bon serviteur, — c'est l'estomac que je veux dire — si précieux, si indispensable, qui peut nous procurer, en somme, des joies non méprisables, mais aussi, ajoutons-le, — car c'est par là seulement qu'il peut faire figure de divinité, — qui peut devenir très méchant quand on l'offense.

Satisfactions? C'est bientôt dit. Au fond, c'est de la littérature, et de la pire. O littérature, objet charmant, que de bêtises on édicte en ton nom, quand il s'agit d'hygiène! Ici, elle mêle tous les mots. On dit « avoir de l'estomac » pour parler de courage, comme on dit « avoir mal au cœur » pour signifier des nausées. Ce que nous nous imaginons être des satisfactions pour l'estomac, quand nous lui envoyons un fin « gueuleton », n'est encore, à partir de l'apaisement élémentaire de la faim — qui ne justifie pas tous les moyens — qu'une appellation née d'une nouvelle confusion du langage. Nous avons satisfait notre sens du *goût*, qui siège vers la langue, et quant au bien-être qui succède à un bon repas, c'est l'affaire du système nerveux et de la pression sanguine : c'est le résultat du vin, du café, des liqueurs et des conversations des convives, la « chaleur communicative des banquets », disait un ministre. Il n'y faudrait pas voir la « joie » de l'estomac, obligé, à ce moment, tout au contraire, de travailler dur. Autant dire qu'on a donné du bonheur à son automobile en lui faisant « bouffer des kilomètres ».

Et pour entrer, sans plus tarder, dans le vif de mon sujet, je vous dirai d'abord qu'il faut nous méfier de cette idée que tout ce qui nous fait plaisir à manger est bon pour l'estomac. C'est même assez souvent le contraire. Notre instinct, que nous avons perverti par nos inventions, nous sert moins bien ici que nos frères inférieurs — notre frère le chien et notre sœur la colombe, comme disait le doux François d'Assise. Aimer un plat avec prédilection, cela porte facilement à en manger trop souvent, et, chez les dévergondés, à « s'en fourrer jusque-là ». Et comme il s'agit le plus souvent de préparations culinaires habiles, plutôt que de produits simples, l'estomac, après une période de tolérance et un essai loyal d'adaptation, finit par se fâcher. Vous avez remarqué certainement que sur toute ordonnance de régime donnée par un médecin à un dyspeptique, celui-ci trouve précisément, à l'article des interdictions, presque tout ce qu'il préfère. Rien de tout cela n'est peut-être mauvais en soi : mais il y a eu l'abus, qui a amené la fatigue.

Au fond, le bonheur de l'estomac paraît être, comme pour tant de travailleurs conscients et organisés d'aujourd'hui, dans la pratique du moindre effort. Comme pour les gens, il y a des estomacs naturellement courageux, il en est de fainéants, il en est de capricieux, et il serait imprudent de pousser la manie de l'égalitarisme jusqu'à réclamer pour notre règle ce qui réussit au voisin, et inversement. Les exceptions sont toujours des exemples pernicieux.

Bref, chaque estomac trouve, à un point variable, la limite de ses forces. Il nous le fait alors savoir, trop discrètement d'abord. Nous n'écoutons pas sa voix, même si elle devient claire, parce qu'alors elle nous importune, et il nous arrive de la mépriser, ce dont il ne faut pas nous étonner d'être un jour punis.

La première règle du sage, et même de l'égoïste intelligent, doit être de ménager les forces et les goûts *vrais* de ce bon serviteur, et de ne pas nous imaginer que nous lui faisons plaisir quand nous nous en faisons à nous-mêmes.

Or, il aime d'abord la régularité. Convenez avec lui d'un horaire : il l'acceptera facilement, mais n'en changez plus à tout propos. Dérangé à l'improviste, à l'heure où il a droit au repos, ou quand il n'a pas encore terminé son travail précédent, il se décourage et lâche tout. Ceci est la condamnation des grands goûters, des soupers, sauf s'ils sont exceptionnels et rachetés par la suppression franche du repas suivant.

Il aime que son travail lui soit préparé avec conscience, en un mot qu'on lui mâche sa besogne, et jamais l'expression n'a été plus juste. Une bonne, lente et soigneuse mastication est le prélude nécessaire d'un travail stomacal rapide et efficace, grâce à la fragmentation des aliments, d'abord, et aussi grâce à l'insalivation exacte des féculents, — qui est leur mode particulier de digestion, — faute de quoi ceux-ci s'altèrent dans le milieu gastrique, s'y aigrissent sous forme de fermentation acides, parfois avec production de gaz, fermentations que l'on trouve à l'origine d'un très grand nombre de dyspepsies. Conclusions : ne jamais avaler les féculents d'un trait, sous prétexte qu'ils sont mous et n'ont pas besoin d'être mâchés ; mastiquer le pain, surtout la mie, mastiquer même les bouillies et les purées. Si le pain grillé, mangé avec les purées, rend ici tant de services, c'est qu'il oblige à les mastiquer. Si vos dents sont mauvaises, faites-les réparer ; si elles sont irréparables, ou absentes en trop grand nombre, payez-vous en des neuves.

La *tachyphagie*, qui est le défaut de manger trop vite, est le procédé le plus sûr pour détraquer, à plus ou moins brève échéance, et parfois très gravement, toutes nos fonctions digestives. Elle date souvent de l'enfance, où l'on n'y prend pas assez garde. A ce point de vue, il faut regretter que, dans nos collèges, on ait renoncé à la lecture faite au réfectoire. Elle était fastidieuse sans doute, mais permettait aux enfants une mastication lente et silencieuse comme celle des paysans. Aujourd'hui, l'heure du repas, pour les collégiens, est presque une récréation, où ils bavardent et s'ébattent en mâchant à la diable. Beaucoup prennent là le germe de dyspepsies dont ils souffriront toute leur vie.

L'estomac veut du travail rapidement exécuté, et n'aime pas qu'on lui envoie des gêneurs, c'est-à-dire des ingrédients, alimentaires ou médicamenteux, qui paralysent ou son action musculaire — les glaces, les boissons trop abondantes, les crudités, — ou sa sécrétion digestive, les graisses cuites (sauces, fritures), le tanin, le vin pur ou les apéritifs pris à jeun, le thé trop fort, l'alcool, etc. On peut encore user de tout cela de temps en temps : l'estomac est bon diable et nous pardonne volontiers quelques écarts : mais il se fâche si l'on abuse de sa patience, avec un régime persistant où dominent régulièrement toutes ces choses qui lui sont désagréables ou qui du moins réclament de lui un surcroît d'effort trop souvent renouvelé.

Et puis il s'indigne des coups de fouet, des stimulants maladroits, à lui imposés par des gens qui ne veulent pas comprendre que la diminution de l'appétit est une invitation discrète à la modération, et qui veulent le faire marcher quand même, lorsqu'il est fatigué, à coups d'épices : sel, poivre, vinaigre, moutarde, piment, currie. Il fournit alors un nouvel effort, comme un cheval vaillant sous les coups. Il proteste, par l'intermédiaire des réflexes nerveux, qui font fleurir de rose les museaux délicats et éclore un peu partout des taches d'eczémas. Si vous vous entêtez à ne pas comprendre, il lâche pied : il ne se contracte plus que mollement et incomplètement. Les résidus alimentaires stagnent, d'un repas à l'autre, fermentent, développent des gaz qui vous remontent à la gorge ou s'enfuient honteusement par ailleurs, ou des acides qui vous brûlent. Les albuminoïdes, *surdigérés* dans cette longue stagnation, se changent en produits toxiques, que l'intestin absorbera, et qui vous procureront des migraines, puis de l'hypertension sanguine permanente, puis de l'artériosclérose, avec toutes ses conséquences. Et je ne parle pas des troubles engendrés, en passant, du côté de l'intestin et du foie.

Avoir un estomac qui se vide bien et se repose entre les repas, tout le secret du traitement de la plupart des dyspepsies est là. Le lavage de l'estomac, qui fit des miracles, il y a 50 ans, n'agissait pas autrement. La diète, les boissons chaudes font de même, plus simplement, et aussi le choix de notre régime alimentaire journalier.

Car les aliments que je viens de vous signaler comme un peu suspects, je ne veux nullement les condamner d'une façon absolue. Moi, proscrire les fins ragoûts mijotés à la française, les frites et les beignets croustillants, les jolis crus de notre terroir français? Jamais de la vie! Mais je vous les signale, et c'est mon devoir, comme exigeant de votre estomac un certain surcroît de travail, sans dommage s'il est momentané, dangereux si, par la répétition continue de cet effort supplémentaire, par votre insistance à choisir précisément chaque jour les plats qui imposeront cet effort, vous risquez de fatiguer la patience de l'organe et de le conduire à l'inertie et aux protestations.

Si vous vous apercevez à temps de votre erreur, — vous ou votre médecin — vous pouvez encore en enrayer les effets, lorsque le mal n'est pas trop ancien, ni vos tissus trop usés, ni votre âge arrivé à la période où il ne faut plus compter sur les réparations spontanées. Vous écarterez momentanément de votre régime ces aliments, peut-être agréables pour vous, mais qui ont abusé de la patience de votre viscère. Vous ranimerez ses contractions amorties, à l'aide de boissons très chaudes, mais peu abondantes, par l'emploi discret de teinture de noix vomique ou d'ipéca à doses minimes (10 à 20 gouttes) : vous réveillerez ses sécrétions languissantes, au moyen du bicarbonate de soude ou même d'une cure thermale. Vous vous étendrez après les repas pendant une demi-heure, et vous vous efforcerez à ne pas le distraire de sa besogne par un travail physique, ou même intellectuel, trop actif. Un sac d'eau chaude, placé sur la peau, au lieu dit le « creux de l'estomac », favorisera les contractions de l'organe. Quelques paquets de poudres alcalines (bicarbonate de soude, hydrate de magnésie, craie, sous carbonate de bismuth, en proportions égales) calmeront les aigreurs et même les douleurs de l'hyperchlorhydrie précoce et des fermentations acides tardives.

Si le mal est plus grave, vous vous imposerez une cure lactée ou végétarienne.

Une fois guéris, profitez de l'avertissement et redevenez sages. N'insistez plus sur les plats mis à l'index. Mangez de tout à nouveau, mais avec modération.

Car la sagesse, ici comme ailleurs, la sagesse, gardienne de notre santé et physique et morale, tient toujours dans ce même principe : la modération, la résistance aux impulsions passionnelles, l'acceptation d'une règle faite à la mesure de nos moyens.

✱✱

Maintenant que je vous ai mis en garde contre vos imprudences, comme mon rôle l'exige, n'allez pas tomber dans un excès contraire, ni vous imaginer que le médecin proscrit toujours, par principe, les plaisirs de la table : vous me citeriez trop facilement quelque exemple emprunté à notre propre confrérie. Sans doute, dans les ordres religieux où l'extrême sobriété demeure une règle rigoureusement appliquée, on vit très vieux et à l'abri de toutes les maladies de la nutrition. Il est cependant tout à fait loisible d'adopter, si l'on n'est pas disposé à considérer la vie comme un simple temps d'épreuve, en souvenir de la gourmandise de notre mère Ève, un mode d'existence moins sévère, parfaitement compatible avec une bonne santé. Il ne vous est demandé, pour cela, qu'un peu de prudence.

Le gourmet, le gourmand, le glouton sont trois termes que notre admirable langue française a parfaitement su classer séparément. Le gourmet ménage son plaisir, en vrai dilettante. Il sait choisir et n'abuse jamais, parce qu'il tient à rester en forme. Le gourmand ne sait pas se modérer sur ce qui lui plaît fort, et, un jour ou l'autre, il se voit interdire, par son médecin, je vous l'ai dit, précisément les choses dont il a abusé. Le glouton dévore tout, et hormis quelques natures tout à fait exceptionnelles, qui servent malheureusement de très mauvais exemples pour les sujets moins bien doués dans leur constitution, il compromet vite ses fonctions digestives pour le reste de ses jours, grâce à une mastication insuffisante, au surmenage de son foie, et à la déformation de son estomac, distendu, affaissé, finalement décroché, comme le dit l'expression populaire, qui ne se doute pas de sa justesse. Les gros mangeurs ne vivent pas vieux, s'ils ne se corrigent pas à temps. J'en connais même à qui une dyspepsie opportune, les condamnant aux restrictions, a tout bonnement sauvé la vie.

La cause de la fatigue de nos organes digestifs, comme toutes nos fatigues, provient avant tout de ce que nous ne savons pas nous reposer à temps. Au lendemain d'un « gueuleton » exceptionnel, il faut savoir se contenter d'un menu très léger. Après une période entière consacrée, dans les entraînements de notre genre de vie, à ce genre de distractions, inoffensives quand elles sont isolées, c'est le repos complet qu'il faut avoir la sagesse de pratiquer, c'est-à-dire le jeûne, dont je ne me lasserai pas de vous dire les vertus, et qui seul permettait à nos pères de rester en belle santé, malgré les menus pantagruéliques que l'histoire nous a conservés, en omettant d'ajouter qu'ils étaient suivis d'une diète parfaite le lendemain. Et vous n'ignorez pas qu'en ce temps-là, les médecins purgeaient et saignaient à tout propos, ce qui était le meilleur moyen de combattre et même de prévenir la pléthore. C'est même précisément parce que les excès gastronomiques étaient alors si répandus que ces deux médications étaient si souvent à l'ordre du jour. Ajoutez que les pratiques religieuses étaient beaucoup plus sévères et beaucoup plus suivies, qu'on jeûnait ou faisait abstinence le vendredi, le samedi, les Quatre-Temps, la veille de toutes les fêtes, et tout le carême. C'est un peu à la suppression de tout cela, — je veux dire à la suppression de tous ces palliatifs d'excès digestifs que nous avons conservés, en oubliant leur contre-poison, — que nous devons le nombre certainement plus considérable qu'autrefois, constaté aujourd'hui, d'estomacs délabrés, d'entérites, de foies et de reins malades, de diabète et de goutte.

Et c'est pourquoi je ne me lasse pas, ici, de vous répéter que les secrets de la bonne santé restent la modération à l'état normal et le repos après une fatigue exceptionnelle : la vieille loi des moyennes, qui est celle de l'équilibre, fondement même de tout l'univers.

Traduisons tout ceci en conseils pratiques.

Je suppose, tout d'abord, qu'au cours de ces repas copieux vous vous êtes comporté correctement et n'avez pas négligé certaines précautions. Vous avez mangé lentement, en mastiquant avec soin chaque bouchée — ce qui en rend du reste le goût meilleur. Vous avez bu très modérément au cours du repas, par petites gorgées, en songeant plutôt à savourer les vins précieux, qu'on vous offre très judicieusement dans de plus petits verres, ou en ne cherchant qu'à vous rincer la bouche pour changer le goût des mets entre chaque service. Les malins, dans les grands dîners, ne boivent que le vin des petits verres, terminent par deux larges tasses de café et avalent un grand verre d'eau au moins une heure plus tard. Après quoi, ils rentrent chez eux à pied, si le temps le permet, pour aider à la digestion, qu'un préalable séjour dans un bon fauteuil a bien amorcée. Et cela pour faciliter, par un peu d'exercice, le travail de l'intestin, dont l'heure est venue, et pour ne pas se coucher trop tôt, ce qui les exposerait à des cauchemars ou à un réveil au milieu de la nuit. Car c'est alors l'heure du foie, et tout démontre qu'il n'aime pas beaucoup qu'on se couche en sortant de table lorsqu'il a un gros travail à effectuer.

Je suppose maintenant que vous n'avez suivi aucun de ces bons conseils, que votre digestion a été laborieuse, votre sommeil lourd ou entrecoupé, que vous avez conséquemment, au matin, un goût de fiel dans la bouche — ah! ce foie! — ou même que celle-ci vous laisse une impression que des connaisseurs ont comparée à celle du pavage en bois. Alors, devenez sage. Repoussez résolument le petit déjeuner qu'on vous apporte. Remplacez-le, car vous avez soif, par une large tasse de café ou de thé très léger, ou mieux encore par un verre d'eau de Vichy chaude, offert à votre foie en expiation. A midi, déjeuner de légumes et de fruits, sans vin, et, le soir, vous pourrez retourner à un bon dîner si vos engagements vous l'imposent. Après les fêtes, procédez aux réparations : faites jeûne pendant toute une journée, et si vous voulez tout à fait imiter la sagesse de nos pères, allez-y d'une petite purge.

Ce que j'appelle le jeûne, ce n'est — que les personnes pieuses veuillent bien m'en excuser, — ni le jeûne, ni l'abstinence selon les prescriptions ecclésiastiques actuelles, vraiment trop édulcorées ; c'est l'abstention totale de viande, d'œufs, de lait, de fromage, de poissons, de crustacés, de vin, de liqueurs. Cela veut dire que vous vous abstiendrez de toute albumine animale, pour laisser votre foie en repos, et d'alcool aussi, pour la même raison. Par contre, je vous recommande les fruits crus de toute espèces : pommes, poires, raisins, oranges, qui, par leurs vitamines, constituent le meilleur et le plus agréable des dépuratifs. Comme boisson, thé léger, très chaud et bien sucré, ou, mieux encore, citronade chaude. Cela vous fournira du citrate de soude, excellent pour diluer la viscosité de votre sang.

Par ce système de corrections appropriées, d'équilibre sagement rétabli à propos, vous pourrez conserver longtemps un bon estomac sans trop gravement modifier les conditions ordinaires de votre existence, ce qui est tout de même à considérer. Vous appliquerez, en un mot, la règle des « moyennes ». Si vous avez un peu trop mangé un jour, diminuez d'autant votre ration du lendemain ; si vous avez consommé des mets de digestion difficile, mettez votre estomac au repos avec une alimentation très légère. Tout le mal vient de ce que nous négligeons trop souvent ce principe d'élémentaire sagesse.

QUAND ET COMMENT IL FAUT BOIRE

Je crois utile de revenir sur la question des boissons, non quant à leur nature, ce qui m'entraînerait trop loin pour le moment, mais quand à leur mode d'ingestion, car c'est là un des chapitres les plus importants de l'hygiène digestive.

En règle générale, nous buvons aux repas pour nous rincer le gosier, pour aider nos aliments à progresser vers l'estomac, et, hors des repas, quand nous avons soif. Le reste n'est que pur agrément ou perversion.

Nous perdons chaque jour, par la respiration, la transpiration et les déjections, environ deux litres et demi d'eau. C'est cette quantité seule qu'il nous faut restituer à l'organisme.

Mais nos aliments, même les plus secs, renferment toujours une forte proportion d'eau. On peut donc fixer à un litre, un litre et demi au plus, notre ration liquide normale.

Si nous restons au-dessous, comme le font inconsidérément quelques personnes qui veulent maigrir à tout prix, nous risquons de troubler — et parfois d'une façon définitive, si ces imprudences sont trop prolongées — les fonctions de notre rein, chargé alors d'éliminer des solutions trop concentrées.

Quand nous dépassons cette quantité, quand

nous cédons à une soif ardente, par les chaleurs de l'été, ou pour avoir fait un repas trop épicé, la sueur et les urines se chargent d'éliminer le trop plein. Si elles s'y prêtent insuffisamment, soit que la température n'excite pas notre peau à la sudation, soit que le rein soit insuffisant — souvent parce que nous abusons des aliments salés, — une partie de cette eau se fixe dans nos tissus, surtout dans le tissu cellulaire sous-cutané, et c'est là un important facteur d'engraissement que les éleveurs habiles savent très bien mettre à profit.

Il faut boire dès le matin, pour laver notre rein, qui, pendant le sommeil, en l'absence de l'action carburante de l'exercice musculaire, se trouve avoir à éliminer plus d'éléments toxiques : et puis il faut relever notre tension sanguine, toujours plus basse au réveil. Un grand verre d'eau froide pris à jeun, dès le réveil, est souvent un bon préventif de la constipation habituelle. Nous pourrons, une demi-heure après, prendre un petit déjeuner, plutôt épais, avec le minimum de boisson, qui sera ainsi digéré plus vite.

Aux repas, il convient de boire peu. Trop de liquide dilue le suc gastrique et ralentit son action. On boira, par gorgées, un peu de vin pur ou presque pur, ou, si l'on prend de l'eau, on la gardera un instant dans la bouche et le gosier avant de l'avaler. ce qui nettoie la bouche et désaltère tout autant que les grandes lampées; faute de cette précaution, les buveurs d'eau boivent en général beaucoup trop et se font engraisser.

A la fin du repas, une infusion chaude intervient utilement, pour aider à la digestion. Il est excellent de boire encore une heure après, surtout si l'on a eu la sagesse de peu boire à table. On aide ainsi au travail du foie, à ce moment en pleine activité, et l'on prévient l'excès de viscosité sanguine qui suit toujours le repas.

On arrive plus aisément à supporter la restriction des boissons à table, si l'on absorbe, une demi-heure auparavant, un grand verre d'eau, alcaline de préférence. Surtout, pas de boissons alcooliques ; le soi-disant « apéritif » est une grave erreur hygiénique — et, hélas, sociale !

Hors des repas, il n'est point si mauvais de boire qu'on le prétend. C'est une vieille légende créée à propos des enfants, qui ont soif quand ils se sont donné trop de mouvements, en été, et qui réclament alors une boisson fraîche, fâcheuse pour leur intestin...

Seulement, il faut boire alors par petites quantités à la fois, et plutôt des boissons chaudes ou du moins pas trop froides. Le grand verre pris ainsi d'une lampée est absorbé presque aussitôt, élève brusquement la tension sanguine et fatigue le cœur droit. C'est un point auquel les cardiaques, en particulier, doivent prêter une grande attention. Les traités de pathologie allemands décrivent une lésion spéciale du cœur qu'on observe surtout en Bavière ; c'est le *Bierherz*, le cœur des buveurs de bière, caractérisé par une dilatation du ventricule droit. C'est la maladie des étudiants qui, au cours de leurs *Kommers*, avec défis et paris quant à la quantité de bière que chacun sera capable de boire au commandement, absorbent des quantités de liquide fabuleuses, liquide qui, surtout pris à jeun, traverse très rapidement les voies digestives et arrive en masse au cœur. Cette maladie, si stupidement contractée, peut entraîner une lésion cardiaque définitive, qui abrège les jours de son titulaire. Je ne la cite ici que pour rappeler à la prudence les personnes qui ne croient pas mal faire en absorbant de grands verres d'eau ou de bière, d'un seul coup, dans la journée, quand elles ont très soif, les diabétiques par exemple, que leur polyurie habituelle altère souvent prodigieusement. Je vous ai dit plus haut qu'un peu d'antipyrine, en diminuant l'excrétion urinaire, aide beaucoup à calmer cette soif, à moins qu'une sudation excessive ne vienne ici jouer le rôle du rein.

Pour finir, je dois vous mettre en garde contre l'usage, si répandu, des eaux gazeuses ou minérales prises pendant le repas. N'écoutez pas, sur ce sujet, les suggestions intéressées des marchands, qui cherchent à tirer parti de leur eau hors de la saison thermale. Les eaux purement gazeuses, dès que leur gaz se dégage, provoquent une dilatation brusque de l'estomac : c'est un coup de fouet, évidemment, qui met en jeu sa contractibilité, mais après lequel il lui faut se reposer. Les eaux alcalines, en produisant du gaz acide carbonique, ont naturellement les mêmes effets, avec cette aggravation qu'elles neutralisent, au cours du repas, une partie du suc gastrique qui, à ce moment là, doit demeurer acide. Les eaux vantées contre la goutte et l'arthritisme, en général silicatées, alourdissent la digestion. Quant à les mêler au vin, c'est simplement un crime gastronomique et une inutilité physiologique.

Les eaux alcalines doivent être prises avant le repas, chez les hypochlorhydriques, pour éveiller leur appétit, ou une heure après avoir mangé, pour neutraliser les fermentations acides secondaires des estomacs dilatés, affectés de stagnation alimentaire. Les eaux gazeuses (et le champagne) conviennent à la fin d'un repas copieux, pour donner un coup de fouet à l'estomac qui commence à se fatiguer. Les eaux données contre l'arthritisme, la gravelle, etc., doivent être prises strictement à jeun, hors des repas, quand l'estomac est vide, en un mot pour passer rapidement vers le rein et y exercer une action de lavage, action très précieuse d'ailleurs, mais qui est la seule raison de leur emploi.

L'AÉROPHAGIE

L'aérophagie est un tic nerveux qui consiste à avaler de l'air. Il n'y a pas très longtemps qu'on est parvenu à bien établir son mécanisme ; mais, maintenant qu'on le connaît, on s'aperçoit qu'il s'agit d'une affection extrêmement répandue, à laquelle il faut penser beaucoup plus souvent qu'on ne l'a fait jusqu'ici.

Disons tout d'abord qu'elle n'est pas très grave : à un degré léger, un grand nombre de personnes en sont atteintes, qui n'en souffrent guère. Mais il y a, surtout chez les nerveux, des formes plus accusées, avec gonflement considérable de l'estomac, entraînant, surtout dans la position couchée, une gêne marquée des mouvements du cœur, avec des symptômes qui en ont imposé souvent au médecin pour une crise d'asthme ou d'angine de poitrine. Enfin les nourrissons qui ont pris ce mauvais pli, en tétant trop goulûment, et qui sont devenus aérophages, tout comme de grandes personnes, finissent par présenter des troubles digestifs assez sérieux, avec vomissements presque après chaque tétée, d'où résulte une déchéance de leur nutrition qui peut être assez inquiétante.

Ajoutons que les animaux eux-mêmes deviennent aérophages. On peut même se demander comment ils ne le sont pas plus souvent étant donnée leur

manière de boire en « lapant » avec leur langue (1).
Les chevaux tiqueurs ne sont pas autre chose que
des aérophages, et l'on sait combien, chez eux, cette
tare est tenace.

A l'état normal, nous ne pouvons guère faire
autrement que d'avaler une petite quantité d'air
avec chaque gorgée d'aliment et, surtout, de liquide.
Les personnes qui, étant assoiffées, avalent leur boisson goulûment et par grandes lampées, absorbent
encore plus d'air que les autres. Mais cet air introduit brusquement dans l'estomac, vite dilaté par la
chaleur du corps, provoque bientôt un spasme de
l'organe, entraînant une éructation libératrice. Si
ce spasme ne se produit pas, l'air s'accumule dans
l'estomac et le gonfle démesurément. Beaucoup de
sujets à gros ventre ne sont pas des obèses véritables,
comme leur poids en témoigne, mais des aérophages.

Comme cette sorte d'infirmité se montre surtout
chez les sujets nerveux, atteints, par conséquent, de
quelque tare, même minime, du côté de leur cerveau
ou de leur moelle, on peut se demander s'il n'existe
pas, à l'origine de certains cas d'aérophagie, quelque degré d'anesthésie du voile du palais ou du
pharynx, favorisant ainsi un tic particulier qui
empêcherait, au moment de la déglutition, de faire

---

(1) Peut-être la raison en est-elle que les animaux,
quand ils boivent, ont le corps placé horizontalement
et la tête penchée en avant. L'homme, qui boit en tenant
son corps droit et la tête rejetée en arrière, laisse, au
contraire, *descendre* le liquide dans son pharynx, ce qui
produit fatalement un entraînement d'air dans l'œsophage. L'effet est à son maximum chez les gens qui boivent « à la régalade ».

un départ normal entre l'aliment liquide à ingérer et l'air entraîné par aspiration à sa suite. On peut noter, du moins, que l'aérophagie est fréquente chez les grands fumeurs, nerveux par surcroît, qui présentent souvent des zones d'anesthésie pharyngée.

Non moins dangereux est l'air introduit presque à chaque minute par les personnes qui salivent beaucoup et avalent cette salive à tout instant, presque sans y penser. C'est le cas de ceux qui fument à jeun et qui, respectueux des règlements d'hygiène, ne crachent pas par terre ; de ceux qui mangent trop vite, presque sans mâcher, tout en causant avec volubilité ; c'est encore le cas des personnes atteintes d'irritabilité stomacale permanente, celle-ci entraînant, par voie réflexe, la salivation continue.

Et n'oublions pas de mentionner aussi les enfants de tout âge qui sucent leur pouce.

Lorsque l'estomac se contracte, la salive vient en même temps, quand on va se mettre à table avec appétit, par exemple, ou, circonstance moins enviable, quand on commence à sentir les approches du mal de mer. Quiconque a un peu navigué et a vu des passagers, plutôt pâlots, commencer à crachoter sans relâche, sait fort bien comment le drame va s'achever.

Cet air, introduit peu à peu, ne provoque pas la révolte immédiate et l'éructation libératrice que je signalais tout à l'heure. Il va s'accumuler, dilater peu à peu le réservoir stomacal, et s'amasser, étant léger, vers la partie supérieure de l'organe, dans cette sorte de voûte qu'il forme à droite de l'œsophage, précisément sous le cœur. Le cardia, qui est la porte d'entrée de l'estomac, se trouve bientôt gêné par cette poche, qui bombe de plus en plus, repoussant l'œsophage : finalement le **cardia** se trouve coincé et fermé, comme il arrive à la base d'une vessie de caoutchouc dilatée, s'il s'y forme un pli qui, finalement, fait valve. Alors l'air ne peut plus sortir. Le cœur est soulevé sous le diaphragme et l'on assiste à la fausse crise cardiaque mentionnée plus haut, avec un ensemble de symptômes d'aspect assez alarmant : ralentissement ou accélération du pouls, refroidissement, nausées et même vomissements à vide, très épuisants. La crise débute le plus souvent la nuit, une heure ou deux après le coucher, car la position horizontale favorise encore la gêne du cœur. Si un médecin avisé est appelé à ce moment et s'il sait faire un diagnostic exact (la percussion, pratiquée au-dessous et à droite du cœur, révèle, au niveau de la poche, une énorme zone sonore), il introduit par l'œsophage une sonde en caoutchouc dans l'estomac et en fait sortir un ou deux litres de gaz — qui n'est autre que de l'air atmosphérique — avec un soulagement miraculeux : mais la sonde n'est pas toujours facile à faire passer si le sujet est dans un état nauséeux, et il faut parfois faire précéder l'opération d'un badigeonnage du fond du pharynx avec une solution de cocaïne.

Enfin, on doit réserver une place à part à l'aérophagie spéciale des grands nerveux, des hystériques surtout, sujets à de véritables spasmes laryngés, qui leur font avaler et rejeter constamment de l'air, avec un bruit qui ressemble à un aboiement, infirmité assez rare, mais particulièrement pénible.

La distension gazeuse de l'estomac ainsi produite doit être distinguée de celle qui est due aux **gaz de** fermentation chez les sujets à digestion très lente, atteints de la forme de dyspepsie qualifiée, pour cette raison, de flatulente. Ici, les gaz n'arrivent jamais à être produits en aussi grandes quantités et le sujet s'en libère assez facilement par l'éructation : ils n'ont, d'ailleurs, pas la même composition, n'ayant pas la même origine, et ne sont pas toujours aussi inodores.

La distinction est importante, parce que le traitement de ces états, quand ils sont dus aux fermentations gazeuses, commande l'emploi des alcalins pour saturer les acides de fermentation, tandis que, chez un aérophage, si l'on s'adresse, comme c'est l'habitude, au bicarbonate de soude, celui-ci dégage de l'acide carbonique, qui aggrave encore la situation du malheureux. C'est pourquoi, dans le doute, il vaut mieux avoir recours, pour cette saturation, à l'hydrate de magnésie et aux carbonates de bismuth ou de chaux, qui fournissent, avec les acides de l'estomac, un dégagement gazeux beaucoup moins important, ou, mieux encore, au citrate de soude qui n'en fournit pas du tout et agit tout aussi favorablement.

Le traitement immédiat et héroïque de la crise par la sonde œsophagienne n'est pas toujours possible. Pourtant, il y a des aérophages invétérés, qui, sachant par expérience le soulagement qu'elle procure, apprennent rapidement à se l'introduire eux-mêmes et se rendent ainsi leur infirmité très supportable.

En dehors de cette manœuvre, on peut conseiller à l'aérophage en pleine crise, de se placer à plat ventre, le cou relevé au maximum, en se relevant sur les mains, à la façon de quelqu'un, qui, aux bains de mer, marchant à quatre pattes sur le fond pour s'entraîner à nager, verrait arriver une vague. Dans cette position, l'œsophage se trouve placé en ligne droite et, avec quelques efforts d'inspiration, en dilatant l'arrière-gorge et en abaissant spasmodiquement la mâchoire, tout en la maintenant contracturée, on produit souvent l'éructation et l'issue de l'air.

On peut également conseiller de se placer debout, les mains croisées, comprimant fortement le creux de l'estomac, en s'inclinant plusieurs fois de suite en avant, comme si l'on se penchait fortement sur un balcon, représenté par cette ligne des mains, ceci tout en faisant de vigoureux efforts d'expiration. Ce procédé réussit souvent. Enfin l'abaissement violent de la mâchoire inférieure avec la main peut provoquer aussi le même réflexe libérateur.

Mais il faut surtout, dans l'intervalle des crises, combattre l'état qui provoque et entretient l'aérophagie. On calmera l'irritabilité de l'estomac en avalant, chaque matin, comme petit déjeuner, une bouillie farineuse sucrée, sans accompagnement de pain, en adoptant, aux repas, pendant quelque temps, les boissons chaudes, en évitant, dans le régime, le vin pur, l'alcool, le café, le thé surtout, grand facteur d'aérophagie chez les femmes quand elles en prennent beaucoup et du très fort, non corrigé par l'addition de lait ou de citron. On mangera toujours lentement, en mastiquant avec soin, et en évitant de poursuivre une conversation animée tout en mangeant. On fuira surtout les boissons gazeuses, bière, champagne, eaux minérales gazeuses ou alcalines.

On conseillera, avant les repas, quelques gouttes

de teinture de belladone ou de jusquiame, qui diminuent la salivation, et entre les repas de petites doses de bromure de sodium. On recommandera, en outre, le traitement général de l'état nerveux : hydrothérapie, frictions, massages, culture physique. On défendra formellement de fumer à jeun, et pour remédier, autant que possible, au tic qui fait avaler à tout instant la salive, on conseillera de maintenir en permanence les gencives écartées au moyen d'un petit tampon d'ouate ou de caoutchouc.

Chez les enfants, on rapprochera les tétées, pour qu'elles ne soient pas trop goulues, et on leur maintiendra le menton très relevé. Cette dernière pratique est applicable aussi aux grandes personnes, à qui le port d'un col très haut, forçant à se tenir la tête droite, rend souvent service. C'est ainsi que, chez les chevaux tiqueurs, on place une pointe à l'intérieur du collier, au niveau de la gorge, pour les forcer à relever la tête.

LE FOIE ET SON HYGIÈNE

Le public a quelque apparence de raison de se gausser de la variabilité des doctrines médicales, où il ne voit que des modes, comme pour la forme des chapeaux ou la longueur des jupes. Ne nous lassons pas de répéter qu'il n'y a là qu'une apparence. La science progresse par la découverte continue de faits nouveaux. Ce qui varie, ce sont leurs interprétations et surtout leurs généralisations, trop souvent étendues prématurément, dans la rage que nous avons d'imiter Cuvier et, avec un seul fait, de bâtir toute une théorie, comme il lui arrivait, avec un seul os trouvé par aventure, d'imaginer tout le squelette de son possesseur.

Mais ces interprétations, même erronées, conduisent à trouver d'autres faits nouveaux, dont la science profite, et ce n'est pas un reproche, mais un éloge à adresser à nos savants, que de constater avec quel désintéressement moral ils sont prêts à jeter bas tout l'édifice de leurs théories laborieusement construites, dès qu'une découverte les met en présence d'une nouvelle parcelle de vérité. Et c'est merveille de les voir alors rebâtir ingénieusement la maison, dont ils savent bien que, plus tard, un nouveau tremblement de terre les contraindra bientôt de la recommencer.

L'histoire du foie nous en fournit un bel exemple.

Depuis Galien (IIe siècle), qui héritait en cela

d'Hippocrate et des Asclépiades, le foie jouait le premier rôle dans la physiologie. Il recevait les produits de la digestion et en faisait du sang. Il produisait la chaleur animale; il fabriquait la bile, dont la bonne ou mauvaise qualité réglait toute notre santé.

Au fond, ce n'était point si sot. Le foie est une glande énorme, qui loge, à elle seule, près du quart du sang dont nous disposons : chez l'embryon, son poids atteint la moitié du poids du corps; il était sage de penser que la nature n'avait point fait cela sans de bonnes raisons.

Mais en 1622, un Italien, Aselli, ouvrant le corps d'un chien pendant sa digestion, découvre qu'il part de l'intestin une foule de petits vaisseaux blancs, les chylifères, par lesquels sont absorbés les produits de cette digestion, et, plus tard, un médecin français, Pecquet (de Dieppe), montre que ces chylifères conduisent ces produits non pas au foie, mais à un collecteur qui remonte le long de la colonne vertébrale et les verse directement dans une veine voisine du cœur, la sous-clavière gauche.

Du coup, voilà le foie déchu de sa puissance, vilipendé comme un roi détrôné, et nous retrouvons dans Molière, que renseignait son ami Mauvilliers, l'écho de ces sarcasmes, d'autant plus abondants qu'à la même époque Harvey venait de découvrir la circulation du sang, ce qui achevait la déroute de Galien.

Et c'était bien fait, non pas pour Galien, mais pour les médecins qui, depuis des siècles, faisaient tenir tout leur art dans le commentaire de ses livres, comme les théologiens dans l'étude, à la loupe, des textes sacrés. Le temps n'était pas encore loin où l'on brûlait les alchimistes qui pressentaient déjà la transmutabilité des métaux, vérifiée hier, et aussi Michel Servet qui avait découvert la petite circulation, précurseur d'Harvey. On comprend qu'à ce prix les variations des doctrines scientifiques étaient alors plus rares qu'aujourd'hui. Ce n'est pas, comme on continue de le croire, la médecine que dénigrait Molière, mais la routine.

Mais la roue tourne. Au milieu du dernier siècle, Magendie met Galien et Pecquet d'accord. De l'intestin, les matières absorbées s'en vont, les unes, avec le sang de la veine porte, jusqu'au foie, comme l'avait dit le premier, — les autres (les matières grasses émulsionnées), par le canal thoracique, directement dans le sang, comme l'avait dit Pecquet : ces dernières, passant aussitôt dans la circulation pulmonaire, sont comburées par l'oxygénation respiratoire et servent à entretenir la chaleur animale : c'est le chauffage par la lampe à huile.

Et de nouveau nous nous heurtons au mystère du foie, au seuil de cette véritable porte d'entrée de l'usine chimique humaine. Car, jusque-là, tout ce qui s'est passé dans les voies digestives n'était que des opérations préparatoires : broyage des aliments, liquéfaction des féculents par la salive et le suc pancréatique, dissolution des albumines par le suc gastrique, émulsion des graisses, etc. Voici enfin les matériaux alimentaires incorporés au sang et cheminant par la veine porte, selon deux courants parallèles, qui ne se confondent pas, et dont l'un va au lobe droit du foie, l'autre au lobe gauche et aux deux lobes accessoires, ces deux portions essentielles de notre grosse glande ayant chacune, semble-t-il, ses fonctions distinctes.

Il leur faut maintenant traverser le foie avant de passer dans la grande circulation et, par elle, pénétrer au sein de nos multiples colonies cellulaires, où chaque élément se ravitaillera au passage en ce qu'il lui faut pour son travail silencieux. Le foie va donner à tous ces matériaux la forme qu'il convient pour qu'ils soient propres à entretenir la vie. Et comme notre alimentation est infiniment diverse, en composition et en quantité, on peut prévoir quelles ressources d'ingéniosité, quel esprit d'à-propos il va lui falloir déployer pour « trier le courrier » après chaque repas, arrêter les épîtres inflammatoires, les nouvelles qui peuvent tuer, mettre en bonne place les documents précieux, traduire ceux qui sont en langue étrangère, et même brûler les lettres anonymes, « sans les ouvrir » comme dit Calino.

Chaque année nous découvrons maintenant au foie des fonctions nouvelles. J'ai à peine la place nécessaire, dans cet article, pour seulement les énumérer.

Il emmagasine les sucres sous une forme de conserve qui s'appelle le glycogène, qu'il refait plus tard passer à l'état de sucre, pour le déverser, au fur et à mesure des besoins, dans la circulation (v. page 111).

Avec les albumines, son rôle est formidable. Comme nous nous nourrissons de viandes généralement empruntées à une autre espèce que l'espèce humaine, — les antropophages n'ont, hélas, pas tort quand ils affirment que la chair de leurs semblables est celle qui se digère le mieux, — ces albumines étrangères ne sauraient entrer chez nous sans provoquer une protestation de notre sang, une véritable crise, qualifiée d'*hémoclasique* par le Pr Widal et ses élèves. Il faut, en quelque sorte, les naturaliser : c'est la fonction *protéopexique* du foie.

Il arrête les poisons, du moins dans la mesure du possible, détruit les uns, les toxines provenant de l'intestin surtout, et cache les autres, morphine, nicotine, arsenic, phosphore. Ce n'est pas sa faute quand ils sont trop et qu'il s'en échappe. C'est chez lui que le médecin légiste, quand un juge d'instruction montre quelque curiosité, prend sur le fait les empoisonneurs.

Mais ce n'est pas tout. Le foie reçoit d'autre sang que celui de la veine porte. La grande circulation le traverse, lui aussi, et, au passage, les matériaux qu'elle charrie subissent dans le foie certaines transformations capitales. Il brûle les graisses, comme le poumon, contribuant, lui aussi, à entretenir la chaleur animale, ce en quoi Galien avait deviné juste. Il détruit une partie de l'acide urique, comme les muscles, et évite longtemps ainsi la goutte aux sédentaires qui ne font pas assez d'exercice. Il a un rôle sur l'équilibre circulatoire, car il se gonfle, comme une éponge, ou se contracte, quand il le faut. Il verse dans le sang un ferment (le *fibrinogène*) qui rend celui-ci plus ou moins coagulable, un autre (la *lipase*) qui réglemente la fixation des graisses. Il détruit les vieux globules sanguins usés, en conserve le fer, qu'il remet en circulation, en transforme la matière colorante rouge, qu'il élimine par la bile.

Car il fabrique aussi la bile ; c'est même la seule partie de son travail qui soit visible à l'œil nu, celle à qui les anciens, pour cela, avaient accordé tant d'importance, tandis qu'au contraire, nous n'y voyons plus aujourd'hui qu'une fonction accessoire, presque excrémentitielle, quoiqu'elle ait, au cours

des opérations digestives, un rôle très important à
remplir.

Ce sont ses déchets que le foie rejette par là : les
pigments colorés, nés de la destruction des vieux globules, la cholestérine, qui se concrète parfois en
calculs, les graisses, tranformées en savons... Or,
même ces déchets sont encore utiles : cette bile, qui
est alcaline, neutralisera, à son arrivée dans l'intestin, le produit de la digestion stomacale, qui est
acide et inassimable sous cette forme ; elle rend actif
le suc pancréatique, peu efficace par lui-même, et
l'oblige à un rôle, en quelque sorte récapitulatif, par
quoi il complète celui de la salive et du suc gastrique ; elle transforme les graisses en savons solubles ;
elle excite les contractions de l'intestin, en son absence paresseux et constipé ; elle a un rôle antiseptique et antiputride et désinfecte les matières intestinales...

En réalité, il n'y a pas d'organe plus indispensable à l'équilibre de notre existence, que le foie, et
Galien avait raison, bien qu'avec de mauvaises raisons. Dans l'usine compliquée de notre corps, c'est
lui qui occupe le centre de l'entreprise. A côté de
lui, le poumon n'est qu'un simple ventilateur ; le
rein, qu'un égout capricieux ; le cœur, une pompe
aspirante et foulante pour la circulation des liquides,
pompe fâcheusement impressionnable ; et le cerveau
un poste de surveillance, où parviennent les informa-
tions, d'où repartent les ordres, cabine des comman-
des où logent thermomètres, manomètres, baromè-
tres, boutons d'appel, cabine fragile, ouverte à trop
de courants d'air, dont l'occupant est exposé à bien
des distractions et des négligences.

Maintenant que nous commençons à nous rendre compte de tout cela, nous comprenons que notre santé toute entière est liée d'abord à celle de notre foie. A ce labeur incessant de nuit et de jour, il se fatigue ou il s'use avant l'âge, si nous commettons des imprudences trop graves ou trop répétées. Alors apparaissent les innombrables troubles de la nutrition, que nous avions tant de mal à nous expliquer, que nous avons appelés arthritisme, herpétisme, etc... et qui, selon l'ingénieuse conception de Glénard, ne sont, pour une bonne part, que de l'*hépatisme*.

L'hygiène du foie est plus de la moitié de notre hygiène générale, parce qu'il détient les clefs de presque toute notre nutrition.

Toute perturbation dans nos fonctions hépatiques peut, en effet, avoir un retentissement énorme sur les points de notre territoire organique qui peuvent même sembler être les plus éloignés, les plus indépendants de cet organe. Chez un dyspeptique, vérifiez l'état du foie; chez un migraineux habituel, songez au foie; chez un goutteux, un diabétique, un obèse, un anémique, un eczémateux, un neurasthénique, un hémorroïdaire, un entéritique, le médecin, s'il est sage et s'il a le goût de remonter aux causes vraies, devra d'abord s'assurer de l'état du foie.

Ce n'est, d'ailleurs, pas chose facile. Abrité sous la cage thoracique, il est difficilement accessible à nos moyens ordinaires d'exploration, à moins qu'il soit très hypertrophié et vienne descendre sous les fausses côtes du côté droit. La recherche de la sonorité mate qu'il donne du même côté de la cage thoracique, sous le doigt percuteur, ne nous fait connaître que des variations de volume très limitées.

Glénard, un des hommes qui ont le mieux étudié

le foie, a perfectionné grandement nos moyens d'exploration, à ce sujet, en imaginant le *procédé du pouce*. Le médecin, assis sur le bord du lit, où le malade repose horizontalement, refoule, de la main droite, la masse abdominale en haut, pendant que la main gauche, passée sous la région lombaire droite et la refoulant aussi, laisse son pouce explorer le dessous des fausses côtes en avant, et *guetter* le rebord antérieur du foie, au moment où ces diverses pressions combinées lui font, *pendant l'inspiration profonde*, exécuter un mouvement de bascule. On peut ainsi reconnaître si ce rebord du foie est mince, épais, lisse, irrégulier, tous renseignements forts importants.

La pression au creux de l'estomac, éveillant une douleur, parfois accompagnée de nausée brusque ou de vertige, a également une grosse valeur : elle révèle un trouble siégeant dans le lobe gauche du foie, lequel vient à ce niveau se terminer en languette sous l'estomac. On croit communément que cette douleur se rapporte à ce dernier organe; en réalité c'est au foie.

Mais toutes ces explorations peuvent être négatives, et cependant le foie être profondément troublé. C'est ici qu'intervient, pour nous éclairer, la réaction découverte par le Pr Widal, et qui consiste dans la recherche du choc *hémoclasique*.

Le sujet étant à jeun, le matin, on lui fait absorber 200 grammes de lait. Après quoi, deux heures plus tard, on prélève, d'heure en heure, une petite quantité de son sang. Si le foie est troublé dans une de ses fonctions les plus importantes, la fonction *protéopexique*, celle qui consiste à arrêter au passage les albumines d'origine étrangère, insuffisamment transformées par la digestion, restées inassimilables ou devenues toxiques, on note alors des modifications particulières dans la composition de ce sang : le nombre des globules blancs est diminué, les proportions relatives des divers types de ces globules blancs sont renversées, le sang est devenu plus visqueux, plus coagulable, et certains caractères de sa transparence, en couche mince, sont changés.

A ces signes on reconnaît une altération des fonctions du foie, qu'aucun autre moyen d'exploration n'aurait pu révéler, et qui correspond à une série de symptômes que, jusque-là, on n'avait pas songé à grouper autour de cette « insuffisance hépatique » : migraines, somnolence après le repas, nervosité, et, pour les cas chroniques, augmentation de la tension sanguine dans le réseau de la veine porte (hémorroïdes) coïncidant avec un abaissement de la tension artérielle, parfois même l'*opsiurie* (urines plus abondantes la nuit que le jour).

A la longue, ce trouble de la fonction protéopexique peut engendrer l'*acidose* du sang, un des signes fréquents du diabète.

Le rôle du foie dans le diabète, encore qu'il ne soit pas seul en cause, n'est plus à démontrer : il suffit de constater les bons effets que donne, dans cette maladie, la cure alcaline, laquelle s'adresse avant tout au foie.

Dans l'obésité, on trouve une insuffisance d'une autre fonction du foie (fixation des graisses) qui, elle aussi, d'ailleurs, n'est pas seule en cause, le système nerveux ayant ici un rôle de premier plan, mais dont il faut tenir compte pour le traitement et surtout la prévention. Certains gros mangeurs seuls deviennent obèses, et d'autres non : les premiers doivent accuser, pour une bonne part, leur foie.

Dans la goutte, c'est-à-dire la rétention de l'acide urique dans le sang, le foie intervient encore (*fonction uricolytique*); de même dans les états multiples groupés sous l'étiquette d'autointoxication : urticaire, eczéma, migraines, albuminurie, vomissements de la grossesse, éclampsie.

Et je ne parle pas de la jaunisse, des calculs biliaires, des coliques hépatiques, autre domaine évident du foie, ou du moins de ses canaux excréteurs.

Abrégeons, car presque toute la pathologie y passerait. Ce qu'il faut conclure de tout cela, c'est que l'hygiène de notre foie, organe de premier plan, et dont les troubles peuvent nous mener si loin, requiert toute notre attention, soyez-en maintenant bien convaincus.

Que faut-il donc faire pour ménager d'une façon permanente ce collaborateur précieux ?

Nous pouvons l'agacer de bien des manières, et il faut reconnaître qu'il est doué d'une admirable patience qui lui permet de pallier pendant longtemps nos fautes. Mais quand il a renoncé à nous défendre ainsi malgré nous, c'est pour longtemps qu'il est atteint, et, à vrai dire, il ne retrouve plus jamais sa virginité première. Nous ne pouvons plus qu'espérer fixer son infirmité et l'empêcher de progresser; sinon celle-ci suit son cours, et l'on aboutit à la cirrhose, qui est la mort du foie, et, bien entendu, celle de l'individu. La cirrhose finale des alcooliques est le type de la punition réservée à ceux qui n'ont pas voulu cesser de détruire quotidiennement leur foie.

Car le premier ennemi du foie c'est l'alcool, et

aussi les éthers des vins, des eaux-de-vie, les essences des apéritifs et des épices. Dans l'étiologie si complexe du diabète, on trouve beaucoup de cas qui sont l'expiation, à très longue échéance, d'intempérances de jeunesse déjà oubliées. L'éther et le chloroforme ont sur le foie une action tellement désastreuse que certaines anesthésies, chez des sujets déjà en état d'insuffisance, sont suivies de mort quelques jours plus tard : les accidents qui suivent ces anesthésies sont exclusivement d'origine hépatique, et avant de procéder à celles-ci, c'est le foie qu'il faudrait examiner, tout autant pour le moins que le cœur et même le rein.

Pour ma part, il m'est arrivé bien souvent d'éviter à des opérés les vomissements si pénibles qui suivent presque toutes les anesthésies à l'éther et surtout au chloroforme, en leur faisant adopter, pendant les jours qui précédaient l'intervention, un régime propre à mettre à l'avance leur foie au repos : pain, légumes, fruits crus, et boissons alcalines.

Un autre grand ennemi du foie, c'est l'excès d'albumine, autrement dit des viandes, surtout de celles qui sont capables de renfermer des poisons : gibier, œufs, crustacés, charcuterie de conserve, coquillages altérés, etc. Quand la dose de poison est faible et rare, le foie nous en défend et c'est même là le meilleur de son rôle : devant une grosse dose, il se laisse traverser et nous sommes alors empoisonnés. Avec de petites doses constamment renouvelées, il finit par être vaincu à la longue, par s'altérer, et, je l'ai dit, d'une façon irrémédiable. C'est le sort des dyspeptiques obstinés qui n'ont voulu se soumettre, même temporairement, à aucun régime qui change leurs habitudes.

Nombreuses sont les personnes qui, après un repas où figurait du gibier faisandé, présentent le lendemain des troubles qui ne sont autres que l'indice d'une congestion momentanée du foie et qu'il serait sage, pour elles, d'interpréter comme un avertissement utile.

D'ailleurs, il en va de même pour tous les poisons chroniques : morphine, opium, arsenic, mercure, phosphore, etc., que le foie prend d'abord en dépôt pour en régulariser la distribution, jusqu'au jour où ses cellules finissent par se détériorer à leur contact permanent. Reconnaissons toutefois que ces altérations sont beaucoup plus passagères, plus réparables, que celles que cause l'intoxication chronique par l'alcool et les toxines alimentaires. Seuls les effets du phosphore restent toujours très graves.

Enfin, il ne faut pas abuser, avec lui, des matières grasses, qui finissent à la longue par faire dégénérer sa sécrétion biliaire.

Avis aux amateurs passionnés de beurre et de chocolat.

Par contre, certains aliments lui sont sympathiques, les légumes et les fruits, surtout crus (l'estomac étant supposé s'en être accomodé). Les vitamines des plantes fraîches lui agréent beaucoup ; aussi les cures de fruits et de raisins ont-elles sur lui les plus heureux effets, par leurs vitamines et aussi par leurs sels alcalins. Le bicarbonate de soude, on le sait, est le grand ami du foie, et les cures thermales alcalines ont, sur la plupart de ses troubles, quand il en est encore temps, un pouvoir précieux, trop souvent momentané, et qu'il faut malheureusement renouveler. A leur défaut, la simple cuilerée à café de bicarbonate ou de citrate de soude, prise presque chaque matin, à jeun, dissoute dans un verre d'eau chaude, rend déjà, à tous ceux qui sont tributaires d'une insuffisance hépatique, spécialement à partir de la quarantaine, d'immenses services, surtout si l'on y ajoute le végétarisme au repas du soir, les lavages intestinaux à l'occasion, et aussi les petits jeûnes, de temps en temps (suppression d'un repas), dont je vous ai souvent dit tous les bons effets.

Enfin, là aussi, il ne faut abuser de rien, même du bien. Le végétarisme trop strict, et surtout trop prolongé, amène la paresse du foie, qui finit, ainsi que l'a fort judicieusement observé le Pr Roger, par renoncer à des fonctions pour lesquelles il n'est plus sollicité. Alors on assimile mal la viande, les jours qu'on y revient : la bile n'est plus sécrétée en quantité suffisante et la désinfection intestinale se trouve par là moins bien assurée.

L'HYGIÈNE DE L'INTESTIN

Le rôle de l'intestin est double. Au moyen de sucs spéciaux, dont les uns sont fournis sur place par des glandes incluses dans sa paroi, les autres amenés par des canaux particuliers d'organes glandulaires voisins (foie et pancréas) il est chargé de compléter le travail de digestion commencé dans l'estomac, avec cette différence essentielle que celui-ci s'est accompli en milieu *acide*, tandis que, dans l'intestin, il s'effectuera en milieu *alcalin*.

Dans ce travail très complexe, chaque type d'aliment sera traité par les moyens qui lui conviennent : les féculents seront transformés en sucre, les graisses en savons, ou émulsionnées en gouttelettes microscopiques qui rendront leur absorption plus facile.

C'est cette absorption des parties assimilables des aliments qui constitue la seconde partie du rôle de l'intestin, absorption qui conduit les matériaux ainsi transformés les uns au foie, par le système veineux (la veine porte) les autres, par le canal thoracique, directement dans la grande circulation sanguine, d'où ils passeront presque aussitôt dans le réseau pulmonaire.

De ces deux besognes de l'intestin, la première — la digestion — est relativement rapide et s'accomplit dans les premières portions de l'intestin grêle, la seconde — l'épuisement des principes utilisables — dans les portions consécutives et dans le gros intestin qui leur fait suite. La masse alimentaire chemine ainsi plus ou moins lentement dans le canal intestinal, sous l'action des contractions de celui-ci, passant devant les innombrables papilles qui le tapissent et qui happent au passage, comme autant de suçoirs, tout ce qu'elles peuvent absorber. Le résidu aboutit finalement au gros intestin, où il s'immobilise plus ou moins longtemps, soumis à une dernière succion, et est rejeté au dehors par paquets successifs, à intervalles aussi réguliers que possible ; — vous savez ce que je veux dire.

Il était nécessaire de vous rappeler ces notions de physiologie très élémentaires, pour bien faire comprendre les conditions dans lesquelles doit s'opérer le fonctionnement de l'intestin pour être satisfaisant, et par conséquent les précautions qu'il faut prendre pour ne pas gêner son travail par des erreurs inconscientes : c'est en quoi consiste l'hygiène de l'intestin.

Ces conditions sont essentiellement les suivantes, en reprenant dans leur ordre de succession les diverses opérations que je viens de mentionner :

Il faut d'abord que le travail préalable de l'estomac se soit accompli normalement, — de même que celui-ci n'a pu rien faire de bon si, avant de lui parvenir, les aliments n'ont pas été soigneusement mastiqués et bien mélangés de salive.

Ce qui veut dire que presque toutes les dyspepsies stomacales ont, à la longue, un retentissement sur le fonctionnement de l'intestin.Des digestions défectueuses, fournissant à l'intestin, d'une façon continue, des matériaux trop acides, encore que la bile soit là pour les neutraliser par son alcali, finissent par irriter l'intestin grêle dans sa première portion. La bile est appelée à la rescousse brusquement et en trop grande quantité : comme, en dehors de son rôle chimique et de son pouvoir désinfectant, elle excite les contractions intestinales, elle peut alors dépasser le but, de ce côté. L'intestin s'agite sous ce coup de fouet : la masse alimentaire, au lieu d'effectuer son parcours avec une sage lenteur, est précipitée vers la sortie sans que les papilles aient eu le temps de se livrer à l'absorption qui leur incombe, ni même de transformer cette bouillie en masse moulée. C'est la diarrhée (1), où peuvent même se retrouver des parcelles alimentaires à peine transformées, colorées en jaune par la bile.

Si la diarrhée est accidentelle, elle a généralement pour cause la présence d'un aliment toxique ou spécialement irritant (2) pour l'intestin, lequel, d'instinct, le rejette comme fait l'estomac par le vomissement.

---

(1) On donne le nom de diarrhée *prandiale* à un type de diarrhée qui suit presque aussitôt chaque repas. Elle est l'indice d'une irritabilité particulière des voies biliaires, la vésicule vidant son contenu d'un seul coup dès l'apparition des matières alimentaires dans l'intestin : ce flot de bile produit naturellement un véritable effet purgatif. On remédie à cet état par la prescription d'opiacés à petites doses, un peu avant le repas, et par des applications chaudes sur l'abdomen aussitôt après celui-ci.

(2) Ainsi agissent les fruits verts, parfois même l'abus des fruits mûrs, véritables éponges de cellulose inerte, riches en acides organiques, que la bile n'alcalinise pas facilement au milieu du feutrage qui les protège.

L'état liquide du produit expulsé s'exagère encore du fait que les glandes intestinales, irritées à ce contact, secrètent avec abondance et mêlent leurs secrétions au torrent qui passe devant elles.

Les éléments toxiques dont je viens de parler et qui peuvent provoquer cette diarrhée par irritation, sont nombreux et divers. En dehors des poisons véritables que représentent les sels de plomb introduits accidentellement, de certains champignons vénéneux, etc., il y a les substances alimentaires gâtées, que nous n'avons point su écarter de notre régime, les conserves avariées, la charcuterie altérée, le gibier trop faisandé, les moules vénéneuses ou les huitres infectées. Ne nous plaignons pas trop de cette diarrhée. Elle nous débarrasse d'un danger beaucoup plus grand, qui apparaîtrait si, l'aliment étant conservé, ses principes toxiques avaient le temps d'être absorbés et déversés dans la circulation, où l'introduction de ces poisons exposerait à des accidents beaucoup plus graves. On comprend pourquoi une telle *diarrhée libératrice* (1) doit être respectée et non pas combattue, à contre-sens, par les opiacés, dût-on souffrir de quelques coliques, — que l'on peut, d'ailleurs, atténuer autrement, à l'aide d'applications très chaudes par exemple.

D'autres fois la diarrhée est due à un spasme de l'intestin, d'origine nerveuse, sous l'action d'un

---

(1) Dans certaines diarrhées infectieuses, celle du choléra par exemple, c'est une faute grave que d'administrer des opiacés, quelque envie qu'on en ait. En paralysant l'intestin, on facilite l'absorption des toxines et aussi celle de l'opium, autre toxique. De toutes façons, on ne fait qu'aggraver la situation.

coup de froid portant sur l'abdomen. Quelques personnes, atteintes d'une véritable névrose de l'intestin, sont très sensibles à cette action et se voient obligées de porter en permanence sur le ventre une ceinture de flanelle. Nos aïeules ont employé longtemps, dans le même but, la peau de chat sauvage, qui avait jadis une grande réputation, et dont on trouve encore quelques exemplaires exposés à la devanture des vieilles pharmacies.

Si la diarrhée est, non plus accidentelle, ni imputable à une incartade évidente, si elle se reproduit fréquemment à un degré plus ou moins marqué, sans être véritablement douloureuse, il faut incriminer quelque faute habituelle de régime, l'abus des graisses par exemple, qui amènent l'exagération de la sécrétion biliaire, et dont une partie finit par échapper à l'action des sucs digestifs, ce qui donne alors des selles beaucoup trop molles. Enfin, il y a les crises de diarrhée des entéritiques, dues à la fois à l'excès des secrétions intestinales et à l'irritabilité nerveuse de l'intestin lui-même.

Les diarrhées abondantes et répétées épuisent rapidement leur victime. Elles font perdre une grande quantité de liquide et éveillent une soif ardente. Les boissons ne font souvent qu'aggraver la diarrhée : il est plus sage de faire absorber l'eau sous forme d'injections hypodermiques de sérum artificiel ou, mieux encore, de sérum glucosé. C'est la pratique traditionnelle avec laquelle on sauve les enfants des conséquences, toujours graves, des diarrhées incoercibles de l'athrepsie et de la gastro-entérite.

En face de la diarrhée, il y a « l'autre danger », la constipation, mal dont les tributaires sont innombrables, et qui mérite, à ce titre, que je m'explique ici sur lui avec quelques détails.

Il n'est pas de trouble physiologique, — parmi ceux qui sont compatibles avec un assez bon état de santé apparent, — qui soit à la fois plus tenace et plus répandu.

Je sais bien que le Dr Burlureaux, dans un livre qui fit quelque bruit, il y a vingt ans, s'efforça à démontrer que la constipation n'avait aucune importance, que chacun avait, sur ce chapitre, son rythme personnel, normal par rapport à sa propre constitution, et qu'au total les remèdes divers auxquels on s'entêtait pour la combattre faisaient plus de mal qu'elle-même. Il a même qualifié la purgation de « péril national ».

Je crois que la phobie de la constipation, tout comme son mépris, sont également regrettables. Si M. Burlureaux a pu citer le cas d'alités, atteints d'une fracture de cuisse, qui sont restés quarante-cinq jours, frais et souriants, en attendant l'heure d'une exonération solennelle, et d'ailleurs à main armée, — chacun a pu observer, et jusque sur soi-même, l'état de nervosité, les maux de tête, la perte de l'appétit, et autres signes certains d'autointoxication, qu'entraînent des évacuations trop différées, signes qui disparaissent aussitôt, dirai-je, que le problème est résolu.

Plusieurs facteurs entrent en jeu dans la définition de la constipation : le rythme de l'acte, la qualité du produit, la paresse de l'expulsion.

Le rythme a une grande importance. Un sujet qui éprouve le besoin de s'exonérer, à heure fixe, tous les jours, tous les deux jours, tous les trois jours même, est un sujet normal. L'exonération quotidienne, spontanée, est certes préférable ; mais si elle est un peu plus espacée, pourvu qu'elle soit régulière et que le sujet se porte bien, il n'y a pas lieu de s'en affecter. Chacun possède son rythme personnel et garde le droit d'échelonner ses paiements, pourvu qu'ils soient réguliers, et surtout qu'il s'acquitte chaque fois complètement.

Par contre, il y a des gens qui s'exonèrent chaque jour et qui, sans s'en douter, sont cependant, aux yeux du médecin, des constipés, au sens physiologique du terme, — des *ralentis* de l'intestin, — si un examen vient faire découvrir que le produit rejeté correspond, non aux repas de la veille ou de l'avant-veille, mais à ceux de plusieurs jours en arrière, ce qui établit que les matières cheminent trop lentement dans l'intestin. C'est là un cas plus fréquent qu'on ne pense, dit « constipation par retardement », qui entraîne souvent un certain degré d'autointoxication permanente, généralement insoupçonné.

Des matières trop dures, en billes isolées, même évacuées régulièrement, sont encore l'indice d'un fonctionnement anormal de l'intestin, qui doit les rejeter demi-molles et moulées. Quant à l'alternance de périodes de constipation avec des périodes de diarrhée, elle caractérise l'*entérite*, surtout si les matières dures sont mêlées de fausses membranes grisâtres, de *peaux*, comme on dit vulgairement, et si la diarrhée s'accompagne d'émission de glaires albumineuses. Glaires et peaux ne sont que la même sécrétion muqueuse de l'intestin, sécrétion trop abondante, par troubles nerveux le plus souvent, et qui, dans les périodes de constipation, est coagulée peu à peu dans le gros intestin par l'acidité du milieu et par la résorption progressive de sa partie liquide.

Deux mécanismes peuvent conduire à la constipation habituelle : l'insuffisance des sécrétions intestinales et biliaires et la paresse des contractions de l'intestin. Une sécrétion intestinale trop abondante produit la diarrhée : insuffisante, elle graisse mal les parois du tube, où les matières cheminent alors trop lentement, et comme l'absorption de leur partie liquide par la muqueuse ne cesse de s'exercer pendant ce temps, elles deviennent de plus en plus dures et progressent vers la sortie avec plus de difficultés encore.

La paroi intestinale renferme une tunique musculaire qui se contracte par voie réflexe. Des contractions trop énergiques amènent la diarrhée et l'évacuation d'aliments incomplètement digérés. Plus brutales, sous l'action d'un coup de froid, de la présence, dans l'intestin, d'un produit irritant, d'un déversement trop abondant de bile, elles deviennent douloureuses; ce sont les coliques. Par contre, si ces contractions sont trop paresseuses, c'est, naturellement, un cheminement plus lent des matières, comme tout à l'heure, avec les mêmes conséquences. Cette paresse peut être constitutionnelle; c'est pourquoi la constipation est parfois héréditaire. Mais elle peut aussi être favorisée par d'autres causes, très importantes à établir, car de leur connaissance dépend l'institution du traitement approprié à chaque cas.

C'est d'abord la faiblesse de la paroi musculaire abdominale. Celle-ci, dont je vous expliquerai la structure et les fonctions dans un autre article (Voir

p. 217), n'intervient pas seulement à l'acte final de
l'expulsion, mais agit d'une façon continue pour
fournir à la cavité abdominale un mur antérieur, à
la fois souple et résistant, sur lequel les anses intestinales en reptation, comme des serpents, prennent
un point d'appui indispensable. La paroi distendue
des obèses, ou plutôt des sujets gonflés habituellement par flatulence, des femmes qui ont eu des
maternités volumineuses et répétées, des sédentaires, des gens de bureau penchés de longues heures
sur une table, le ventre débordant et mou, ne fournit plus à la masse des intestins le point d'appui
nécessaire. Ceux-ci s'étalent comme des nouilles
dans une timbale dont un côté viendrait à céder.

De là les ptoses viscérales, et la paresse accrue
pour les mouvements dits *péristaltiques* de l'intestin ; de là une cause extrêmement commune de la
constipation, surtout chez les femmes. La sédenta-
rité, la posture assise pendant de longues heures
chaque jour, y ajoute son rôle, en émoussant l'énergie du sphincter anal constamment écrasé — ce qui
justifie l'ingénieuse invention du rond de cuir, cher
aux personnages de Courteline.

Enfin le foie, par sa sécrétion biliaire, intervient
encore ici d'une façon importante. La bile a, dans
ses attributions, je vous l'ai dit, celles de délayer
les matières, de les désinfecter et d'exciter les
contractions intestinales. Si elle est fournie en
quantité insuffisante, la paresse de l'intestin ne fait
que s'en accroître. Les constipés au teint jaune,
qualifiés habituellement de bilieux, sont en réalité
des insuffisants biliaires.

Pour tout dire, il ne faut pas oublier non plus
l'influence du régime. Si celui-ci se compose d'ali-

ments entièrement utiles, destinés à être absorbés en presque totalité, tels que le lait, les œufs, la viande, le sucre, il est clair que le résidu à éliminer sera moindre et que la constipation sera ainsi favorisée.

Le mécanisme de la constipation étant connu et le point faible étant bien déterminé dans chaque cas, les principes du traitement en découlent logiquement.

On recommandera avant tout un régime riche en matériaux inutiles, voués à être rejetés, et qui fourniront une masse propre à exciter des contractions libératrices dans la paroi intestinale : les légumes verts, la salade, la choucroute, les fruits frais, les purées, le pain, surtout le pain complet et le pain de seigle. On évitera l'abus des œufs, de la viande, du sucre, du lait surtout, et aussi du chocolat. Le beurre, l'huile, les conserves à l'huile ont un effet utile en lubrifiant l'intestin, en activant la sécrétion biliaire et en fournissant des matières plus molles. L'huile de paraffine, l'agar-agar (algue du Japon, qu'on emploie à l'état desséché et qui reprend un gros volume au milieu des liquides digestifs), la graine de lin, la graine de moutarde blanche, sont souvent prescrits ici avec avantages et n'offrent aucun inconvénient. Les graines de psyllium, autrefois très vantées, ont été accusées, pour leur petite taille, de fournir des cas d'appendicite (?).

L'ipéca, à petites doses, fait secréter la paroi et active ses mouvements. Réalisant ainsi les deux effets cherchés, c'est en réalité le plus logique des laxatifs (10 à 20 gouttes de teinture à la fin des repas). Les excitants nerveux, café, tabac, strychnine, combattent utilement la paresse de la paroi, mais sont à écarter chez les entéritiques avérés. La palme des évacuateurs par réveil des contractions revient ici à l'antique séné (3 follicules en infusion après le repas du soir), excitant intestinal remarquable, supérieur encore à sa commère la rhubarbe, capable de provoquer des coliques si on l'emploie à doses trop fortes, et qui figure, avoué ou non, dans la plupart des poudres, des tisanes et des laxatifs divers vantés contre la constipation. Il a, sur la plupart d'entre eux, cet avantage énorme que, loin d'épuiser son action avec l'usage répété, il réalise une véritable rééducation gymnastique de la paroi musculaire, qui permet, peu à peu, de se passer de ses services.

On peut, d'autre part, éveiller une excitation artificielle dans la paroi intestinale, quant à son action secrétoire et à son activité musculaire tout à la fois, en employant les purgatifs salins (sulfate de soude, sels de magnésie, eaux purgatives), résineux ou drastiques (bourdaine, cascara, aloès, gomme-gutte, jalap, scammonée). Ces derniers forment la base de beaucoup de préparations très usitées, surtout de pilules, qui séduisent par la facilité de leur ingestion.

On ne saurait, en toute prudence, conseiller l'usage habituel de ces purgatifs divers, dont tant de gens font abus. Inévitablement, à la longue, ils irritent l'intestin et fatiguent le foie, d'où la congestion du réseau veineux portal et la production d'hémorroïdes. On n'y doit recourir qu'accidentellement, pour liquider une obstruction passagère. Mais leurs effets s'épuisent vite avec une pratique trop assidue. Il en résulte finalement une aggrava-

tion de la constipation et, en tous cas, une servitude
à l'égard de ces produits, dont il faut alors sans
cesse élever les doses.

Les lavages intestinaux, procédé classique et
séculaire, ne sont à recommander, eux aussi, qu'oc-
casionnellement, quand il y a un retard trop prolongé. Sans doute ils libèrent le rectum d'un seul
coup, et balaient ainsi matières et toxines. Nos
arrières grand'mères attribuaient à leur usage régulier la propriété de conserver le teint frais. Mais,
pris tous les jours, ils favorisent finalement la
paresse de l'intestin, en le dispensant de son travail ;
ils l'aggravent même, quand ils sont mal donnés,
c'est-à-dire avec une pression trop forte, qui distend
et finit par amincir, à la longue, la paroi intestinale, dès lors de moins en moins contractile.

Peut-être avons-nous eu tort de renoncer à l'antique instrument de M. Fleurant, cet apothicaire
illustre qui, au dire de Molière, était « moins accou-
tumé à parler à des visages ». Manié d'une main
experte, avec des pressions graduelles et prudem-
ment ménagées, il savait « boire l'obstacle ». Tout
de même, la scène manquait d'intimité, encore que
la grande Mademoiselle, au dire de Saint-Simon,
n'hésitât point à se livrer à son apothicaire, posté
derrière un rideau, dans la loge même du grand roi,
pendant l'Opéra. De là le succès des instruments
qui se sont substitués à la seringue de nos pères, et
qui permettent au moins à la victime d'opérer elle-
même.

Les appareils à ressort ou à pompe, adoptés
aujourd'hui, fournissent généralement une pression
trop brutale. C'est pourquoi l'emploi du bock, sous

faible pression, c'est-à-dire suspendu à peu de hauteur (0,50 centimètres), et employant environ trois quarts de litre de liquide (utilement additionné de deux cuillerées à soupe de bicarbonate de soude, plutôt que de glycérine, qui provoque des coliques), leur est très préférable.

Tout de même, le meilleur lavage d'intestin reste celui qui est donné avec l'assistance d'un tiers, et pris dans la position couchée, d'abord sur le côté droit, puis sur le ventre, en se servant d'une canule molle un peu longue, et assez épaisse pour ne pas se couder en route.

Enfin les petits lavements d'huile pure, administrés le soir et gardés la nuit, procédé un peu coûteux, sont d'un effet excellent, de même que les lavements de bile ou d'extrait biliaire délayé. Ceux-là, on peut le dire, sont souverains.

Les suppositoires, avec ou sans incorporation de glycérine, conviennent surtout aux sédentaires qu'afflige principalement la paresse du sphincter. Ils agissent simplement en provoquant une excitation mécanique qui éveille à distance le reflexe moteur intestinal : c'est dans le même but que les nourrices emploient, chez leurs nourrissons, le cône de savon sculpté ou la petite carotte graissée.

Je résume en quelques mots les meilleurs conseils à donner aux constipés habituels.

Au réveil, absorber un grand verre d'eau froide, ou, au contraire, une tasse de café noir bouillant, presque sans sucre (l'adjonction de chicorée accentue l'effet laxatif).

Courte séance de gymnastique abdominale : s'allonger sur le parquet, puis relever le tronc et le laisser retomber *lentement*, sans s'aider des mains, dix fois de suite. Au début, faire maintenir les pieds par un aide ou les caler sous un meuble pesant.

Au petit déjeuner, café au lait, miel, pruneaux cuits, pain de seigle ou pain d'épices beurré, et surtout fruits frais : se méfier du thé, du cacao et du chocolat. Régime alimentaire riche en légumes verts et en fruits frais.

Enfin, se présenter patiemment à la garde robe chaque jour, exactement à la même heure, c'est-à-dire créer une habitude, un automatisme périodique de l'intestin, dont on obtient ainsi la rééducation graduelle, à peu de frais, pourvu qu'on y apporte la persévérance nécessaire, — et qui fait plus ici que toutes les drogues de la pharmacie.

Le moment le plus opportun pour cette « présentation » sur le siège n'est pas toujours celui qui suit le réveil, bien qu'il soit généralement adopté et figure au nombre des rites de la toilette matinale. C'est plutôt une erreur, car l'intestin est encore quelque peu endormi, et la position horizontale a déjà contribué à le rendre paresseux, ce que savent bien tous les alités. Quand on se lève, le passage à la position verticale lui donne déjà un certain branle, suffisant pour faire naître le besoin chez un sujet normal; mais, pour les constipés habituels, on obtient de bien meilleurs résultats en leur conseillant de se présenter à la garde robe, même sans y être sollicités par le besoin, une demi-heure ou une heure après le petit déjeuner, afin de profiter du réveil des contractions intestinales, provoquées par la digestion de celui-ci. Si, les premiers jours, le résultat est nul, on ne se découragera pas. Avec un peu de patience, l'habitude finit par s'établir et devient bientôt très régulière.

Disons, en terminant, que le confortable adopté aujourd'hui pour les sièges de nos W.-C. n'a pas été non plus sans influence sur le développement de plus en plus général de la constipation dans certaines classes. La posture accroupie, qui a été, à l'heure du geste expulsif, celle de l'humanité pendant de longs siècles, favorisait beaucoup mieux celui-ci et provoquait une bien meilleure gymnastique de la paroi abdominale que la posture assise, pour commode qu'elle soit et le dispositif architectural moins répugnant. Il n'est plus guère adopté que dans les campagnes, les petites gares et les casernes. Ses défauts étant corrigés par une extrême propreté du local, l'emploi du siphon et du tout-à-l'égout, il faut reconnaître pourtant qu'il avait du bon.

LA BONNE CEINTURE

Je vous préviens tout de suite que ceci est une réclame.

Il s'agit de vous présenter un modèle de ceinture, unique, vraiment admirable, telle qu'il ne s'en fait pas de meilleure, et comme elle ne coûte rien, le pourcentage de la publicité que je voudrais lui faire atteint un taux qui n'a vraiment rien de déshonorant. Quant à l'adresse du fabricant ?... Au fait, vous allez voir.

Je veux parler tout simplement de la ceinture dont la nature nous à tous pourvus et qui constitue la paroi de notre abdomen. Vous l'apportez avec vous en venant au monde. Il est vrai que si le modèle ne vous plaît pas, vous ne pouvez en changer : mais vous pouvez singulièrement l'améliorer si vous voulez vous en donner la peine. Et cette petite étude va me permettre de compléter utilement ce que je vous ai dit, dans un article précédent, du rôle de cette paroi dans la bonne harmonie de nos fonctions digestives.

Je dis que c'est la meilleure des ceintures, parce qu'étant vivante, elle s'adapte d'elle-même, à tout instant, aux besoins qu'elle a à remplir.

Et ceux-ci sont nombreux. Il lui faut fermer, du thorax au pubis, la cavité qui loge nos viscères, résister à leur pression quand ceux-ci augmentent de volume, en exercer une sur eux quand besoin est, tout cela intelligemment, en ne résistant que juste ce qu'il faut, en pressant sans brutalité, en maintenant son action dans toutes les positions que nous faisons prendre à notre corps. Sans cesse en activité, puisqu'elle concourt aux mouvements respiratoires, elle sait céder doucement à de formidables poussées, en cas de grossesse, de kyste, d'embonpoint ou d'hydropisie, s'amincir alors à l'extrême, comme la paroi d'un ballon qu'on gonfle, et reprendre ensuite sa place docilement, récupérer son épaisseur et sa tonicité, dès que les circonstances sont redevenues normales.

Elle n'a qu'une faiblesse, ou plutôt elle en a cinq ; ce sont les trous dont elle est percée au niveau de l'ombilic, et des deux anneaux existant de chaque côté, vers l'aine et la naissance de la cuisse, anneau inguinal, anneau crural. Si ceux-ci sont trop larges originairement, si des poussées continues les élargissent encore à la longue, des anses intestinales peuvent s'engager par quelqu'une de ces voies, et c'est alors la hernie. Mais il est impossible qu'il en soit autrement, — aussi impossible que d'éviter les trous dans la coque d'un navire quand il y faut placer une hélice.

Cette paroi magique se compose de plusieurs plans : la peau, qui ne compte pas, et qui n'est qu'une couverture extensible, — les couches superposées de muscles et d'aponévroses fibreuses, — et enfin la séreuse mince du péritoine, qui n'est qu'une mince et délicate doublure. Le rôle actif de la paroi est réservé par conséquent au plan intermédiaire. Là se trouvent des muscles contractiles et aussi des membranes fibreuses, non extensibles, si ce n'est à la longue, qui séparent les bandes musculaires, les engainant ou leur fournissant des bases pour l'insertion de leurs fibres terminales.

Il y a donc, au résumé, dans notre paroi abdominale, des éléments lâches (peau et péritoine), des éléments passifs (aponévroses), et des éléments contractiles (les muscles).

Ces derniers, qui nous intéressent tout particulièrement pour l'objet de cette étude, présentent des dispositions fort ingénieuses et qui semblent avoir prévu tous les genres d'efforts pouvant être demandés à notre ceinture naturelle.

C'est d'abord une paire de larges et solides bandes verticales, plates et charnues (muscles droits) qui s'étendent, au milieu du ventre, de la base du sternum au pubis, en somme une paire de rideaux qui s'écartent légèrement à leur partie inférieure, où deux petits triangles musculaires (le *muscle pyramidal*) viennent renforcer ce point faible. Isolés chacun dans une gaine particulière, ils sont unis, sur la ligne médiane, par la soudure de leurs deux gaines, qui s'appelle la *ligne blanche*.

De chaque côté de la bande centrale des deux droits se superposent trois plans musculaires solides, le *grand oblique*, le *petit oblique* et le *transverse*, lequel forme le plan profond. Les deux premiers se doublent et unissent les dernières côtes au bassin : le troisième constitue un véritable demi-corset à fibres horizontales.

Cet ensemble forme, au coffre qui loge nos viscères abdominaux, une paroi solide, souple, se prêtant à tous les mouvements de notre torse, prête à parer à toutes les éventualités, et maintenant lesdits viscères dans la position qu'ils doivent occuper, sans gêner les mouvements de ceux qui doivent conserver une certaine mobilité.

Or, ceci est fort important. Il ne faut pas

oublier que l'homme est un des très rares animaux dont la stature est devenue verticale, avec une conformation identique, quant à la composition de la paroi abdominale, à celle qu'on trouve chez les espèces qui l'ont précédé immédiatement dans la série des formes zoologiques, et qui continuent de marcher à quatre pattes. Les lois de la pesanteur font que, chez celles-ci, le poids de la masse viscérale se répartit sur toute la surface de la sangle abdominale, disposée horizontalement. Chez l'homme, au contraire, et chez les grands singes — en négligeant le kanguroo — la masse des viscères fait porter son poids sur le fond solide du bassin, mais avec une tendance à s'écrouler en avant, en exerçant contre la paroi une pression latérale, oblique en quelque sorte, qui porte son plus gros effort vers la base et en avant.

C'est ce qui explique, lorsque la paroi se relâche, la formation du « bedon », lequel tend alors à pendre, comme un sac, au-devant du pubis. La forme du ventre de la femme enceinte offre la meilleure illustration de cette théorie.

Lorsque la paroi est défaillante, soit par relâchement extrême, soit même par dissociation de ses éléments médians, — c'est-à-dire par l'écartement des deux muscles droits, dont les gaines sont alors dessoudées l'une de l'autre au niveau de la ligne blanche, — tout l'équilibre de nos viscères abdominaux superposés est compromis. Sans doute, ils ne sont pas, à l'état normal, simplement empilés, et chacun d'eux est attaché par des ligaments assez solides; mais cette solidité est calculée en comptant sur le concours de la résistance de la paroi. Si cette résistance vient à fléchir, les ligaments suspenseurs doivent y suppléer, et si cette situation se prolonge ils finissent par céder, s'allonger, et finalement ne plus rien suspendre du tout. Ainsi en advient-il du rein, qui peut voir ses attaches lombaires se relâcher au point qu'il devienne « flottant » et se promène au milieu des intestins quasiment en liberté. Ainsi en advient-il de l'estomac, qui se « décroche » et vient atteindre le fond du flanc droit, — du gros intestin, dont la partie transversale quitte la région de l'ombilic pour venir flotter bien au-dessous, comme un baudrier détendu ou comme une sorte de guirlande décrochée, en forme de м ou de w, — de l'intestin grêle, — du foie... C'est ce que l'on a appelé les « ptoses viscérales », et la vision nouvelle sur la structure du corps vivant, que nous a donnée l'examen radioscopique sous l'écran, après ingestion de bismuth, nous permet maintenant de constater tous ces désordres et d'interpréter tout autrement qu'on le faisait jadis les troubles si divers qu'ils peuvent provoquer.

N'exagérons rien cependant. Les ptoses ont souvent aussi leurs causes propres : la distension continue de l'estomac en proie au spasme pylorique, le poids du foie sur le rein, sous la pression du corset (c'est, en effet, presque toujours le rein droit qui est flottant et principalement chez les femmes), enfin la laxité particulière, constitutionnelle, de l'appareil ligamentaire suspenseur chez les arthritico-nerveux, tout cela peut intervenir ici en dehors du relâchement de la paroi abdominale. Mais c'est l'affaiblissement de cette paroi, quand il vient se surajouter, qui supprime le contrepoids, la réaction défensive qui devrait normalement jouer dans ces circonstances, — et qui rend possible le degré extrême de ces ptoses.

Celles-ci troublent toujours gravement le sujet qui en est porteur. Elles le troublent directement et indirectement : *directement*, en modifiant le fonctionnement physiologique de l'organe « ptosé », en créant dans le rein l'hydronéphrose intermittente par coudure de l'uretère, — dans l'estomac la stase alimentaire, les fermentations gazeuses ou acides, — dans l'intestin le ballonnement, la constipation, avec toutes ses conséquences lointaines ; — *indirectement*, parce que ce tiraillement constant des ligaments distendus et des nerfs qu'ils renferment, agit à la longue sur le système nerveux sympathique, ainsi mis en état permanent d'irritation et traduisant celle-ci par des réflexes organiques divers. De ceux-là les uns font retour sur les viscères abdominaux eux-mêmes, sous forme de spasmes toniques ou paralytiques, de troubles des sécrétions (l'entérite est le type de ces affections nerveuses réflexes) ; les autres, allant plus loin, agissent sur la tension sanguine et créent, du côté du système nerveux, des symptômes très variés : l'abattement, l'impression continuelle de fatigue, l'irritabilité, les idées noires. Le retentissement silencieux de ces ptoses peut donc être énorme et avoir un domaine très étendu.

Voyez par là le rôle considérable que joue la résistance de notre paroi abdominale dans l'équilibre de tout notre organisme et l'intérêt majeur que nous avons à la conserver toujours en forme.

Pour cela il ne faut pas la négliger. Il faut d'abord écarter les causes qui peuvent la distendre, quand elles dépendent de nous, traiter par un régime convenable les fermentations gastriques et intestinales lorsqu'elles créent un état permanent de ballonnement, et arrêter l'obésité dès qu'elle se dessine.

L'emploi des ceintures n'est qu'un palliatif temporaire, car en remplissant le rôle dévolu à la paroi, elles la déshabituent de le tenir elle-même et favorisent sa paresse et son atrophie. Il est beaucoup plus logique, physiologiquement parlant, de la rééduquer par quelques exercices très simples, mais très réguliers, qui entretiennent la tonicité de ses muscles. Ces exercices, en voici les principaux.

Pour les muscles droits : 1° se coucher sur le dos, les pieds immobilisés (sous un meuble solide) et relever le tronc verticalement sans le secours des mains, puis le laisser retomber, — tout cela aussi lentement que possible — dix, quinze, vingt fois de suite au cours de chaque séance matinale; 2° se coucher sur le dos : relever verticalement, puis laisser retomber *toujours lentement*, chacune des cuisses, puis les deux cuisses ensemble; faire ensuite décrire à chaque cuisse, redressée verticalement, un mouvement de rotation sur son insertion à la hanche, d'abord séparément, puis simultanément (c'est ce qu'on appelle « faire les ciseaux »).

Pour les deux obliques et le transverse : dans la station verticale, mouvements de torsion du tronc de droite à gauche, mouvements d'inclinaison du tronc sur un côté puis sur l'autre, tous mouvements aussi étendus que possible et toujours très lents : on peut les rendre plus efficaces en luttant en même temps contre l'effort d'un tracteur élastique tenu dans les mains.

Cela ne prend que quelques minutes chaque matin. Mais très rapidement, par leur emploi régulier, on voit la paroi musculaire de l'abdomen reprendre une tonicité, une dureté même (constatée quand on la touche pendant la contraction) qui la transforme en une ceinture solide, capable de comprimer le vagabondage des viscères et souvent de remédier, sans autre moyen, à la constipation quand elle est d'origine paralytique, à la flatulence, etc.

Tels sont les principaux exercices physiques à recommander pour l'entretien ou la rééducation de la tonicité de la paroi. Mais il est une foule de petites manœuvres, moins systématisées, qui y contribuent et qu'il est très facile d'introduire dans nos habitudes journalières, par exemple la marche sur la pointe des pieds, dont on a tant parlé, et qui n'a d'autre effet que de tendre la paroi abdominale. Aux personnes qui gravissent chaque jour un escalier, il suffit de recommander de monter lentement sur la pointe des pieds, le ventre bien « rentré » par une contraction volontaire constante. Il n'en faut pas plus pour faire tomber de plusieurs centimètres, en quelques semaines, le « tour de la taille » de bien des pseudo-obèses, qui ne sont, en réalité, que des « ventres mous ».

Parmi les sports, le tennis, le football, le disque, le golf, qui obligent à de violents mouvements de torsion du tronc, sont proprement excellents ; la bicyclette est utile aussi (1) ; de même les exercices

____

(1) Lucas Championnière faisait, de l'usage de la bicyclette, un traitement des hernies, — des petites hernies, bien entendu, — que le raffermissment du pourtour musculaire de l'anneau inguinal peut suffire à mieux contenir.

rofessionnels qui entraînent la contraction habi-
uelle des muscles droits. Les scieurs de long, les
onfleurs de pneus (à la pompe), ont toujours le
entre plat.

Le massage et l'électricité faradique, moyens
e luxe, rendent également de grands services,
urtout aux paresseux fortunés.

Contre l'éventration acquise, par écartement
les deux muscles droits (grossesses trop volumineu-
es ou trop rapidement répétées, désunion tardive
les sutures chirurgicales après une laparotomie
âtive), il ne reste que le port d'une ceinture élas-
ique, cette fois justifiée, — ou mieux encore, si la
ésunion est très accentuée, la suture chirurgicale
les deux muscles droits, opération bénigne à laquelle
l serait beaucoup plus raisonnable de se résoudre,
our faire disparaître définitivement une infirmité
éritable, qui ne saurait plus se guérir d'elle-même.

Au fond, la ceinture n'est donc qu'un palliatif,
ui devient vite tyrannique et qui ne vaut pas la
ééducation de la paroi par des exercices appro-
riés. Si elle est réellement inévitable, de l'avis du
nédecin, du moins faut-il l'appliquer avec intelli-
ence, c'est-à-dire le matin, au lit, dans la position
orizontale, avant de se lever, pendant que les viscè-
es ont repris et gardé, dans la décubitus dorsal, leur
ituation normale, et non pas une fois debout, quand
ls se sont déjà remis en état de ptose.

Ceci dit sur la couche musculaire de la paroi
bdominale, c'est-à-dire sur sa partie la plus inté-
essante, il y a peu de chose à ajouter quant à la cou-
he cutanée, qui n'est, répétons-le, qu'un revêtement

mou et extensible. Elle est, en effet, capable d'une très grande laxité. Pourtant, on la voit s'érailler quelquefois au niveau de son plan dermique, quand la distension devient trop violente et surtout trop rapide. Ainsi se forment les *vergetures* du ventre au cours de la grossesse et à propos de certains kystes volumineux ou de grosses hydropisies. Ces vergetures, d'abord rouges, puis blanches, ne sont qu'inélégantes et n'ont aucune importance. Elles sont d'ailleurs définitives, quoi qu'on fasse. Grâce à elles, une femme qui a été enceinte ne peut, quand on les observe sur elle, tromper le médecin légiste,… ni aucun observateur averti (à moins qu'il ne se soit agi d'un kyste, lequel, ne disparaissant jamais seul, laisse aussi une cicatrice opératoire justificative).

Cette paroi cutanée, simplement distendue, même à l'extrême, pourvu qu'il n'y ait pas désunion des muscles droits, peut d'ailleurs récupérer totalement sa tonalité primitive avec le temps : c'est ce qui arrive pour la plupart des femmes après la grossesse. Cette régression peut toutefois être assez lente, chez certains arthritiques par exemple, et surtout chez les sujets âgés. Après une cure énergique d'obésité, on la voit souvent, en pareil cas, former des plis fâcheux, une ébauche de « tablier » retombant sur les cuisses, et dont l'aspect n'a rien d'esthétique. Une petite opération chirurgicale, ici de pur luxe, peut seule alors réparer le dommage.

Enfin, sous le revêtement cutané, existe une couche de tissu cellulaire, aux mailles lâches et plus ou moins farcies de graisse, qui permet le jeu de la peau sur les plans sous-jacents. C'est une des région préférées, chez les sujets adipeux, pour l'accumulation de la graisse. Il en est chez qui celle-ci arrive à former une couche de lard de plusieurs centimètres d'épaisseur, — surtout vers la région des hanches chez les femmes. C'est une incommodité dont on ne se débarrasse guère que par le traitement général de l'obésité et par une gymnastique appropriée : encore cette région est-elle une des dernières dont la graisse se décide à se retirer. Elle peut même s'y attarder alors que tout le reste du corps a maigri et que le poids total est retombé à un chiffre raisonnable. Des massages spéciaux, permettant d'écraser entre les doigts les nodules graisseux, sont ici très utiles pour mobiliser cette graisse et rendre plus aisée et plus rapide sa résorption. Les exercices gymnastiques de la paroi, indiqués plus haut, sont non moins indispensables ici que pour la rééducation des plans musculaires (1).

---

(1) Des sujets coquets, dans les deux sexes, n'ont pas hésité à se soumettre, en pareil cas, à une petite opération chirurgicale, d'ailleurs bénigne, pour recouvrir leur sveltesse première, après excision d'une large bande de ce lard, peau comprise (j'allais dire couenne). J'ai connu deux personnes qui s'étaient offert le luxe de ce « dégraissage » à main armée. L'opérateur avait taillé, au bas du ventre, un large et épais lambeau, en forme de croissant, prolongé l'excision du tissu gras sous la peau de l'abdomen, et pratiqué ensuite ses sutures au niveau de la courbe du pubis, ce qui les rendait à peu près invisibles sous le gazon pileux de la région.

Le résultat, en somme, était excellent, du point de vue esthétique, et, sauf qu'il est de principe de n'encourir les risques d'une anesthésie générale que pour une raison très sérieuse, ce mode d'intervention, si on le désire, ne peut être déconseillé.

LE HOQUET

Le hoquet est un genre de spasme fort désagréable, que chacun connaît, et qu'il n'est pas toujours facile de « freiner » à volonté. Il y a même des cas très graves, où, se produisant d'une façon ininterrompue, jour et nuit, comme par un affolement de son mécanisme, il peut amener de véritables catastrophes. Enfin on connaît, depuis quatre ans, le hoquet épidémique, qui paraît en relations avec une atteinte infectieuse et contagieuse de certains centres nerveux, maladie en général bénigne, d'une durée moyenne de trois à quatre jours, mais de laquelle il faut tout de même se méfier, car on l'a vue se prolonger bien davantage et même, exceptionnellement, se terminer par la mort.

Il s'agit ici de spasmes brutaux du diaphragme, d'origine évidemment reflexe, mais, en réalité, assez difficiles à expliquer. Plusieurs causes très diverses peuvent les produire : irritation stomacale, accumulation de gaz dans l'estomac, excitation mécanique du centre phrénique ou du plexus abdominal, peut-être même excitation bulbaire. C'est, en tout petit, l'esquisse d'un vomissement, pouvant se répéter en série pendant très longtemps.

Le hoquet peut aussi accompagner des états fort graves du système nerveux, — sans parler du hoquet épidémique que je viens de citer. On l'a vu se manifester au cours de l'agonie. Enfin certains sujets paraissent y être spécialement prédisposés, ceux qui avalent trop vite par exemple. Si peu fixés que nous soyons sur sa nature, on sait du moins que l'état de l'estomac est le plus souvent en cause.

Des moyens très divers ont été proposés pour arrêter le hoquet, dont aucun, d'ailleurs, n'est infaillible.

Ils se ramènent tous à deux classes de procédés.

Les uns produisent une brusque dérivation de l'attention, d'où inhibition du mécanisme spasmodique. C'est ainsi qu'il est de tradition de placer brusquement et par surprise un objet très froid sur la peau, par exemple une clef sur la paroi du dos : c'est dire que l'effet ne se produira pas si l'on emploie une clef chaude, retirée de la poche, et si l'on prévient le sujet.

Les autres relèvent de la méthode générale de traitement des tics (voir tome II), par la rééducation, sous le contrôle de la volonté, des mouvements dont ces tics se composent et qui se déclanchent en dehors d'elle. On fera, par exemple, boire le sujet très lentement, à toutes petites gorgées, en le forçant à fixer toute son attention sur les détails des mouvements de déglutition. L'effet est encore plus sûr quand le sujet (à qui un assistant porte le verre à la bouche) enfonce profondément et simultanément un doigt dans chacune de ses oreilles, — l'auriculaire naturellement.

Dans les cas graves — par leur persistance, — on obtient un résultat remarquable en plaçant pendant quelques instants une sonde de fort calibre dans l'œsophage, comme pour le tubage de l'estomac. Ce sont les cas, d'ailleurs fréquents, où il existe un spasme de l'œsophage à l'origine du hoquet.

LE PETIT DÉJEUNER DU MATIN

La composition de notre premier repas du matin n'est guère réglée, en général, que par nos habitudes et par nos goûts.

Or, il n'est peut-être point de question, dans le chapitre de l'hygiène alimentaire, qui réclame plus d'attention de notre part.

De notre choix dépend souvent la bonne tenue de notre estomac pour toute la journée, et quand ce choix est mauvais et que les effets s'en répètent chaque jour, nous risquons de créer à la longue une dyspepsie véritable, dont on cherche souvent les causes et les remèdes bien loin, tant qu'on n'a pas pensé à regarder de ce côté.

Bien sûr, des divers aliments adoptés ici par les uns ou par les autres, aucun n'est directement nuisible en soi et ne doit être proscrit d'une façon absolue. Mais chacun a son degré particulier de digestibilité. D'autre part, chaque estomac dispose de moyens variables, et qui changent eux-mêmes avec l'âge, ou avec son état de fatigue occasionnelle. Il faut savoir apporter ici quelque opportunisme, ne pas s'entêter dans une mauvaise pratique, comme dans un rite traditionnel, ni, dans une même famille, par exemple, imposer à tous les enfants, quels que soient leur âge et leur complexion, le même menu qu'aux parents, voire aux grands-parents.

Règles générales : 1° un petit déjeuner dont l'absorption, au bout d'un certain temps (environ deux heures plus tard), est suivie, régulièrement de sensations de brûlure au niveau du creux de l'estomac, trahit un état dyspeptique et est à modifier, y fût-on habitué depuis de longues années.

2° Si l'on a fait, la veille au soir, un repas plus copieux que d'habitude, absorbé des aliments plus lourds, si l'on n'a pas faim, bref, si l'on peut soupçonner que l'estomac n'est pas entièrement vidé de ce repas de la veille, il vaut mieux supprimer le petit déjeuner ou se contenter d'une infusion très chaude, sucrée, de thé très léger, par exemple, ou de café, sans rien de plus. La plupart des dyspepsies naissent, je vous l'ai dit, de la stagnation des aliments dans notre poche gastrique et de la superposition d'un repas nouveau à un repas dont la digestion stomacale n'est pas terminée physiologiquement. Si le rythme habituel de la vie nous impose, pour chacun de nos repas, des heures régulières, et les habitudes familiales une composition uniforme, la sagesse serait de ne manger que quand on a faim, dans la mesure de cette faim, et plutôt des aliments choisis selon nos moyens du jour. C'est ainsi que notre premier déjeuner peut devenir, entre nos mains, si nous le voulons, un excellent régulateur de notre activité gastrique.

Le menu le plus simple, pour ce premier repas, celui qui est acceptable pour tous, qui ne fatigue jamais l'estomac et qui calme au besoin son irritation quand elle existe, c'est tout simplement la soupe très cuite, très épaisse, et sans trop de beurre.

Meilleures encore sont les bouillies farineuses, longtemps mijotées, à petit feu, avec adjonction de lait et de sucre, voire d'un jaune d'œuf (délayé d'abord à froid), si l'on veut, pour un sujet affaibli ou un enfant en croissance, prescrire un repas plus substantiel. On peut aussi bien adopter le lait chaud et sucré, pris sans pain, ou la soupe au lait, à la condition qu'elle soit très cuite.

Par contre, le pain frais, le croissant chaud, jetés en morceaux dans le lait, sans cuisson, et qui seront sûrement mal mâchés parce qu'ils sont mous, donc mal *insalivés*, sont des facteurs presque certains de dyspepsie par fermentations gastriques. Il vaut mieux croquer *à sec* des tranches de pain bien rôties, des biscottes ou des longuets de pain sans mie, et boire le lait par gorgées, entre chaque tranche, de façon que le pain soit toujours l'objet d'une mastication complète, absolument nécessaire pour que la salive digère convenablement l'élément farineux.

Le pain grillé beurré, les délicieux *toasts* si goûtés en général, sont d'excellentes choses, si on les mastique bien, eux aussi, et si l'estomac ne formule aucune plainte brûlante une ou deux heures après, auquel cas il faut tenir compte de l'avertissement et renoncer à eux pendant quelque temps.

Le chocolat au lait, le plus exquis des déjeuners, le bon chocolat longtemps mijoté la veille, et rechauffé le lendemain matin, n'est malheureusement pas toléré indéfiniment par tout le monde. Déjà riche en graisse, il constitue, quand on y joint des tartines de pain beurré, un aliment d'une digestion assez laborieuse. On peut en consommer de temps à autre, mais il vaut mieux n'en pas faire un usage quotidien ni prolongé. Il échauffe et fatigue le foie, pousse aux calculs biliaires et à la constipation, et devient vite un facteur d'engraissement et de dyspepsie, souvent des deux. En tout cas, il est à supprimer provisoirement à la première plainte de l'estomac.

On donne parfois aux enfants, comme premier déjeuner, une tablette de chocolat qu'ils croquent avec une large tranche de pain frais en se rendant à l'école; c'est une simplification du travail de la ménagère aux heures matinales, mais aussi une bien mauvaise pratique. L'enfant mâche mal le pain en marchant, en courant, en bavardant avec ses compagnons de route; et puis il ne boit pas.

Le chocolat à l'eau, le cacao, sont peut-être un peu moins lourds que le chocolat au lait : tout de même ils participent de ses inconvénients quant à la fatigue du foie, lorsqu'on les a adoptés pour l'usage quotidien pendant plusieurs années. On peut les permettre, sans adjonction de pain, aux vieillards, s'ils ne sont pas constipés.

Le café, sans rien de plus, le « jus » du soldat, est d'un usage très courant. Il a beaucoup de bon, car il lave bien l'estomac et ne le charge pas. Il relève, dès le matin, la tension sanguine, toujours plus faible au réveil. Il vaut mieux, cependant, qu'il ne soit pas trop fort, car il énerve, étant ainsi pris à jeun, et surtout les enfants. Additionné de chicorée, comme on le fait habituellement dans le Nord, il est moins agréable au goût, mais énerve moins, et a même l'avantage de prévenir un peu la constipation.

Le café au lait constitue le petit déjeuner traditionnel de beaucoup de personnes. Il n'a pas les inconvénients particuliers que beaucoup de femmes lui attribuent, en vertu d'une tradition puérile et sans aucun fondement sérieux. Mais c'est un assez médiocre aliment, où l'on ne retrouve plus aucun des avantages du lait ni du café pris séparément. Il ne stimule pas comme ce dernier, et nourrit moins bien que le premier, car l'estomac le digère dans de moins bonnes conditions que le lait pur. Une partie passe même dans l'intestin directement, justifiant ainsi parfois, — surtout quand le café renferme de la chicorée, — la réputation qu'on lui a faite d'être laxatif, ce qui est sans doute un résultat, mais une non-valeur au point de vue alimentaire. L'adjonction de pain frais ou grillé, beurré ou non, comporte ici les mêmes conclusions que j'ai formulées plus haut, à propos du lait.

Le thé pur, pris à jeun, est le pire de tous les déjeuners matinaux. Il n'en est pas qui fatigue davantage l'estomac, surtout s'il est fort, très coloré, et s'il provient, comme c'est le cas pour les variétés bon marché, d'une espèce riche en tanin. · Il donne vite des nausées, et provoque des accidents nerveux singuliers, dont on ne soupçonne pas tout de suite l'origine, des troubles de la vue, par exemple, des palpitations, des vertiges, des migraines, des démangeaisons sur tout le corps, un état de nervosité tout spécial, trahissant un véritable état d'intoxication. On oublie trop, en général, que le thé n'est pas du tout une tisane inoffensive. Je compte d'ailleurs lui consacrer un chapitre spécial.

Certaines personnes ont l'habitude de prendre, dès le matin, un repas un peu plus copieux, tel que le font les Anglais, par exemple, avec de la viande, des œufs, du fromage ou des confitures. Cela est légitime lorsqu'on part de bonne heure, pour la chasse ou pour un travail physique un peu actif, et surtout si l'on doit déjeuner tard. Comme règle habituelle de régime, cette pratique n'est justifiée que si le régime tout entier est réglé en conséquence, c'est-à-dire avec un repas de midi moins important qu'on ne le fait d'habitude, et surtout un repas du soir plus léger encore, de façon qu'au matin l'estomac soit évacué totalement. Sinon, le tout forme une ration alimentaire trop forte : c'est l'engraissement inévitable et, de plus, la fatigue rapide de l'estomac qui, dans ce système, ne se repose jamais.

La suppression totale du déjeuner du matin a ses partisans. Elle n'est pas à conseiller pour les jeunes gens, surtout pour les enfants en âge de croissance, qui font une grosse consommation d'éléments nutritifs, ni pour les vieillards, qui ont à réparer une usure continuelle. Mais elle est admissible pour les personnes de 45 à 60 ans, qui restent chez elles le matin, peu occupées, et que menace l'embonpoint. Il vaut mieux, tout au moins, si l'on supprime les aliments solides, prendre quelque liquide, — une tasse de café léger, un verre d'eau de Vichy, une citronnade chaude, pour nettoyer le rein et éviter, comme je l'ai dit plus haut, de voir trop baisser la tension sanguine. Je rappelle qu'un grand verre d'eau froide est un bon procédé pour prévenir la constipation.

Une dernière recommandation. Pour une bonne hygiène, il faut prendre son premier déjeuner, une fois levé et la toilette faite. L'absorber au lit, où l'on reste ensuite, est un des meilleurs moyens d'engraisser, de se lever avec la tête lourde et de n'avoir pas d'appétit au repas de midi.

Enfin, pour les personnes qu'afflige la constipation, il y a un procédé que je vous ai déjà indiqué, et qui peut remplacer ici, à lui seul, toutes les pilules du monde, c'est de manger régulièrement, à ce premier repas, du miel et surtout des fruits frais, choisis selon la saison et selon la tolérance particulière de l'estomac de chacun.

Quant au verre de vin blanc ou même d'alcool, pris à jeun, dès le matin, malheureusement si habituel dans la classe ouvrière, avec ou sans pain, on ne peut le mentionner, hélas ! que comme le plus sûr et le plus triste facteur des dyspepsies, du nervosisme (tremblement), des troubles de la vue, et surtout de l'alcoolisme.

LE PAIN

Au moment où j'écris ces lignes, nous avons, ou nous allons avoir — cela dépend des régions — un nouveau pain. La presse a déjà expliqué à tous pour quelles raisons d'économie générale il valait mieux consentir ce léger sacrifice de nos habitudes que d'envoyer, à ce propos, à l'étranger, encore quelques millions de notre maigre fortune nationale.

Nous sommes d'ailleurs prévenus qu'il ne s'agit pas de revenir au pain de guerre, de fâcheuse mémoire, au pain de « succédanés » où il y avait un peu de tout, même de la farine. Le nouveau pain est fait de bon froment, mais avec un blutage légèrement moins poussé, qui le fera un tantinet moins blanc, mais aussi un peu plus riche en éléments jusque-là rejetés avec le son, et certainement beaucoup plus savoureux.

Et de cela, l'hygiéniste ne peut que se réjouir, parce que le pain ainsi fabriqué se rapproche davantage du pain *complet*, préparé avec la totalité du grain, qui a été si longtemps, et devrait logiquement rester toujours le véritable aliment quotidien de l'homme.

Car tout est utile, dans cet admirable grain de blé, non seulement la partie proprement alimentaire : gluten, aleurone, amidon, huile, sels minéraux, mais même la matière cellulosique inerte, qui sert de trame à l'amande et constitue la majeure partie de l'écorce. Elle sert à faciliter la digestion du reste. Dans l'intestin, qu'elle semble encombrer inutilement, elle « tient de la place », suivant la formule célèbre de l'Auvergnat qui avait trouvé une souris dans son potage. Conjointement avec la cellulose des légumes et des fruits, elle ralentit le cheminement, dans le tube digestif, des aliments digérés, et favorise une absorption plus complète, plus recueillie, des éléments utiles. Plus exactement, elle régularise ce cheminement, distendant légèrement l'intestin par son volume, l'obligeant à se contracter pour la faire progresser, puis à se libérer, à la fin, de cette masse inutile.

Grâce à cette sorte de ramonage, le pain complet, fait avec la totalité du grain écrasé, assure une bien meilleure régularisation des fonctions intestinales que le pain très blanc, fait de farine blutée à 70 % ou même davantage, privée par conséquent de l'huile laxative qui existe dans le germe et dans les téguments du grain.

On a même employé, chez les sujets dont la constipation habituelle réclame un traitement régulier, le pain de son, qu'il faut bien distinguer du pain complet, et qui comporte l'adjonction, à la farine totale, d'une certaine quantité de son. C'est un bon moyen d'arriver au résultat cherché, en évitant l'emploi des drogues : mais on doit en user avec discrétion, car ce pain est en réalité un peu indigeste.

Il faut ajouter que le pain complet est nettement plus nourrissant que le pain trop blanc, le pain riche, comme l'on dit, expression tout à fait vicieuse puisqu'il est en réalité plus pauvre en principes utiles : disons plutôt le « pain des riches », c'est-à-dire de ceux qui ont les moyens de compléter par d'autres aliments ce pain insuffisant.

On a constaté, en effet, chose assez curieuse, car c'est ici l'instinct et non le raisonnement qui nous fait agir, que les amateurs de pain blanc étaient beaucoup plus portés à manger de la viande que les consommateurs de pain bis. Tel fut longtemps le cas des travailleurs de la campagne, dont tous les besoins alimentaires étaient satisfaits par le pain, la soupe, le lard, le laitage et les légumes, la viande n'étant pour eux qu'un luxe rare, qu'ils n'ont adopté que peu à peu, comme signe de bien-être. Ce fut, certes, leur droit absolu : j'en retiens seulement ce fait, intéressant du point de vue purement physiologique, qu'en ce temps-là ils ne se portaient pas plus mal, fournissaient un travail physique plutôt supérieur, et qu'ils ignoraient, en revanche, bien des maladies qu'amène l'usage régulier et abondant de la viande, l'arthritisme, la fatigue plus précoce du foie, l'appendicite, peut-être même le cancer.

Le pain est, en effet, avant tout, un aliment générateur de force physique. Il fait des travailleurs puissants, à l'ossature solide et bien développée. Chez l'enfant, il favorise le développement du squelette et la croissance. S'il y avait une recette pour faire des géants, elle devrait consister à nourrir l'enfant exclusivement de lait et de pain complet. Par contre, si cette force qu'il procure n'est pas utilisée en totalité, il accroît inutilement nos réserves, c'est-à-dire qu'il fabrique de la graisse, principalement dans la région abdominale. Les gros mangeurs de pain qui ne font pas de dépenses physiques suffisantes, deviennent ventrus, et le premier principe

·u traitement de l'obésité consiste dans la réduction au minimum de la consommation du pain, et surtout des pâtisseries, plus graves encore, parce qu'elles comportent l'adjonction de deux aliments déjà générateurs de graisse par eux-mêmes : le sucre et le beurre.

Il reste une remarque importante à ajouter. Il ne suffit pas de manger du pain, il faut le digérer convenablement, et je demande à insister encore un peu sur ce point, car il s'agit d'un élément essentiel de notre régime journalier.

Aliment complet, puisqu'il renferme des albumines (le gluten) et des féculents, il est clair que ces derniers représentent la majeure partie de son volume. Or, si la digestion des albumines se fait dans l'estomac grâce au suc gastrique, celle des féculents se fait dans la cavité buccale au moyen des ferments apportés par la salive. C'est dire que chaque bouchée de pain doit être déjà bien imprégnée par celle-ci avant d'être avalée, donc mastiquée à fond et réduite en bouillie claire, la mastication jouant ici le double rôle de triturer la masse et de faire pression sur les glandes salivaires logées dans les parois buccales.

Avaler le pain sans le mâcher, même la mie, pour cette mauvaise raison qu'elle est très tendre et ne paraît pas en avoir besoin, ou encore par négligence ou inattention, soit qu'on se livre pendant ce temps-là à une conversation trop active, ou qu'on se laisse absorber par une lecture, est une pratique déplorable, à tous les points de vue, et riche en conséquences dont certaines sont parfois très graves.

Le pain mal mâché et mal insalivé encombre l'estomac, où le suc gastrique ne peut rien faire pour lui, réservant son action pour les albumines. Il ralentit toute la digestion et subit pendant ce temps des fermentations qui engendrent des produits acides, venant s'ajouter à l'acide chlorhydrique normal. Telle est l'origine de la plupart des cas de *pyrosis*, c'est-à-dire de sensation de brûlure au niveau du creux de l'estomac vers la fin de la digestion.

Si cet état devient habituel, on crée de toutes pièces une dyspepsie avec fermentations, s'accompagnant de production de gaz, de gonflement après le repas, de distension de l'estomac avec stase trop prolongée de son contenu.

Mais ce n'est pas tout, et les conséquences de la mauvaise mastication quotidienne du pain peuvent porter très loin. Ces acides ainsi formés, et qu'il faudra bien éliminer, ne pourront l'être qu'en passant à l'état de sels, par emprunt d'une base alcaline aux humeurs et aux tissus de l'organisme, c'est-à-dire emprunt de soude, de potasse et aussi de chaux.

Ce dernier emprunt est redoutable : il se fait au tissu osseux, c'est-à-dire aux os et aux dents. C'est par ce mécanisme que la femme en gestation, obligée de fournir de la chaux pour le développement du squelette de son jeune hôte, voit si souvent ses dents s'altérer et parfois même, dans des cas rares et graves, son propre squelette se ramollir tout entier (ostéomalacie).

Chez le jeune adulte en crise de croissance, cette spoliation en chaux compromet la solidité de ses os, qui en ont justement grand besoin pendant cette période. C'est pourquoi l'on observe tant de dos ronds chez les jeunes gens des deux sexes, penchés sur leur table d'étude et altérant, d'autre part, l'équilibre de leurs tissus osseux par une mastication précipitée et défectueuse, origine de ces fermentations acides spoliatrices. Par le même processus de déminéralisation, ainsi que l'a fait remarquer le Pr Robin, se prépare le terrain le plus propice à l'éclosion ultérieure de la tuberculose.

Cet enchaînement de phénomènes fait comprendre comment « l'histoire d'une bouchée de pain », du moins celle de ses débuts, est souvent celle de la santé même de nos jeunes gens.

C'est surtout la mie qui expose à ces risques, parce qu'elle semble, bien à tort, ne pas réclamer un aussi gros effort masticatoire. Aussi, lorsqu'on ne parvient pas à faire prendre à l'enfant de meill'ures habitudes, vaut-il mieux lui donner le goût de la croûte et surtout du pain grillé, qui rend tant de services dans le traitement de maintes dyspepsies.

Ces services sont de deux ordres. D'abord, étant plus dur, le pain grillé rend plus évidente la nécessité d'une mastication soigneuse; d'autre part, la torréfaction — car il ne s'agit pas de pain dur, de pain rassis, mais de pain frais, grillé en totalité et ayant pris la couleur dorée de la croûte, — cette torréfaction correspond à une caramélisation, à une transformation de l'amidon, qui le rend beaucoup plus soluble et bien plus facilement digestible.

LES ŒUFS

L'œuf est un des facteurs ordinaires de notre régime courant, accepté traditionnellement comme le plus sain des aliments et, comme tel, prescrit facilement aux enfants et aux malades. Pourtant l'hygiéniste est parfois obligé de formuler quelques réserves à son endroit. Il lui faut le proscrire de certains régimes et, de temps à autre, quelques empoisonnements, dus manifestement aux œufs, viennent éveiller une certaine méfiance à son sujet. Expliquons-nous en clairement.

Reconnaissons d'abord à l'œuf de grandes qualités. C'est un aliment léger, quoique d'une grande valeur nutritive, et très facilement digéré quand il est cru ou très peu cuit.

Un œuf de 60 grammes renferme 39 grammes d'eau, 5 gr. 70 de graisses, environ 8 gr. d'albumine (dont 4 gr. 50 pour le blanc et 2 gr. 90 pour le jaune) et 0 gr. 50 de sels divers. De plus, cette albumine est riche en phosphore (vitellines, nucléoalbumines). Ses graisses (lécithines, phospho-glycérides) le sont également; elles se présentent tout émulsionnées : ce sont les corps gras qui traversent le plus rapidement l'estomac. Au total, aliment très tonique, d'assimilation très facile, si la cuisine n'intervient pas trop pour en changer l'aspect.

L'œuf gobé cru, l'œuf à la coque, l'œuf mollet, peuvent seuls prétendre à la digestibilité presque parfaite, puisqu'elle atteint le chiffre de 95%, unique (avec le lait) dans l'échelle alimentaire. Aussi l'œuf, ne laissant presque aucun résidu, favorise-t-il, de même que le lait, la constipation. C'est pourquoi les épinards et l'oseille lui forment, à l'occasion, un cortège tout à fait décent, quand il paraît sur nos tables. Par contre, l'omelette au lard, les œufs sur le plat avec *bacon*, constituent des mets un peu trop gras, si agréables qu'ils soient. Les œufs sur le plat, les œufs frits, les œufs farcis ne sont pas toujours bien acceptés par les dyspeptiques.

Comme pouvoir nutritif, un œuf de 60 grammes équivaut à 150 grammes de lait de vache et à 50 grammes de viande : il fournit à lui seul 80 calories — ce qui met celle-ci à moins d'un centime, au prix du jour.

Par ses graisses si assimilables, l'œuf est un moyen d'engraissement très commode. Par son phosphore, c'est un bon tonique du système nerveux, précieux pour les enfants, les convalescents, les vieillards, les travailleurs intellectuels, qui exigent des digestions rapides. Enfin il renferme du soufre, bon désinfectant intestinal et précieux aux arthritiques.

Mais il a des défauts, les uns putatifs, les autres vrais. On l'a accusé, par sa cholestérine, de préparer la formation de calculs biliaires, ce qui a été reconnu inexact. L'ingestion de cholestérine n'augmente pas la teneur de la bile en cette substance. Tout au contraire, l'œuf, riche en matières grasses, favorise la sécrétion biliaire et l'issue des calculs existants. Son albumine a été jugée capable de produire l'albuminurie, ce qui n'est vrai que lorsque les physiologistes s'amusent à l'injecter

sous la peau, méthode inusitée à table. Von Noorden
et bien d'autres spécialistes des régimes permettent
aujourd'hui largement les œufs frais aux albuminuriques.

Voici maintenant quels sont exactement ses
méfaits : Tous les œufs renferment, à titre d'élément de leur lécithine, un alcaloïde, la choline,
faiblement toxique par elle-même, mais où des
transformations chimiques peuvent faire apparaître de la névrine, poison violent, proche parent de
l'amanitine des champignons les plus vénéneux.

Les œufs de certains animaux, par cette choline
et ses métamorphoses, sont franchement toxiques,
et quelques poissons (brochet, barbeau, congre) le
deviennent eux-mêmes au moment du frai. L'œuf
de cane est déjà, pour cette raison, plus suspect
que celui de la poule. Ce dernier est inoffensif quand
il est rigoureusement aseptique ; mais si des microbes viennent à l'infecter, ils cultivent admirablement dans l'enveloppe albumineuse et surtout dans
la couche de celle-ci qui est contiguë au jaune, d'où
cette conclusion singulière que c'est le blanc qui
renferme des germes (à l'exclusion du jaune), mais
que c'est à l'aide des éléments phosphoreux du
jaune que se fabrique le poison des œufs.

Ce poison est au maximum dans les œufs putré-
fiés ; pourtant il peut exister déjà, à l'état de traces,
dans l'œuf frais pondu, les microbes, qui proviennent probablement du fumier, ayant infecté l'œuf
par avance dans l'oviducte de la poule, avant même
qu'il ait reçu son enveloppe coquillère.

Fort heureusement, la plupart des œufs naissent exempts d'infection. Mais c'est un fait qu'il
est impossible de deviner, la poule nous fût-elle per-

sonnellement connue. On peut être certain qu'il y a des poulaillers ainsi infectés à l'insu de leur propriétaire.

C'est cette inconnue qui rend l'œuf un peu suspect et qui doit le faire interdire, par précaution, aux albuminuriques, si sensibles à tous les poisons, et cela malgré les autorités citées tout à l'heure, — aux entéritiques, à l'intestin si irritable, par qui l'œuf est ordinairement très mal toléré — aux hépatiques, dont le foie est doué d'un pouvoir antitoxique amoindri.

C'est encore ce qui rend suspectes les crèmes préparées avec les œufs, lesquelles, inoffensives 999 fois sur 1.000, peuvent devenir l'occasion de véritables empoisonnements, surtout lorsque se trouvent réunies certaines conditions optima : œufs de cane (toujours plus dangereux), œufs battus en neige, après addition de lait et de sucre, un jour de chaleur, et conservés près du fourneau puis passés au four très légèrement, autant de circonstances réunies à souhait pour assurer aux microbes, s'il y en a, un milieu très nutritif, bien aéré, tiède, où ils pullulent avec une rapidité invraisemblable. Telle est l'explication de nombre d'empoisonnements par des choux à la crème ou des Saint-Honoré, comme on en observe quelquefois en été. Ce sont là des éventualités assez rares, sans doute, mais qu'il ne faut point cacher.

Pratiquement, les effets du poison qui peut se trouver accidentellement dans l'œuf sont négligeables lorsque cet œuf est consommé très frais et par un sujet tout à fait sain. Mais ce qui établit bien, si la chose était nécessaire, l'existence de ce poison, fût-ce à dose infinitésimale, dans la plupart des œufs, c'est que certaines personnes ne peuvent consommer même un œuf parfaitement frais, même un plat où il n'existe que des traces d'un accommodement à l'œuf (et à leur insu), sans éprouver immédiatement des signes d'intoxication (vomissements, diarrhée), seules au milieu d'autres personnes qui ont mangé du même plat. Ce sont des sujets qui ont absorbé, souvent plusieurs années auparavant, un œuf toxique et qui sont restés, pour toute leur vie, en état d'*anaphylaxie*, c'est-à-dire sensibilisés pour les doses les plus minimes du même poison.

En terminant, signalons aux ménagères, pour reconnaître l'âge d'un œuf, un procédé fort simple et pas assez connu.

Plongez l'œuf dans un bocal plein d'eau. S'il est frais, il reste couché horizontalement au fond; vieux de trois à cinq jours il se soulève par un bout, en faisant avec l'horizontale un angle de 20 degrés environ; vieux de huit jours, il forme un angle de 45 degrés, à trois semaines un angle de 75 degrés; à un mois il se place verticalement. Plus vieux encore, il flotte. On m'a affirmé que ce procédé est au moins aussi sensible que l'examen à la lumière par transparence employé par les mireurs des Halles. En tout cas, il est à a portée de tout le monde, l'évaluation des angles pouvant être, naturellement, assez approximative.

LE POISSON

La chair du poisson peut être aussi riche en albumine que la viande : à ce point de vue, le hareng fumé, la morue salée valent le beefsteak. Les Chinois et les Japonais se nourrissent presque exclusivement de riz et de poisson. Il y a même des peuples du littoral nord de l'Europe orientale et de l'Asie qui ne mangent rien d'autre que du poisson — tout au moins des animaux vivant dans la mer — et qui se portent tout aussi bien que nous.

Tout de même, à poids égal, il faut reconnaître qu'il est en général, dans l'état frais, un peu moins nourrissant que la viande, car sa chair renferme beaucoup d'eau, ce qui facilite d'ailleurs sa cuisson parfaite et la rend particulièrement digestible. C'est cette digestibilité qui fait illusion quand on dit que c'est une nourriture qui garnit peu l'estomac et laisse promptement l'impression de vide. Il faut voir là un avantage et non un inconvénient. Les aliments à préférer sont toujours ceux qui encombrent le moins longtemps l'estomac.

Cette proportion d'eau est d'ailleurs très différente selon les poissons, et la variété de ceux qui paraissent sur nos tables est infinie. La sole et la truite ont une chair beaucoup plus légère que le thon et le saumon.

Mais ce qui varie encore davantage, c'est la proportion de graisse. Elle est à peine de 0,30 % dans l'aiglefin, et atteint 28% dans l'anguille de rivière. Les écarts sont donc ici infiniment plus considérables qu'entre les diverses viandes de boucherie et même entre les volailles. Aucun autre type d'aliment ne nous présente une gamme plus riche, permettant de régler mieux le régime d'un malade ou d'un convalescent, selon les moyens de son estomac, où la graisse est toujours l'élément indiscret.

Sont considérés comme poissons légers, c'est-à-dire renfermant moins de 8 % de graisse : le merlan, la sole, la limande, la dorade, la barbue, le turbot, la truite, le brochet, la carpe, l'aiglefin, le barbeau, la morue ; comme poissons gras (de 8 à 28 % de graisse), l'alose, le maquereau, l'anguille, la tanche, le mulet, la lotte, le thon, le hareng, le saumon. Ce sont ces derniers qu'il faut défendre aux dyspeptiques, surtout s'ils sont accommodés avec des sauces plus grasses encore (mayonnaise, beurre fondu, etc.). La délicieuse truite saumonée, avec sauce verte, est un des plats les plus « lourds » qu'on puisse imaginer.

La règle culinaire devrait être : à poisson maigre, sauce grasse (ou friture) ; à poisson gras, sauce maigre (vinaigrette, court-bouillon, sauce blanche). Or il y a tant de qualités à exiger d'un bon cuisinier qu'il ne faut pas encore y ajouter la logique absolue.

Et puisque j'en suis au chapitre culinaire, disons que la qualité du poisson, comme aliment, dépend beaucoup de son mode de préparation. Le plus parfait est celui des pêcheurs, qui font cuire le poisson aussitôt pêché, souvent encore vivant, dans l'eau de mer. Qui n'a goûté à la soupe au poisson ainsi préparée, à la truite sautée dans le beurre au sortir de l'eau, et qui ne connaît que le poisson transporté, conservé dans de la glace, préparé à la ville, de longues heures après avoir été pêché, ignore ce que vaut véritablement cet aliment, au point de vue gastronomique comme au point de vue hygiénique.

Mais il faut savoir nous contenter de ce que nous avons. Même préparé dans des conditions inférieures, le poisson garde encore de grandes qualités. Le poisson de mer est riche en soude, le poisson d'eau douce en potasse. L'un et l'autre renferment une proportion intéressante de phosphore, et la laitance de poisson est un des reconstituants naturels les plus énergiques dont nous puissions disposer. Ebouillantée, puis pétrie avec du beurre et étalée en tartine sur du pain grillé, elle représente une adjonction excellente au régime des tuberculeux, des convalescents, des affaiblis. Les anciens conseillaient même la laitance, — au même titre que le ris de veau, le poulet de grain, les truffes et la vanille, — contre la frigidité !

Ce qui est certain c'est que, par son phosphore sans doute, le poisson est un des meilleurs aliments du travailleur intellectuel. Beaucoup d'écrivains lui ont rendu ce témoignage : sa facile digestibilité — du moins quant aux poissons maigres — s'ajoute encore ici à ses qualités, pour cette clientèle généralement sédentaire. C'est également, et pour ces deux mêmes raisons (phosphore et digestibilité) un excellent aliment des vieillards. Il est d'ailleurs curieux qu'une sorte d'instinct heureux nous fait préférer le poisson, à mesure que nous avançons en âge. Pour être juste, il faut convenir que la décrépitude concomitante de notre dentition nous pousse peut-être aussi quelque peu vers cet aliment de mastication facile.

Il faut excepter de tout ceci les conserves à l'huile (sardines, hareng et thon). Le corps gras est ici l'élément principal. Ce sont des mets de digestion difficile, que l'on rend pires encore en y adjoignant du beurre, selon l'usage, et que l'on a bien tort d'offrir comme hors-d'œuvre, à moins que ce ne soit dans l'intention sournoise de couper l'appétit de ses invités. L'observation s'applique aussi bien aux fritures trop croustillantes de tout petits poissons.

Pourtant, soyons juste, et appliquons-nous s rtout à tracer ici un tableau exact. Le poisson n'a pas que des qualités, puisque, vous le savez déjà, il arrive aux médecins d'en interdire l'usage à certaines catégories de patients, aux albuminuriques, aux sujets atteints de maladies de la peau.

Ceci tient à ce que les albumines de la chair du poisson, lorsqu'elles subissent l'action de la putréfaction, donnent naissance à des toxines plus redoutables que celles que fournissent, dans les mêmes conditions, les autres viandes : peut-être le phosphore, dont il faut rappeler ici la présence, est-il en cause dans l'espèce. (On sait que le poisson en putréfaction se montre parfois phosphorescent dans l'obscurité.)

Le fait certain est que le poisson se gâte très vite et que le poisson gâté est plus riche encore en poisons que le gibier faisandé. Ceux-ci prennent naissance de très bonne heure et l'instinct populaire ne se trompe pas quand il recommande de faire cuire le poisson aussitôt pêché, encore vivant, même, si possible. Cette prompte altération de la chair, déjà appréciable pour le palais des gourmets, n'est que trop réelle. Chacun sait qu'elle fait **des progrès** extrêmement rapides avec l'élévation de la température. Même avec le poisson conservé dans la glace, elle n'est négligeable que pour les sujets bien portants, chez qui le foie remplit convenablement son rôle antitoxique et dont le rein élimine bien. Si l'un ou l'autre sont en défaillance, des signes d'intoxication légère apparaissent, allant du simple urticaire à la réactivation violente des eczémas et de toutes les lésions cutanées chez ceux qui en sont porteurs : si le rein est irritable et traduit cette irritation en laissant filtrer l'albumine du sérum sanguin, cette albuminurie augmente.

Ainsi se justifient les interdictions médicales que je viens de rappeler. Mais elles ne sauraient s'appliquer, encore une fois, au poisson cuit au sortir de l'eau, quand on se trouve placé dans les conditions qui le permettent.

Et puis, même pour les cas où cette proscription est à envisager, il faut savoir qu'il y a des degrés dans l'intolérance. Les poissons plats, c'est-à-dire pauvres en graisse, certains poissons d'eau douce à chair maigre, sont moins nocifs que les poissons gras (c'est dans leur graisse que siège surtout le phosphore), ce qui semblerait indiquer que la rapidité de la digestion joue encore ici un rôle dans la prompte neutralisation des toxines.

Enfin il ne faut pas oublier que ces toxines ne sont pas toutes détruites par la cuisson, surtout au court-bouillon, où les parties centrales du corps du poisson n'atteignent pas 100 degrés ; ceci dit pour rappeler aux ménagères économes qu'aucun artifice culinaire n'est capable de rendre sain un poisson défraîchi. Il n'y a qu'à le jeter sans hésitation, quitte à s'expliquer plus tard avec la marchande.

On ne saurait donc trop blâmer les pratiques, malheureusement en cours dans les marchés de quelques grandes villes, où l'on tolère le séjour trop prolongé du poisson dans les glacières, ce qui ne ralentit que faiblement la formation des toxines, et surtout son lavage avec l'eau oxygénée, véritable maquillage frauduleux et meurtrier, qui donne au poisson gâté, pour quelques instants, l'aspect du poisson frais en lui enlevant toute odeur, en faisant la chair blanche et ferme et même l'œil clair. Mais aussitôt rapporté à la cuisine, il révèle son état de putréfaction. Cet emploi de l'eau oxygénée devrait être sévèrement proscrit. La vieille pratique de la vente à la criée, qui obligeait à vendre à tout prix la totalité de l'arrivage en quelques heures, était donc parfaitement conforme aux lois élémentaires de l'hygiène.

Les poissons salés ou fumés sont inférieurs, hygiéniquement parlant, au poisson tout frais. Mais leur mode de conservation est suffisant pour ne les faire interdire qu'aux sujets sensibles, eczémateux ou albuminuriques, cités plus haut. Ils sont plus nourrissants, à poids égal, parce qu'ils renferment moins d'eau. De plus il y a des champignons toxiques qui se développent sur certaines salaisons, le rouge de la morue, par exemple : il faut s'en méfier. C'est pourquoi la fumaison, qui expose le poisson à des vapeurs réellement antiseptiques, où l'on trouve même de la créosote, est peut-être, en tout état de cause, préférable ici à la salaison.

LES FRUITS

Les fruits sont incontestablement un des plus précieux « dons de la nature » comme eût dit Bernardin de Saint-Pierre. Nous en faisons un élément de nos desserts, presque un aliment de luxe. Ils valent mieux que cela. Un régime logiquement équilibré ne saurait se passer de fruits. Dans beaucoup de troubles de la nutrition, d'états chroniques fâcheux des organes digestifs et du foie, ils représentent, convenablement employés, le plus sûr et le plus facile des remèdes.

Mettons à part les fruits qui ne sont que « gras », amandes, noix et noisettes. Ils ont la valeur des graisses, au point de vue nutritif et calorifique, et sont surtout précieux en hiver. Mais ils sont mieux digérés qu'elles, parce que les huiles s'y trouvent à un état d'extrême division : le squelette de cellulose inerte qui emprisonne ces corps gras et qui fait, dans l'intestin, du « volume » inutile, ajoute encore à leur valeur pour en faire un bon préventif de la constipation.

Les amandes fraîches croquées à jeun (enrobées dans un peu de sucre en poudre) sont un précieux remède des crises d'hyperchlorhydrie et sont plus agréables à prendre que la cuillerée d'huile d'olive qu'on prescrit en pareil cas. Par contre, souvenez-vous que les amandes grillées sont parfaitement indigestes et provoquent au contraire l'hyperacidité par

tase fermentative, — propriété fâcheuse de la
matière **grasse** transformée par la haute tempéra-
ure.

(Je vous rappelle que c'est la raison qui fait
nterdire aux dyspeptiques les fritures, les œufs sur
e plat, etc...).

Donc, tenons-nous-en ici aux fruits sucrés, dont
notre pays produit une variété incomparable, en
même temps que notre climat tempéré leur permet
une maturation lente qui leur donne une sapidité et
un bouquet **très** supérieurs à ceux des fruits des pays
chauds (1).

La composition de tous les fruits se ramène assez
nvariablement aux mêmes éléments : cellulose
nerte; gommes et matières pectiques de la gelée
végétale; acides, bases et sels minéraux; sucres de
diverses espèces; tanins en proportions très variables selon le degré de maturité. C'est le tanin qui
ait brunir la tranche des « fruits à couteau »,
aissée exposée à l'air, et qui noircit les lames
l'acier employées imprudemment à cet usage.

La présence de ce tanin est plutôt fâcheuse;
elle rend le fruit indigeste, c'est-à-dire que le fruit
vert, qui en renferme infiniment plus que le fruit
mûr, provoque parfois des sensations de brûlure à

---

(1) Mais ceci est peut-être un bienfait, car, aux
pays de la soif, les fruits moins sucrés désaltèrent
mieux. D'autre part, le fruit *intact* étant toujours aseptique, il fournit, comme boisson, un liquide dont la
pureté est certaine, circonstance précieuse dans des régions où les eaux naturelles sont toujours suspectes.

l'estomac et des coliques ; par contre, lorsqu'ils sont très mûrs, les fruits restés riches en tanin et que peut cependant tolérer l'estomac (coings, nèfles), amènent de la constipation.

Méfiez-vous, par conséquent, des fruits verts, d'abord pour leur tanin, et aussi pour leur acidité excessive, deux éléments réunis à souhait pour créer de longues dyspepsies chez les jeunes estomacs dépravés qui trouvent là un régal bien imprudent.

Ne parlons donc que des fruits bien mûrs et énumérons tous leurs avantages.

Leurs sucres leur donnent une valeur nutritive souvent considérable, si le fruit est pris en quantités suffisantes, comme aliment de fond et non plus comme dessert. J'ai vu des hamals (portefaix turcs), gravir paisiblement la côte de Péra, à Constantinople, en portant sur leur dos une armoire pleine — ou même un piano ! — et n'accepter d'autre nourriture pour leur journée que deux ou trois kilos de raisin, (de ce délicieux chaouch qui est l'ancêtre de notre chasselas de Fontainebleau), du pain et de l'eau.

Ces sucres se présentent sous des formes chimiques nombreuses : saccharose, lévulose, invertine, mannite, etc., en sorte que beaucoup de fruits frais, ne renfermant pas de saccharose proprement dite, peuvent être permis, après avis du médecin, à bien des diabétiques à qui on les avait interdits jusqu'ici.

A côté des sucres, il y a des acides organiques (acides tartrique, citrique, malique, etc.) soit à l'état libre (citron), soit beaucoup plus souvent à l'état de sels de soude, potasse, chaux, etc., autant d'éléments précieux pour notre individu. Tous ces acides organiques, oxydés dans l'économie, aboutissent finalement à des carbonates. D'où ce fait, d'apparence

paradoxale, que la cure de citrons, si franchement
acide tant que l'estomac n'est pas franchi, compte
en réalité comme cure alcaline lorsque l'acide citrique est devenu du citrate de soude, puis, dans le sang,
par oxydation, de l'acétate et finalement du carbonate de soude, et qu'elle prend une réelle valeur
dans le traitement de la goutte et du rhumatisme :
mais gare à la dyspepsie stomacale.

Les sels alcalins que je viens d'énumérer se
trouvent, d'autre part, dans les fruits, sous une
forme chimique particulière qu'il serait peut-être
difficile de définir avec précision, mais qui est telle,
que leur incorporation à l'organisme, comme matériaux de notre constitution, se fait beaucoup mieux
que si les mêmes sels provenaient directement des
bocaux de chimistes. Ce sont des sels qui « ont vécu »,
comme disait Pouchet, c'est-à-dire préparés par la
vie du végétal vivant à prendre place chez l'animal
vivant. Ainsi en est-il des phosphates des céréales.
Aucune composition pharmaceutique au monde ne
vaut, pour faire incorporer de la chaux et des phosphates à un jeune organisme en croissance, tout simplement le pain et les fruits.

Parmi ces sels, il y a fort peu de chlorures :
aussi les fruits facilitent-ils beaucoup le travail des
reins. Ils sont diurétiques, précieux, par conséquent,
chez les goutteux, les albuminuriques, les cardiaques. Comme ils sont « réminéralisants » au plus
haut point, ils conviennent donc aussi aux tuberculeux (quand ils n'ont pas de diarrhée), et aux anémi-
ques. La banane, riche en fécule, est très nourris-
sante. Certains fruits même (la prune), renferment
parfois du fer.

Leur masse cellulosique encombre un peu l'intestin, excite ses contractions et prévient fort heureusement la constipation, d'abord par cette action mécanique, puis parce qu'on trouve souvent chez eux des malates, qui sont légèrement laxatifs. Les Anglais emploient beaucoup, pour ce dernier usage, les sels de fruits (*Fruit salt*), purgatif léger fort agréable.

Enfin les fruits frais, je veux dire non cuits, renferment en abondance des ferments actifs, oxydases et vitamines, dont on sait aujourd'hui le rôle essentiel dans la nutrition. Ils combatttent très favorablement, chez les citadins, les inconvénients d'un régime souvent trop carné (viande, œufs, lait, fromage). L'alcalinité des sels des fruits venant s'ajouter à cette action, ils exercent les effets les plus bienfaisants sur les fonctions du foie, si souvent déficientes sans qu'on s'en doute.

Même chez les tout jeunes enfants, et jusque chez les nourrissons, les fruits sont utiles. Ils préviennent les inconvénients de l'emploi forcé du lait stérilisé dans les villes, auquel on doit tant de cas de scorbut infantile. Une cuillerée de jus d'orange ou de jus de pomme crue écrasée, filtré dans un linge, cuillerée additionnée d'un peu de sucre en poudre, rend souvent de grands services aux petits nourrissons, même âgés de quelques jours seulement, lorsqu'ils présentent certains troubles digestifs où le foie joue souvent un rôle insoupçonné.

Mais pour cela, il faut employer des fruits frais. La cuisson tue tous les ferments et détruit les vitamines. Par contre les fruits cuits, s'ils ont perdu une partie de leurs propriétés heureuses pour le foie, sont plus facilement digérés, parce que leur cellulose inerte a subi, sous l'action de la chaleur, certaines transformations. Ils sont moins laxatifs (sauf peut-être les pruneaux, dont la réputation est d'ailleurs surfaite) et conviennent mieux aux entéritiques (1).

On n'oubliera pas que les compotes de fruits s'altèrent très rapidement à l'air. Il ne faut donc consommer que celles qui ont été préparées le jour même. Au bout de quelques heures, elles fermentent activement dans leur jus sucré et donnent naissance à des acides qui peuvent causer, surtout aux dyspeptiques à digestions lentes, de vives sensations de brûlure à l'estomac.

Il y a peu de personnes à qui il faille interdire les fruits crus. Ce sont les sujets atteints d'entérite nerveuse, chez qui la moindre excitation intestinale provoque des spasmes, de la douleur et de la diarrhée. Ce sont aussi quelques dyspeptiques à estomac dilaté, sujets à la stase alimentaire, c'est-à-dire aux digestions stomacales trop longtemps prolongées, avec fermentations : chez ceux-là, la pomme et la poire crues et aussi la banane, riche en fécule, déterminent parfois de la lourdeur, du pyrosis et des éructations. Mais, même chez ces malades, le jus de fruits frais, passé au tamis, est toujours bien supporté et remplit ses bons offices à l'endroit des fonctions hépatiques.

---

(1) Signalons, en passant, l'injustice particulière dont continue d'être victime la tomate, qu'on interdit aux goutteux, aux calculeux et aux albuminuriques, au même titre que l'oseille, sous prétexte qu'elle renfermerait de l'acide oxalique. Or, Armand Gautier a démontré, depuis plusieurs années, que la tomate ne devait son acidité qu'à l'acide citrique. Elle est donc aussi saine que le citron lui-même, qui l'est infiniment.

Lavez toujours vos fruits. Vous ne sauriez imaginer de quelles souillures ils sont recouverts, les unes provenant de la poussière du fumier des vergers, les autres des doigts de tous les intermédiaires qui les ont manipulés. D'ailleurs, faites une expérience qui vous édifiera : après lavage des fruits, examinez l'eau qui a servi à cet usage et dites si vous seriez tenté de la boire !

Lavez surtout les fruits ramassés à terre, où ils se chargent des œufs de toutes sortes de parasites. La plupart des diarrhées attribuées à l'usage des fruits sont, surtout chez les jeunes enfants, l'effet des germes ingérés avec des fruits malpropres, trouvés par eux sur le sol. Quant aux vers intestinaux observés si souvent chez les enfants, il n'y a aucun doute que c'est par le fumier et la terre souillant les fruits qu'ils ramassent, que s'en fait le plus ordinairement la propagation.

On prétend que ce lavage leur fait perdre de leur bouquet. N'en croyez rien. Du reste il suffit de pratiquer ce lavage une heure avant le repas et d'exposer ensuite le fruit à l'air et surtout au soleil, pour qu'il régénère rapidement tout son parfum (1).

---

(1) Les oxydases présentes dans les fruits mûrs restent douées, en effet, d'une telle activité qu'on en peut citer en exemple le fait suivant que je tiens de M. Gabriel Bertrand, le distingué professeur de chimie biologique de l'Institut Pasteur, aujourd'hui membre de l'Institut. Pendant la guerre, on était à la recherche de tous les procédés permettant, à l'heure des restrictions, de préparer des conserves alimentaires, non seulement industriellement, mais dans les ménages. On découvrit alors qu'on pouvait facilement conserver les fruits intacts, je veux dire sans qu'ils pourrissent, dans de l'eau

Donc, mangez des fruits frais, mangez-en beaucoup, vous surtout arthritiques, hépatiques et goutteux. Faites, au besoin, une cure hebdomadaire de fruits, en vous nourrissant exclusivement de ceux-ci, un jour à votre choix, par semaine, en n'absorbant, avec cela, que quelques tasses de thé très léger. Je vous ai déjà, plusieurs fois ici, recommandé cette pratique, que tous ceux qui l'ont adoptée ont reconnue comme un véritable bienfait.

On pratique, d'ailleurs, dans le Tyrol et en Suisse, des cures de raisin, dont l'effet est excellent dans les engorgements du foie, la goutte et l'albuminurie, à la condition d'avaler le grain tout entier, avec sa peau, sans les pépins, bien entendu.

---

bouillie, après les avoir fait passer un instant dans l'eau bouillante. M. Gabriel Bertrand fit, un jour, par hasard, une constatation qui permettait de simplifier encore le procédé. Des fruits frais, simplement lavés sous le jet d'un robinet d'eau ordinaire, donc non stérilisée, et plongés ensuite entièrement dans un bocal rempli de la même eau, — mais plein jusqu'aux bords et clos par une plaque de verre scellée, — se sont conservés de la même manière, et le savant professeur voulut bien m'en montrer des échantillons (pêches, prunes, tomates) restés intacts, dans son laboratoire, depuis cinq ans. L'explication qu'il me fournit fut que les oxydases du fruit vivant avaient eu un pouvoir suffisant pour *stériliser l'eau!* Du moins voilà un procédé de conservation d'une simplicité telle que toutes les ménagères pouvaient en faire leur profit.

LA QUERELLE DU VIN

Nous voici, paraît-il, à l'heure où paraît cet article, dans la semaine du vin, pendant laquelle nous sommes invités à chanter la gloire de nos grands crus de France. Ainsi en a décidé un récent Congrès d'œnologie, qui vient d'inscrire à son programme une série de questions fort intéressantes, mais principalement d'ordre économique, où je n'ai pas vu cependant figurer celle de l'abaissement des prix. Ce sera sans doute pour une autre fois.

Et de grand cœur, moi aussi, je dirai le los du vin de France, et, comme le maréchal le prescrivait à ses troupes sur la route de Beaune, je suis prêt à présenter les armes au Clos Vougeot.

A celui-là et à bien d'autres. Il est hors de doute qu'aucun pays ne produit un ensemble de crus aussi merveilleux. Il n'est Chianti, Tokay, ni Johannisberg qui vaillent nos grands vins bordelais, du Saint-Emilion au Château-Yquem, ni nos admirables vins de Bourgogne, si capiteux et si fins, ni nos Beaujolais fruités, ni nos vins de Touraine si savoureux et si légers, ni enfin notre Champagne national.

Du point de vue de l'hygiène, j'ajouterai que tous les médecins, outre qu'ils sont généralement fort gourmets et bons connaisseurs pour leur propre compte, tiennent le vin pour une boisson très saine, lorsqu'elle est prise avec modération, et qu'on a su la bien choisir. Ils acceptent même fort bien qu'on la boive à l'état pur, pourvu que ce soit par petits verres, à table, et que l'eau, qui en gâte toujours le goût, mais qui satisfait mieux le besoin de se désaltérer, soit bue à part (1).

Le vin constitue, dans ces conditions, un bon tonique nerveux qui contrebalance utilement la torpeur consécutive à la digestion. Il donne de la bonne humeur et pousse à l'optimisme, c'est-à-dire qu'il nous aveugle un peu sur les obstacles. La patrie ne doit pas oublier ce qu'elle a dû au « Maréchal pinard ». On nous le répète souvent, — trop souvent peut-être, car on ne sait trop si ceci est dit pour rehausser ou pour diminuer la gloire de nos héroïques poilus.

La stimulation exercée par le vin sur notre cer-

---

(1) J'ai vu de bons observateurs soutenir que le mélange du vin avec de l'eau réalise quelque chose de plus qu'une simple dilution, mais une véritable dislocation chimique, où le tannin, surtout dans le vin rouge, est entraîné vers des oxydations nouvelles qui aboutissent à des résultats détestables. La chose est déjà sensible, pour un palais fin, lors même que le mélange est préparé à table et bu aussitôt. S'il est réalisé à l'avance, par esprit de lucre chez le commerçant, par économie chez la ménagère, il en résulte un breuvage lamentable, où les qualités natives du jus de la vigne sont, non pas atténuées, mais défigurées. La fâcheuse « abondance » mise en tonneaux, produit de l'imagination parcimonieuse des économes de lycées, est proprement imbuvable. L'eau pure lui est bien préférable.

Au résumé, l'eau rougie représente une sorte de crime gastronomique. L'homme de goût boit son vin pur, le choisit excellent, en prend très modérément au cours du repas, et termine celui-ci, après les sucreries du dessert, par un grand verre d'eau pure.

Les quantités de vin et d'eau, absorbées au total, ont été les mêmes que si l'on avait bu du vin coupé, mais quelle différence pour le palais ! Quant au mélange du vin avec une eau minérale alcaline, il n'y a pas de terme pour qualifier une semblable aberration.

veau est même d'une qualité toute particulière. Les idées qu'il provoque se succèdent avec une véritable logique (celle de l'ivrogne est implacable et entêtée). Le vin fait naître les beaux discours et aussi l'action vigoureuse. Le café, par contre, engendre une grande multiplicité d'images, mais le plus souvent désordonnées : il alimente surtout la rêverie : c'est la liqueur d'Orient. Le café est l'auxiliaire du brillant causeur. Le vin est celui de l'orateur et serait, logiquement, un meilleur symbole de la tribune que le classique verre d'eau. Il donne du cœur à l'ouvrage. La France ne serait pas ce qu'elle est, prise dans son ensemble, sans ses vins.

Et maintenant que je vous ai prouvé que je suis tout le contraire d'un ennemi du vin et que je ne me cache pas d'apporter personnellement à son usage quelque plaisir légitime, voire quelque connaissance, permettez-moi de vider ici, avec MM. les membres du Congrès d'œnologie, non pas une coupe délicieuse, ce que je préférerais, mais une vieille querelle.

Ces messieurs, dont la fonction est de vendre leurs produits, d'en vendre le plus possible et avec le meilleur profit, sont habitués, vous le savez, à se plaindre périodiquement de la mévente, et à en accuser tout le monde et tout particulièrement les médecins. Ils ne peuvent supporter que nous fassions parfois figurer sur nos ordonnances l'interdiction momentanée du vin, — plus chatouilleux en ceci que quiconque, car jamais les marchands de cidre ou de bière n'ont fait tant de bruit quand nous leur retirions quelques clients, ni les marchands d'œufs quand nous interdisons l'œuf aux entéritiques, ou les marchands de poissons quand nous défendons celui-ci aux malades atteints de troubles de la peau.

Pour eux la question du vin est un bloc intangible. Le vin, disent-ils, ne saurait jamais, en aucun cas, faire de mal à personne. Nous sommes donc gravement coupables de semer parfois, par nos ordonnances, la méfiance à son endroit. On a même nettement accusé les conférenciers des Sociétés de tempérance (et j'en fus), d'être payés par les marchands d'eaux minérales et les marchands de thé, — ce qui est tout de même un peu fort.

Hélas ! nous ne sommes payés par personne, — pas même, parfois, par nos clients. Nous ne crions pas si fort quand le développement continu des œuvres philanthropiques vient restreindre chaque jour le domaine qui nous fait vivre, et nous sommes même les premiers à leur apporter notre concours. Mais notre devoir, quand quelqu'un nous confie la responsabilité de sa santé, est de lui dire ce que nous croyons être la vérité, sans autre préoccupation.

En réalité, toute boisson autre que l'eau pure est artificielle, et la question se pose simplement de savoir comment notre estomac s'arrange de chacune d'elles. Or, toutes ont leurs inconvénients relatifs. La bière introduit des gaz dans l'estomac; le cidre est souvent acide et provoque des fermentations stomacales; le vin renferme du tanin, qui retarde l'action de la pepsine, donc la digestion. Les uns et les autres contiennent une quantité plus ou moins grande d'alcool, qui irrite quelque peu la muqueuse et entrave toujours, dans une certaine mesure, la peptonisation des albumines.

Il faut donc prendre de toutes ces boissons avec une certaine modération, sous peine de détériorer notre estomac à la longue. Quand celui-ci est vigoureux et offre une bonne résistance, tout va bien. Dès que ses fonctions sont troublées, — et elles peuvent l'être par une tout autre cause que le choix du genre de boisson, par exemple, par une mauvaise mastication, par l'abus du pain frais, par les condiments en excès, vinaigre, poivre, moutarde, par l'usage trop fréquent d'aliments lourds, de sauces, de fritures, etc. — donc, quand les fonctions de l'estomac sont troublées et que le médecin est appelé à les ramener à l'état normal, son devoir est d'écarter du régime maints éléments, bien supportés par le sujet sain, mais dont la présence est devenue fâcheuse quand celui-ci n'a plus tous ses moyens.

Et le vin est de ceux-là, par son alcool, par son tanin et aussi par le sulfate de potasse qui s'y trouve quand le vin a été plâtré, même dans les limites légales, pour pouvoir être transporté sans altération.

Dans toute dyspepsie, la première règle est d'avoir des digestions rapides, et il faut éliminer alors tout ce qui peut contribuer à les ralentir et à provoquer des fermentations. Ici, le vin est nettement nuisible, plus encore par son tanin, peut-être, que par son alcool, et il l'est dans la proportion où il en renferme. C'est pourquoi le vin rouge, plus riche en tanin, souvent est plus fâcheux ici que le vin blanc. Les médecins ont-ils été assez honnis par les négociants, jadis, pour cette prédilection en faveur du vin blanc, jugée par eux comme une simple mode, un caprice ridicule, — jusqu'au jour où le vin rouge des stocks, luttant pour la vie, s'est mué subitement en vin blanc par le miracle du bisulfite. Seulement l'acidité naturelle du vin blanc, due à l'acide tartrique, est bien tolérée par l'estomac, tandis qu'avec le bisulfite il en va tout autrement et l'hygiène n'y a rien gagné.

L'interdiction provisoire de tel ou tel élément, dans le régime approprié à une maladie déterminée, n'implique pas toujours que celui-ci soit, par lui-même, chose malsaine, mais que sa digestion fait appel au jeu de certaines fonctions qui doivent être *momentanément* laissées au repos, jusqu'à ce que le sujet soit revenu à l'état normal et puisse se nourrir de nouveau à sa fantaisie, sans aucune restriction, ce qui est le signe de la parfaite santé.

Mais ici, il faut m'en prendre maintenant au public, qui raisonne mal en cette matière, et classe tout de suite, sans réflexion, les choses en bonnes et mauvaises, comme aussi les gens. Tout le monde n'a pas lu la brochure de Diderot : « Est-il bon ? Est-il méchant ? » C'est une conception vraiment trop simpliste. Que le vin soit interdit momentanément à un dyspeptique, ne signifie pas que le voisin, très bien portant, doive le tenir pour suspect. Je crois fermement, pour mon compte, que le pain frais, mal mâché, a créé infiniment plus de dyspepsies que le vin. Faut-il, pour cela, déclarer le pain un mauvais aliment ?

« Les méchants sont buveurs d'eau. » Je connais le proverbe ; et le plus drôle c'est qu'il a du vrai. Seulement il faut le comprendre. Le buveur d'eau occasionnel est généralement un dyspeptique obligé de soigner son estomac, et le dyspeptique a souvent un mauvais caractère. Je crois qu'en le mettant au vin on n'améliorerait ni celui-ci ni sa dyspepsie.

Et il y a bien aussi, n'est-ce pas, quelques méchants qui ne boivent jamais d'eau : beaucoup de pauvres femmes, certains soirs des jours de paye, pourraient en témoigner. Et il y a bien aussi, n'est-ce pas, quelques cirrhoses du foie, avec hydropisie, maladies spéciales aux grands buveurs de vin (déménageurs, cuisinières, débitants, etc.), distinctes de l'alcoolisme pur, et qui nous montrent que cette boisson, excellente en soi, a tout de même une limite de consommation, au delà de laquelle il y aurait une complicité criminelle à déclarer qu'elle est toujours inoffensive.

Et puis, enfin, il ne faudrait pas trop se moquer de nous et, pour la gloire, hors de conteste, du Chambertin et du Château-Margaux, nous forcer à donner l'absolution, en bloc, indistinctement, à tout ce qui se vend sous le nom de vin, même à maintes bistrouilles auxquelles le premier des sacrements eût dû suffire. Or, hélas, ce qui crie le plus fort à la mévente, ce n'est ni le Chambertin, ni le Château-Margaux, c'est plus souvent la bistrouille.

Les grands crus sont d'ailleurs toujours hors de cause, en matière d'hygiène nationale (sauf pour le vieux bourgogne, vraiment funeste aux goutteux), parce que leur prix en restreint forcément l'extension. C'est surtout les vins ordinaires, de consommation courante, vins de ménage, vins de détaillant, qui jouent un rôle dans la santé générale d'un pays. Il en est d'excellents, il en est de moins bons, il en est de détestables, résultats de coupages, plus ou moins réussis, de vins trop légers avec des vins trop lourds de l'Hérault et de l'Espagne, ceux-ci trop riches en tanin pour être consommés à l'état naturel. Ici il faut savoir faire son choix. Il y a des vins qui discréditent le vin ; mais à qui la faute ?

Ceci dit, parce que ma conscience m'interdit de parler autrement, je reconnais très franchement qu'il faudrait avoir un bien mauvais estomac pour ne pas supporter, au milieu du repas, un doigt d'un de nos jolis vins de Touraine, pas trop acide et si joliment fruité ; et si l'on en est là, c'est-à-dire vraiment très à plaindre, il faut se soigner au plus vite, pour pouvoir en jouir impunément de nouveau.

La vérité — *in vino veritas* — est qu'il y. a de bons et de mauvais vins, de bons et de mauvais estomacs. Il faut savoir choisir les uns et soigner les autres. Aucun boniment ne nous fera fermer les yeux devant cette vérité.

LE THÉ

L'infusion de feuilles de thé est une boisson agréable, qui a des vertus physiologiques intéressantes, qui remplit même, si j'ose dire, un certain rôle social, et qui possède, comme les meilleures choses du monde, à côté d'avantages certains, quelques inconvénients possibles, sur lesquels il n'est pas inutile d'être renseigné. J'ai fait déjà quelques allusions, à leur propos, au cours d'articles précédents; j'y reviens pour les grouper sous une vue d'ensemble.

L'infusion de thé stimule les contractions gastriques : c'est le moyen classique pour activer les digestions laborieuses. Elle excite aussi le système nerveux, relève la tension artérielle et développe même une certaine énergie musculaire.

En somme, elle a beaucoup de rapports avec le café, ce qui n'est pas étonnant, puisque son principe actif, la théine, est considéré comme identique à la caféine. Le thé peut même en renfermer, proportionnellement, plus encore que le café. Seulement, dans celui-ci, la torréfaction qu'il a subie a amené la transformation d'une partie de cette caféine en caféone, produit notablement plus excitant. Les feuilles de thé, elles aussi, ont été légèrement grillées sur des plaques chaudes, le thé noir plus que le thé vert. Par comparaison avec le café, on retrouve donc, dans l'action physiologique du thé, une petite partie de l'effet du café grillé sur le système nerveux, une partie plus importante de l'effet du café vert (caféine) sur le cœur et sur le fonctionnement du rein, et en plus l'action d'un tanin spécial, voisin de celui de l'écorce de chêne, dont on va voir que les effets sur la muqueuse de l'estomac ne sont pas négligeables.

Donc le thé est une boisson très saine : c'est celle d'un tiers de la population du globe, qu'elle préserve, souvent mieux que nous ne savons le faire chez nous, des infections provoquées par les eaux impures, puisqu'elle est préparée avec de l'eau bouillie. Dans nos pays d'Occident, elle rend à l'hygiène sociale ce service énorme de remplacer, quand on a soif, les boissons alcooliques, et je ne verrais que des avantages à ce que le salon de thé remplaçât le bar, si l'on n'y débitait, en même temps, de vagues Porto, Madère, etc. Il est donc inutile d'additionner le thé d'alcool, à moins qu'on ne recherche un coup de fouet après un refroidissement, auquel cas, à titre de remède, le mélange peut se justifier. Et puis, l'heure du thé est charmante, certainement plus que celle du bar, et elle admet la société des dames de bonne compagnie.

Pourtant, de cette excellente chose, il n'est point permis d'user sans limites. Il existe une intoxication chronique par le thé, à laquelle on ne prend pas assez garde, parce que ses premiers signes passent souvent inaperçus. Beaucoup de dames, au cours de visites successives, absorbent facilement une demi-douzaine de tasses de thé, sans parler de celles que prennent, en surplus, quelques-unes d'entre elles au petit déjeuner du matin. Petit à petit, elles s'intoxiquent, et deviennent sujettes à une série de malaises dont elles sont parfois longtemps à soupçonner la vraie cause.

Ce sont d'abord des troubles digestifs : le tanin du thé fatigue beaucoup l'estomac, surtout lorsque celui-ci est vide. Une tasse de thé fort, prise le matin à jeun, peut provoquer une excitation telle qu'il en résulte de véritables nausées. Puis, progressivement, c'est la perte de l'appétit, les digestions laborieuses, avec fermentations, ballonnement, rougeur du nez et des joues après les repas, signe certain de l'irritation gastrique. C'est à l'abus du thé que beaucoup d'Anglaises doivent leur visage couperosé.

A tous ces symptômes s'ajoutent, si l'intoxication s'aggrave, des troubles nerveux divers, une insomnie tenace (peut être plus marquée que celle que l'on doit au café et s'atténuant moins avec l'habitude), des palpitations de cœur, de l'essoufflement, le tremblement des mains (appréciable dans l'écriture), les migraines, les troubles de la vue, la constipation.

Le mal découvert, il suffit, pour l'enrayer, de supprimer la cause pendant quelque temps, et, si l'on veut revenir plus tard à une habitude qui, sauf l'abus, n'a en somme rien de condamnable, de prendre quelques précautions particulières. On réduira sensiblement le nombre des tasses de thé : on n'usera que d'infusions très légères : on évitera de prendre le thé à jeun.

On répète souvent que l'usage du thé fait maigrir. Ce n'est exact que lorsque, par l'abus, on a créé une dyspepsie qui supprime l'appétit. Mais, pris pendant les repas, et surtout au goûter, avec accompagnement de sucre et de « toasts » bien beurrés, il n'empêche nullement l'engraissement. Si une dame s'imagine justifier l'abus qu'elle fait du thé, — accompagné sans doute de quelques pâtisseries, — en disant qu'elle veut se préserver de l'obésité, elle s'abuse singulièrement et ne peut que faire sourire son médecin.

Enfin, on corrigera beaucoup les effets nocifs du tanin du thé en ajoutant à chaque tasse un peu de lait, ou en y mêlant quelques gouttes de jus de citron. Le thé est, en effet, d'autant plus nocif qu'il est plus riche en tanin — ce qui se reconnaît à sa couleur plus foncée — et que ce tanin s'est altéré davantage par un séjour plus prolongé au contact de l'air. Il faut donc boire le thé le plus tôt possible après l'infusion terminée. S'il est versé dans une tasse trop longtemps à l'avance, il brunit par oxydation du tanin : par contre, une goutte de citron suffit, grâce à son acidité, à le maintenir clair et rend le thé beaucoup plus inoffensif, l'oxydation du tanin à l'air s'opérant surtout en milieu neutre et encore mieux en milieu alcalin.

Enfin l'adjonction du lait joue encore un rôle très favorable, parce que ses albumines s'emparent d'une partie du fâcheux tanin. Seulement il n'en faut pas trop mettre, car le goût du breuvage s'en trouve gravement modifié. C'est une des raisons pourquoi les Anglais ont adopté volontiers les thés de Ceylan, qui sont d'ailleurs de qualité médiocre; leur richesse en tanin, la coloration très foncée de leur infusion, permettent l'adjonction de lait avec moins de dommages, et même l'exigent : ce sont ces thés très chargés, absorbés sans correctifs, qui sont le plus nuisibles pour l'estomac.

Nos amis d'outre-Manche se sont longtemps

complus à la discussion d'un sérieux problème qui
a divisé, à un moment, la bonne société en deux
camps, presque aussi gravement que la querelle des
Lilliputiens à propos de l'ouverture de l'œuf à la
coque par le gros ou par le petit bout, — ce qui
prouve que Swift connaissait déjà bien ses compa-
triotes. Il s'agissait de savoir s'il vaut mieux verser
le thé dans le lait ou le lait dans le thé, et les partisans des deux théories ont empli les colonnes des
journaux, pendant plusieurs semaines, de leurs cor-
respondances.

La vérité, si la question, par hasard, vous pas-
sionne aussi, c'est qu'en versant le lait dans le thé
on obtient une coagulation du tanin un peu plus
grossière, c'est-à-dire un « nuage » un peu plus
trouble : par contre, le parfum est un peu mieux
conservé (1).

---

(1) Un dernier mot sur une application précieuse
du thé dans un domaine tout différent. L'infusion très
forte de thé, — de thé vert surtout, — employée très
chaude, est le meilleur des collyres à utiliser contre les
conjonctivites légères, du type dit « printanier ». C'est
encore l'effet du tanin, mais cette fois bienfaisant, et
les résultats sont, ici, certainement supérieurs à ceux
que donnent, en pareil cas, l'eau de plantain et la classique eau de roses, tant que l'affection est encore assez
bénigne pour ne pas exiger l'intervention du caustique
sulfate de zinc.

L'ART DE RESPIRER

Personne ne se préoccupe de savoir respirer. Il semble que ce soit là un acte tellement spontané que l'on ait pu le prendre comme la plus typique expression de la spontanéité, quand on dit de quelqu'un — ou même de quelqu'une — qu' « il ment comme il respire », c'est-à-dire naturellement et sans y prêter attention.

Et c'est là une très grave erreur. La respiration est l'acte le plus essentiel de la vie : elle représente l'apport de l'élément sans lequel celle-ci ne pourrait subsister, — l'oxygène, — et l'expulsion des déchets gazeux des combustions organiques. Le poumon est à la fois le ventilateur et la cheminée de l'usine.

Il est donc évident qu'un rapport s'établit entre l'activité respiratoire et celle desdites combustions organiques, indice de notre vitalité. A une ventilation plus énergique correspond un plus grand apport d'oxygène, et conséquemment une vie plus active de tous nos tissus, une meilleure destruction spontanée des déchets qui les encrassent, une résistance plus vigoureuse contre les intoxications et les infections occurrentes.

Cela est si vrai que, pour nous garantir des effets de notre négligence, la nature a organisé tout un mécanisme régulateur qui entre en jeu spontanément, dès qu'il le faut, par voie réflexe, et qui nous impose des respirations plus rapides ou plus amples quand les circonstances exigent brusquement l'apport d'une ration d'oxygène plus forte, quand nous nous livrons à un exercice violent, quand nous courons, ou bien quand notre sang, dans la fièvre et les intoxications, brûle trop vite, pour se défendre, sa ration normale d'oxygène.

Remarquez avec quelle régularité notre respiration s'exécute quand nous ne faisons plus rien qui puisse en troubler le rythme, je veux dire, pendant le sommeil. On n'étudie pas assez cette respiration nocturne, qui est réglée, par nos centres bulbaires, exactement selon nos besoins du moment, et dont on pourrait tirer des renseignements précieux pour connaître exactement notre degré de fatigue. Profonde et calme, ou bien courte et précipitée, elle trahit nos besoins en oxydation, c'est-à-dire en désintoxication, sans parler de l'état normal ou insuffisant de notre activité circulatoire, en fonction de celle de notre moteur cardiaque. Les grands soupirs qui viennent la couper de temps à autre pour balayer d'un coup nos alvéoles pulmonaires un peu trop stagnantes, nous montrent ce que nous devrions faire beaucoup plus souvent nous-mêmes au cours de la journée.

Il y a un écart énorme entre la quantité d'air, donc d'oxygène, que nous inspirons machinalement, au repos, et celle que nous pouvons introduire dans le poumon quand nous faisons, volontairement ou non, une inspiration profonde. Celle-ci dépasse le quadruple de la première ; dans une course rapide, elle est le sextuple. L'effet en est tellement énergique qu'une série de ces inspirations profondes, faites au repos, sans qu'il y ait consommation immédiate, par l'exercice, de l'oxygène introduit en surplus, causeraient promptement des vertiges, suivis de torpeur, — moyen conseillé quelquefois pour vaincre l'insomnie (v. tome II) et employé même, par des chirurgiens américains, pour réaliser un certain degré d'anesthésie générale.

Par contre, le ralentissement et la réduction volontaires des mouvements respiratoires sont un bon procédé pour calmer l'agitation du cœur.

Enfin, chez les coureurs professionnels, l'éducation spéciale de la respiration est indispensable pour prévenir l'essoufflement et les palpitations, toujours en raison de l'union qui existe entre l'activité du poumon et les mouvements cardiaques.

La quantité moyenne d'air que nous inspirons dans la respiration normale est d'un demi-litre. Elle augmente automatiquement, vous le savez, avec l'activité musculaire, et c'est fort bien. Mais inversement elle diminue quand notre cage thoracique, et par conséquent la capacité du poumon, s'amoindrit en prenant de mauvaises attitudes; et ceci, répété longtemps, peut devenir grave. Ainsi en est-il pour les travailleurs de bureau, penchés sur leur papier, c'est-à-dire, hélas ! aussi pour nos écoliers, pendant quelques heures chaque jour, et précisément au cours des années où s'accomplit le développement de tout leur squelette.

Ce régime de restriction respiratoire entraîne des résultats faciles à prévoir : l'anémie, la vitalité organique réduite (en même temps que la résistance aux infections), enfin la déformation de la cage thoracique, déformation qui, contractée à l'âge de la croissance, peut être définitive. Même en dehors de gros méfaits visibles, c'est, pour l'individu, une activité physique moindre, des combustions ralenties, la préparation à la tuberculose dans l'enfance, à l'arthritisme dans l'âge mûr.

D'ailleurs, regardez cet enfant penché sur sa table, le dos courbé, parce que sa chaise ou son banc ne sont pas en rapports avec la hauteur de la table, et respirant à petits coups. De temps en temps sa tête se relève et le voilà qui pousse un grand soupir, geste instinctif qui prouve qu'il a besoin de rétablir par un brusque apport d'air un équilibre respiratoire qui commençait à être compromis.

Il y a donc une hygiène de la respiration qu'il faudrait voir enseigner partout. Je me réjouis de constater qu'elle figure au premier rang des exercices de culture physique qui commencent à se répandre chez nous. Elle est indispensable pour tous, pour l'enfant d'abord, mais même aussi pour l'adulte à tous les âges.

Chez l'enfant il faut chercher, pendant qu'il grandit, à le doter d'une cage thoracique aussi ample que possible et lui imposer, d'une façon régulière, les exercices propres à amener ce résultat.

Rien n'est plus simple. L'enfant, se tenant debout, bien droit, les épaules débarrassées de toutes bretelles, se penche en avant, les deux bras (d'abord dressés en l'air) ramenés vers le sol, et le thorax incliné dans le même sens, aussi loin que possible, sans que les genoux se ploient : en même temps il chasse l'air de sa poitrine. Dans un second temps, il se redresse, les bras en l'air, en aspirant aussi profondément qu'il le peut. Il reprend ensuite sa première position en chassant l'air lentement, la bouche presque close, jusqu'à vider complètement sa cage thoracique. Et il recommence ces deux exercices, toujours lentement, dix, quinze, vingt fois de suite. Et c'est tout.

On fait mieux encore, en intercalant entre ces deux mouvements une attitude intermédiaire, les deux bras d'abord étendus en croix, puis ramenés verticalement au-dessus de la tête avant de recommencer le « plongeon ». Dans cette position intermédiaire, le sujet pratique encore une inspiration et une expiration aussi profondes que possible.

Cela ne prend que quelques minutes chaque matin et les résultats ne tardent pas à se manifester, faciles à constater en mesurant de temps en temps, avec un ruban métrique, la circonférence de la cage thoracique prise au niveau des mamelons.

Il y a un autre moyen de développer la capacité respiratoire, qui a sa valeur, et qu'il est facile de faire adopter par l'enfant, parce qu'il y trouve une manière de jeu. C'est l'exercice de la bouteille, ou du spiromètre, qu'a vulgarisé le docteur Pescher.

Un litre est rempli d'eau, puis, en le bouchant avec le pouce, retourné, le goulot en bas, dans une cuvette à demi pleine d'eau, où on le maintient dans une position presque verticale. Cela permet, entre le bord du goulot et le fond de la cuvette, d'insinuer un tube de caoutchouc, dont quelques centimètres pénètrent dans la bouteille. Par l'autre bout du tube, l'enfant, qui a d'abord largement rempli d'air sa poitrine, chasse cet air d'un seul coup en poussant lentement jusqu'à épuisement de ses forces. Cet air fait sortir de la bouteille une certaine quantité d'eau et le niveau de celle-ci descend dans le litre jusqu'à un point que l'on repère sur le verre (avec une goutte de cire à cacheter ou un peu de vernis noir). On remplit le litre à nouveau et l'on recommence cet exercice cinq, six, dix fois de suite, toujours sans précipitation. De semaine en semaine, on peut constater que le niveau atteint par l'eau dans la bouteille, quand on en a chassé la majeure partie par l'expiration, est de plus en plus bas, ce qui permet d'évaluer le gain réalisé en amplitude respiratoire.

En réalité, ce sont les « forces d'expulsion » qui se développent par ce procédé; mais c'est en faisant jouer les muscles intercostaux, le diaphragme et les articulations costo-thoraciques, dont les mouvements atteignent plus d'ampleur, et c'est là le résultat cherché. D'autre part, une expiration aussi profonde appelle instinctivement aussitôt après, une inspiration de même amplitude.

Tout de même, le premier exercice est encore préférable, parce qu'il développe en même temps le jeu des muscles et celui des articulations des épaules et du tronc. Rien n'empêche d'ailleurs d'user des deux successivement.

A la fin de chaque classe, il serait à souhaiter que, pour redresser les jeunes dos qui viennent d'être longtemps courbés, le maître prescrivît quelque exercice simple, soit celui que j'ai indiqué tout d'abord, soit de faire faire aux enfants le tour de la classe ou de la cour, le buste droit, les coudes en arrière, un bâton — une canne, un manche à balai — appliqué horizontalement contre le dos et maintenu dans l'angle des deux coudes, tout en faisant exécuter rythmiquement, au commandement, des mouvements d'inspiration et d'expiration profondes, ou tout simplement, comme le voulait le lieutenant Hébert, en les faisant chanter à tue-tête, et en mesure, quelque chanson de marche.

Ah ! les solides et beaux petits Français qu'on nous ferait rapidement si l'on voulait rendre ces exercices obligatoires !

L'adulte, ai-je dit, ne doit pas se désintéresser de ces pratiques, surtout s'il est penché pendant de longues heures du jour sur une table de travail. Il y gagnera une santé plus parfaite ; avec des combustions respiratoires augmentées, il se préservera au mieux de l'arthritisme et de tout son cortège d'indispositions si variées.

Au cours de la journée, chacun de nous devrait penser à faire, de temps en temps, quelques inspirations profondes et à s'offrir ainsi quelques bouffées supplémentaires d'oxygène. Cette inspiration profonde nous fournit deux litres d'air (l'inspiration moyenne est d'un demi-litre), soit près d'un demi-litre d'oxygène, c'est-à-dire de quoi vivifier notre sang en un instant, mieux et plus sainement que par tout autre procédé dit « oxygéné ».

C'est à quoi vise le réflexe du soupir, quand une violente émotion nous déprime. N'y a-t-il pas là une indication de la nature dont nous devrions faire notre profit ?

— Vous soupirez, madame ? fait dire le poète à son héros.

— Oui, monsieur, devrait répondre la jeune personne ; mais je « m'oxygène »...

L'EMPHYSÈME

Le terme d'emphysème correspond, étymologiquement, à la présence d'air au milieu des tissus vivants. Insufflez de l'air sous la peau, à l'aide d'une seringue, vous produirez de l'emphysème, sous forme de tumeur « gazeuse », crépitant sous le doigt. Ayez une petite écorchure ouverte à la face interne des joues, et, en soufflant très fort, la bouche et le nez fermés, vous ferez enfler tout le revêtement cutané du visage et du cou. (Cet accident s'est produit quelquefois chez des joueurs de trompette ou de clairon.)

Un foyer gazeux peut se développer spontanément au milieu des tissus, par une fermentation d'origine infectieuse, et faire apparaître ainsi un emphysème plus ou moins étendu. C'est le mécanisme de la terrible gangrène gazeuse, engendrée par le vibrion septique, et qui fit, au début de la dernière guerre, un si grand nombre de victimes.

Tel est le véritable emphysème, et c'est par un abus de langage, — d'ailleurs aujourd'hui universellement consacré, — qu'on applique ce mot à une maladie du poumon, assez répandue, et qui n'a guère de rapport avec ce que je viens de décrire, en dehors du cas, tout à fait exceptionnel, où les vésicules pulmonaires viennent à crever et où l'air de la respiration parvient à s'introduire véritablement, par cette brèche, dans le parenchyme pulmonaire qui les entoure.

Il faut donc distinguer, si l'on veut s'entendre, l'emphysème sous-cutané décrit plus haut, et qui n'est qu'un accident, et l'emphysème pulmonaire, maladie constitutive du tissu du poumon, et, malheureusement, maladie chronique.

Celle-ci consiste dans une lésion des vésicules ou alvéoles microscopiques, qui sont à l'extrême terminaison des canaux aériens minuscules formant l'ultime ramification des bronches. Chacune d'elles constitue une sorte de petite chambre sphérique, tel un ballon comme en emploient les chimistes et pourvu de son col. Ses dimensions n'atteignent pas le millimètre. C'est là, dans ce cul-de-sac, qu'aboutit finalement l'air introduit par la respiration dans le poumon, après avoir traversé les bifurcations multiples des bronches, au calibre de plus en plus petit, et où il se réchauffe au passage.

C'est au fond de ces alvéoles que se trouve le véritable laboratoire de physique et de chimie où s'accomplit l'acte essentiel de la fonction respiratoire, c'est-à-dire l'absorption d'une partie de l'oxygène de l'air, capté par le sang, et l'expulsion de l'acide carbonique, rejeté par lui.

La coque très mince de l'alvéole est, en effet, parcourue par un fin réseau de capillaires sanguins, dont la paroi se réduit à une couche de cellules plates, facilement traversée par les gaz qui entrent dans le sang ou qui en sortent, l'oxygène se fixant sur l'hémoglobine des globules rouges, l'acide carbonique abandonnant la méthémoglobine de ceux-ci. D'autre part, la circulation ramène sans cesse dans ces capillaires des globules nouveaux qui viennent se soumettre à cette sorte de « revitalisation », si j'ose dire. Or, la surface de ce « champ d'oxydation » que représente la totalisation des surfaces des parois vasculaires, pour l'ensemble des vaisseaux capillaires existant dans nos poumons, a pu être évaluée à *cent cinquante mètres carrés*. La paroi de la vésicule pulmonaire est donc bien, en définitive, le siège ultime, le réduit central, où s'opèrent les échanges respiratoires en quoi se résume l'acte vital par excellence.

Quand cet échange se fait d'une façon défectueuse, nous avons beau aspirer l'air de toutes nos forces, l'oxygène n'arrive pas pour cela en quantité plus abondante jusqu'à nos globules. A son tour, l'acide carbonique s'élimine mal. Le sang est en état d'asphyxie. Les téguments prennent un aspect pâle ou violacé, parce que le sang mal oxygéné est de couleur plus foncée. Les centres bulbaires cérébraux, avertis par ce changement de composition du sang, et d'ailleurs toujours sur leurs gardes, commandent au diaphragme et aux muscles intercostaux des mouvements d'inspiration violents pour essayer d'organiser un ravitaillement plus actif du poumon en air neuf. C'est la crise de dyspnée, avec impression angoissante d'étouffement.

On voit dès lors le rôle capital joué ici par la petite chambre respiratoire que je vous ai décrite. Sa paroi possède une certaine souplesse, car une aspiration d'air trop violente peut faire élever soudain la pression atmosphérique, en dépit de tout ce qu'elle perd pendant son trajet jusque dans ces profondeurs. Sans doute, le poumon se gonfle et la cage thoracique, à l'intérieur de laquelle il se moule, prend alors toute l'ampleur nécessaire. Mais c'est la paroi de la vésicule qui reçoit le dernier choc, et elle n'a derrière elle, pour s'appuyer, que le tissu mou et spongieux du parenchyme pulmonaire. Des fibres élastiques, il est vrai, la renforcent sur sa surface extérieure et lui communiquent une certaine élasticité, laquelle entre en jeu utilement, au moment de l'expiration, c'est-à-dire de l'évacuation de l'air qu'elle contient et qu'il s'agit maintenant de renouveler.

Vous comprendrez maintenant mieux, après cette explication du mécanisme normal, en quoi consiste exactement l'emphysème. Ce n'est pas autre chose qu'un affaiblissement de la paroi de la vésicule, qui a perdu son élasticité, ses fibres élastiques étant étirées ou même déchirées. Dès lors, la vésicule est agrandie et flasque. Elle se remplit bien, mais elle se vide mal. La chambre respiratoire reste encombrée d'air chargé d'acide carbonique : le sang s'oxygène insuffisamment et les centres bulbaires, sous la menace de l'asphyxie, provoquent d'eux-mêmes les mouvements diaphragmatiques et thoraciques de la dyspnée. Cela se traduit, pour l'emphysémateux, par un état presque continu d'essoufflement, qui s'exagère au moindre effort, lorsqu'un travail musculaire plus intense exige une respiration plus active.

Le grand symptôme de l'emphysème, c'est donc l'essoufflement. Il faut y joindre les signes de la bronchite chronique, qui lui fait presque constamment cortège, le mucus secrété s'éliminant aussi mal que l'air dans ces vésicules ayant perdu leur tonicité. Peu à peu la circulation, dans les tissus voisins, se modifie, car les capillaires de la paroi alvéolaire dilatée s'aplatissent, et le sang y circule difficilement. Alors, c'est la congestion pulmonaire presque permanente de la région, plus tard l'œdème pulmonaire. Et ce trouble de la circulation sanguine dans le poumon retentit jusque dans le moteur, la pompe aspirante et foulante qui commande cette circulation, c'est-à-dire le ventricule droit **du** cœur, lequel finit par se dilater, s'amincir et perdre lui-même sa tonicité. Le danger ultime de l'emphysème réside dans l'asystolie par surmenage du cœur droit.

C'est donc au total une très fâcheuse infirmité, car l'altération de la paroi vésiculaire, une fois acquise, est irrémédiable. Fort heureusement, ces altérations se limitent toujours à une région seulement du tissu du poumon, sans quoi la respiration ne serait bientôt plus possible. Mais l'emphysémateux ne peut plus respirer normalement qu'avec une partie de ses poumons, c'est-à-dire d'une façon réduite. Au moindre effort, à la moindre gêne du fonctionnement pulmonaire, après un repas copieux ou lorsque l'estomac est gonflé par des **gaz**, chez un aérophage en particulier (voir p. 182), lorsque la pression atmosphérique devient basse (**sur** les hauteurs), lorsque le sujet passe, sans transition, d'une atmosphère chaude et sèche dans un air froid et humide, à la sortie du théâtre au cours d'un hiver brumeux, par exemple, le malheureux emphysémateux est en proie à des crises d'étouffement, parfois très pénibles.

Ces crises sont à distinguer de celles de l'asthme, lequel est une névrose pulmonaire, se manifestant d'une façon intermittente (surtout au lit, vers la fin de la nuit). La dyspnée de l'emphysémateux est

resque continue, simplement réduite en dehors des
rises : mais celles-ci peuvent se manifester à toute
eure, dès que sont réunies les conditions détermi-
ées que je viens de décrire.

L'emphysème apparaît vers la trentaine, et, de
référence, chez les sujets qui font depuis longtemps
e violents mouvements d'inspiration et d'expira-
ion, élevant ainsi exagérément la pression atmos-
hérique à l'intérieur de leurs poumons, d'où le
orcement de la paroi alvéolaire : bronchitiques
abituels, toussant continuellement, asthmatiques,
ouffleurs de verre, joueurs d'instruments à vent,
ortefaix. On l'a vu exceptionnellement débuter dès
e jeune âge. L'hérédité arthritique paraît jouer un
ôle prédisposant, en donnant peut-être une certaine
ragilité originelle à la paroi vésiculaire : l'alcoo-
isme le favorise et aussi l'obésité.

A l'époque où la diathèse arthritique (diathèse
breuse) était supposée antagoniste du terrain tuber-
uleux, on admettait volontiers que la tuberculose
e se développait pas chez les emphysémateux.
'était une idée fausse. Le bacille de Koch germe
ort bien, si les circonstances l'y amènent, au
ilieu de l'emphysème pulmonaire, en général
ssez tardivement, il est vrai; et c'est un point fort
élicat que de dépister, à l'auscultation d'un emphy-
'mateux, dont le poumon fait entendre sous l'oreille
n tapage incessant de crépitements et de râles, le
oment précis où une lésion tuberculeuse s'installe
éritablement chez lui, surtout si le sujet est déjà un
eu âgé et tousse ou s'essouffle depuis longtemps.

L'emphysème siège le plus souvent aux som-
ets; mais la bronchite qui l'accompagne, et sur-
out l'œdème pulmonaire, s'il se déclare, siège plu-

tôt à la base, en sorte que le poumon de l'emphysémateux, ces diverses circonstances étant réunies, n'a jamais, au total, qu'un rendement respiratoire assez faible. Ajoutons que Landouzy et Hirtz ont même émis l'idée que l'emphysème n'était qu'une forme fibreuse, donc atténuée, de l'infection par la toxine tuberculeuse, comme Poncet le pensait du rhumastisme fibreux.

Le traitement de l'emphysème ne saurait donc être complètement curateur, puisque les lésions, ici, sont irréparables. Mais beaucoup d'emphysémateux, à la condition de se ménager, peuvent atteindre, malgré leur infirmité, un âge avancé. On ne peut que leur recommander une existence paisible, exempte d'efforts physiques violents, de façon à éviter que de nouvelles régions du poumon, encore saines, soient envahies à leur tour. Ils se garderont d'avaler de grandes quantités de liquide à la fois, ce qui est une occasion certaine de fatigue pour le cœur droit, lequel, ne l'oublions jamais, reste toujours le point faible de l'emphysémateux. On évitera aussi les brusques changements de température et toutes les occasions de contracter une bronchite, qui est alors interminable, et surtout une broncho-pneumonie, qui serait presque toujours fatale. Le séjour dans la plaine, en terrain sec, est préférable à la montagne, à la mer, au voisinage des cours d'eau et des forêts.

Le régime sera sobre : l'estomac ne doit jamais être gonflé (pas de boissons gazeuses ni de bière). Pas d'alcool, peu de café et de tabac.

Les deux médicaments classiques de l'emphysème sont l'iodure de potassium à petites doses, palliatif traditionnel et souvent infidèle de toutes les scléroses, — et l'arsenic, qui diminue, d'une façon générale, les besoins d'oxydation. Le datura, la belladone, l'atropine sont quelquefois indiqués pour modérer les spasmes diaphragmatiques. Le séjour dans une cloche renfermant de l'air comprimé procure souvent un très grand soulagement : répété régulièrement, il peut former la base d'une véritable cure. Une saison au Mont-Dore rend parfois de grands services en diminuant tout au moins les phénomènes bronchitiques : elle est mal supportée quand il existe des foyers de congestion pulmonaire, ce dont il faut toujours s'assurer à l'avance.

Les crises de dyspnée seront soulagées surtout par l'application de ventouses sèches, et, parfois, par les inhalations de quelques gouttes d'un mélange, à parties égales, d'éther, de pyridine et d'essence de térébenthine.

LES VENTOUSES

Les ventouses sont un des procédés les plus précieux de ce qu'on appelle la « petite chirurgie ». Un de leurs mérites est d'avoir une action très rapide. Il importe donc, partout où l'on tient à avoir sous la main tout ce qui peut être propre aux premiers secours, que leur maniement soit bien connu et mis, s'il est possible, à la portée de chacun, les services qu'elles peuvent rendre dépendant de la promptitude de leur mise en action.

Ce sont, vous le savez, de petites cloches de verre, de préférence à bords rodés (elles sont alors moins exposées à glisser sur la peau), dans lesquelles on fait le vide, en sorte qu'appliquées alors sur le tégument, en contact bien hermétique, la différence de pression atmosphérique fait soulever au dedans d'elles la région cutanée circonscrite. Cette sorte de bosse ne tarde pas à rougir, par l'afflux du sang dans les capillaires superficiels dilatés parfois jusqu'à se rompre : sa couleur devient de plus en plus foncée, violacée même, car c'est du sang mal oxygéné.

L'effet produit, il en résulte, plus tard, sur la peau, la formation d'un cercle rouge, d'une vaste ecchymose, comme après une forte contusion, qui passe peu à peu au brun et s'efface avec une plus ou moins grande lenteur selon les sujets.

L'action de la ventouse est double. C'est d'abord la provocation d'un effet réflexe d'ordre vaso-moteur, qui fait qu'à la congestion locale provoquée artificiellement à la surface du corps, répond immédiatement, dans la profondeur, et par compensation, un effet inverse, c'est-à-dire une action décongestionnante. C'est pourquoi l'emploi de la ventouse est si précieux lorsque la circulation pulmonaire est engorgée par une congestion due au froid, par une faiblesse momentanée de l'activité cardiaque dans c rtaines maladies du cœur, par un spasme vasculo-nerveux dans l'asthme. A la sensation angoissante d'étouffement succède aussitôt un calme remarquable.

On les emploie aussi contre la congestion des reins ou du foie, sur des régions atteintes par des douleurs rhumatismales ou névralgiques, où le régime de l'irrigation nourricière du nerf atteint joue toujours un grand rôle.

L'autre effet est plus mystérieux. Il semble que ce soit celui d'une petite saignée locale dont le résultat reste emprisonné dans les tissus : ce sang se résorbe plus tard, mais on sait, par la pratique de l'autohémothérapie, que le sang d'un sujet, sorti de ses vaisseaux, puis réinjecté, a acquis, pendant cette période d'isolement, des propriétés nouvelles, souvent précieuses, et dont l'avenir nous apprendra tout le pouvoir.

Enfin l'on peut retirer des ventouses un effet plus considérable encore en les scarifiant, c'est-à-dire en pratiquant sur le disque cutané congestionné, qu'elles ont produit, quelques incisions superficielles par où le sang s'échappe. On réapplique à nouveau la ventouse pour faciliter l'issue de ce sang par aspiration. Chaque ventouse peut ainsi soustraire de quinze à vingt grammes de sang, augmentant la décongestion de la profondeur par l'effet général de la saignée : dix à vingt ventouses scarifiées équivalent ainsi à une saignée véritable. Dans les congestions rénales et, d'une façon générale, dans celles qu'on observe si souvent à l'époque du retour d'âge, ce mode de traitement, appliqué sur la région lombaire, est infiniment précieux.

Mais il s'agit d'appliquer la ventouse et, pour cela, d'y faire d'abord le vide relatif. Il existe des systèmes où le fond de la cloche communique avec une poire en caoutchouc qu'il suffit d'exprimer d'abord puis de laisser se remplir, ou avec une seringue dont on n'a qu'à tirer le piston. Rien n'est plus simple en théorie. Pratiquement l'union du caoutchouc au verre est rarement parfaite : dans ce cas, l'air finit par rentrer peu à peu et l'effet est incomplet.

Aussi, habituellement, fait-on plutôt le vide relatif dans la ventouse en chauffant cet air violemment et brusquement, ce qui amène aussitôt sa dilatation et son expansion au dehors. Immédiatement la ventouse est appliquée sur la peau et maintenue bien accolée pendant quelques secondes. L'air de l'intérieur se refroidit et se contracte : il s'établit une pression plus basse et la peau se soulève aussitôt, adhérant bien aux bords de la ventouse, en sorte que celle-ci, coiffant étroitement la boursouflure cutanée, se maintient fixe.

Pour enlever la ventouse, on la fait légèrement basculer, en appuyant un doigt sur la peau au ras du rebord de la petite cloche. L'air rentre aussitôt, avec un petit sifflement, et la ventouse se décolle.

Le chauffage rapide de l'air s'obtient en logeant

dans la ventouse, pendant une seconde, un petit tampon d'ouate imprégné d'un peu d'alcool, porté au bout d'une tige métallique, et allumé rapidement au contact d'une bougie, d'une lampe à esprit de vin, etc. Il vaut mieux, pendant cette opération, tenir la ventouse renversée, pour que la flamme ne chauffe pas trop les bords de la cloche, ce qui rendrait ensuite l'application désagréable pour le patient.

On peut encore placer dans la ventouse renversée un petit peu d'ouate arrosée de quelques gouttes d'alcool ou même simplement une boulette de papier fin. On allume et on applique aussitôt sur la peau. La petite flamme s'éteint immédiatement et n'a pas le temps de provoquer une brûlure. Mais il faut faire vite et sans hésitation.

La ventouse peut être remplacée par n'importe quel récipient en verre, verre à bordeaux, gobelet à sirop, tube à essai, pourvu que les bords en soient nets et réguliers.

Le malade sera couché sur le ventre ou assis. La peau doit avoir été, au préalable, bien savonnée, puis séchée soigneusement; la ventouse prend mieux. Si elle tombe au bout de quelques instants, n'ayant provoqué qu'une faible réaction cutanée, c'est qu'elle a été mal placée, timidement, lentement et non plaquée d'un coup brusque, ou que le vide a été mal fait, avec une chaleur insuffisante ou trop courte. Il n'y a qu'à en replacer une autre au même endroit.

On plante de la sorte, sur la largeur du dos, 6, 10, 20 ventouses selon leur taille. Il faut les laisser en place 20 à 30 minutes. Pendant ce temps, le dos sera recouvert d'une étoffe pour que le **malade ne** preune pas froid. Si une ventouse se détache prématurément, on en est prévenu par le bruit : il serait fâcheux qu'elle se brisât en tombant et que le malade se blessât avec les éclats de verre. C'est pourquoi les ventouses sont faites d'un verre assez épais : celles qu'on peut improviser avec des verres à boire, toujours plus minces, demandent donc à être surveillées d'un peu plus près.

Pour scarifier, on enlève la ventouse, on lave la place à l'alcool et l'on trace rapidement, avec un bistouri bien affilé (flambé préalablement), cinq ou six incisions parallèles, très superficielles, sur le disque rouge cutané. Il existe de petits appareils spéciaux pour cet usage, des scarificateurs, en forme de tonnelets, renfermant six lames parallèles, que le déclanchement d'un ressort fait plonger simultanément dans la peau pendant une fraction de seconde. Leur emploi facilite la besogne d'un opérateur timide et ne donne au patient qu'une seule sensation de coupure par ventouse, au lieu de six successives. Mais ils sont plus difficiles à nettoyer et à stériliser qu'un simple bistouri, et l'affûtage des lames fatiguées devient une opération assez compliquée.

Les incisions faites, on replace la ventouse, après y avoir fait le vide, comme précédemment, exactement au même endroit et on la retire quand le sang qu'elle a pompé est coagulé. On enlève ce sang : on lave à nouveau la place avec de l'alcool et l'on applique un petit pansement de gaze stérilisée pour vingt-quatre heures.

LES FAUX CARDIAQUES

Parmi les suggestions qui me sont fournies chaque jour par d'aimables lecteurs qui m'affirment que traiter publiquement de leur maladie particulière, c'est rendre service à la partie la plus intéressante de la population, il m'arrive fréquemment des invitations à parler ici des maladies du cœur.

Je m'y suis refusé et m'y refuse encore. C'est au médecin seul qu'il appartient de faire le diagnostic de ces maladies et d'en surveiller le traitement : diagnostic délicat qui réclame une auscultation experte, une percussion habile, l'observation du pouls, la mesure de la pression sanguine, l'examen radiographique même ; traitement plus délicat encore qui, en dehors de certaines règles générales, doit s'inspirer surtout de l'état actuel du malade, des ressources et des tares de son tempérament, de son genre de vie... La thérapeutique cardiaque n'est d'ailleurs pas si riche ; elle se borne à quatre ou cinq médicaments et à leurs succédanés, qu'il s'agit de prescrire à propos, à doses chaque fois calculées. Le régime et l'hygiène jouent ici un rôle capital. Un cardiaque vrai est un infirme, à moyens amoindris, à qui il faut tracer tout un nouveau plan d'existence en rapport avec ses moyens. Qui peut les connaître, sinon le médecin traitant ?

Ici, les impressions personnelles du malade n'ont aucune valeur. Beaucoup de cardiaques vrais ne souffrent et ne voient apparaître des symptômes objectifs inquiétants que lorsque leur maladie est déjà très avancée et approche de sa fin, qui est aussi la leur. Par contre, une infinité de gens se plaignent de leur cœur, de palpitations, d'essoufflement, d'irrégularité du pouls, qui ne présentent aucune lésion et resteront ainsi toute leur vie, qui peut être longue. Sur vingt personnes se plaignant de l'état de leur cœur et qui viennent consulter le médecin à ce propos, — en dehors des spécialistes à qui des praticiens adressent un choix déjà fait, — il n'y en a pas deux qui soient des cardiaques véritables (1).

Potain, dont la réputation, en cette matière, était grande et justifiée, avait coutume de dire que toute personne qui venait consulter pour des palpitations pouvait être présumée exempte de toute maladie du cœur.

Sous cette forme paradoxale, le fin clinicien qu'il était disait une chose très juste, du moins pour

-----

(1) Mentionnons, au passage, les sujets qui s'affolent lorsqu'ils éprouvent, au niveau de la pointe du cœur, une sensation brusque de déchirement qui leur « coupe la respiration ». Il leur semble que quelque chose va se rompre s'ils font encore une forte inspiration. Il s'agit tout simplement d'un spasme, d'une crampe des muscles intercostaux, passagère et sans importance. Il faut, au contraire, aspirer sans crainte et profondément pour la faire cesser. Bien des gens, la première fois qu'ils éprouvent cette sensation, d'ailleurs assez désagréable, s'attendent avec angoisse à la rupture d'un anévrisme. Quand elle se reproduit trop souvent, il faut penser à une névralgie intercostale.

le cas où les palpitations sont le seul symptôme éprouvé et où il ne s'agit que de palpitations vraies. Le même optimisme peut le plus souvent s'appliquer aux arrêts du cœur, aux intermittences, aux précipitations du pouls qui effraient tant de gens trop prompts à s'observer.

Disons donc, ne fût-ce que pour rassurer ceux-ci, quelques mots de ces palpitations, de ces arythmies, de ces tachycardies, qu'il importe d'ailleurs de ne pas confondre entre elles.

Eprouver une palpitation, c'est sentir soudain son cœur battre avec violence et d'une façon incommode. Ce n'est que l'exagération momentanée du battement normal, et elle est compatible avec un cœur parfaitement sain. Habituellement, le phénomène procède par crises très courtes ; quelquefois il se prolonge pendant quelques minutes, éveillant une véritable angoisse.

Il est naturel que ces incidents surprennent et émeuvent, surtout la première fois qu'ils se produisent, et particulièrement quand ils éclatent sans cause apparente. Chacun sait bien qu'après une course, un effort violent, ou sous le coup d'une émotion vive, le cœur bat plus vite ou plus fort. C'est l'apparition brusque de ce phénomène au repos, surtout s'il s'accompagne de quelque irrégularité, qui effraie et qui donne à penser qu'il y a quelque chose de décroché dans le moteur et que la « panne » est prochaine.

Eh bien ! il n'en est rien et tout ce tapage, toute cette crise en miniature, est d'ordre purement nerveux.

Le cœur se meut par lui-même, c'est-à-dire

qu'il possède dans ses ganglions nerveux propres, le principe de son mouvement et même du rythme régulier de celui-ci. Mais comme les incidents de notre existence journalière lui imposent un travail toujours variable, lui demandant à l'occasion un effort plus marqué, après quoi il lui faut revenir au calme, la sage nature l'a pourvu, d'une part, d'un accélérateur, qui est un nerf du système du grand sympathique, et d'un modérateur, d'un frein, si vous voulez, qui est le nerf pneumogastrique, le même qui tient dans son domaine le diaphragme (donc le poumon) et l'estomac. (Retenez bien ceci.) En réalité, la marche régulière du cœur s'opère en équilibre entre ces deux actions contradictoires.

L'effort de l'organe devient plus énergique lorsqu'il sent qu'il a à lutter contre une force adverse, et à vaincre la résistance qu'offre la colonne sanguine qu'il doit mettre en mouvement, quand les soupapes sont engorgées, c'est-à-dire le rein, ou quand le calibre des vaisseaux se rétrécit brusquement, par un spasme vaso-constricteur. C'est une sorte d'accommodation à sa tâche, qui s'effectue par une plus grande fréquence de ses battements, lesquels cependant restent réguliers.

Mais rien de tout cela n'est matière à palpitations proprement dites. Celles-ci sont uniquement dues à des irrégularités dans l'action du nerf accélérateur ou du nerf modérateur du rythme cardiaque, le sympathique ou le pneumogastrique. Les palpitations sont donc toujours d'origine nerveuse et peuvent s'observer avec le cœur le plus sain : même avec un cœur malade — ce que l'on connaît, ai-je dit, par d'autres signes que celui-là, — elles ne procèdent pas par un autre mécanisme.

Les causes les plus diverses peuvent les produire, du moment que ces causes sont capables d'agir sur l'un ou l'autre des deux nerfs.

Du côté du sympathique, ce sont, d'abord d'une façon indirecte, les émotions, telles qu'en peut donner une grave nouvelle imprévue, l'attente d'une décision très importante, la menace d'un danger. Tout cela produit une vaso-constriction des vaisseaux, — la même qui amène la rougeur ou la pâleur de la face dans ces occasions, — d'où résulte brusquement pour le cœur un surcroît de travail pour vaincre la résistance de la pression artérielle; et un peu d'affolement se produit un instant dans le moteur.

Le sympathique transmet aussi, à titre de répercussion dans son domaine cardiaque, les excitations que lui envoient les glandes endocrines, l'ovaire au moment du retour d'âge, le thymus dans le goître exophtalmique, la glande surrénale, etc., et aussi celles que lui causent directement les intoxications diverses, thé, café, tabac, poisons alimentaires qu'a laissé passer un foie insuffisant. Enfin le sympathique lui-même peut se trouver, pour son propre compte, dans un état d'irritabilité spéciale. Les palpitations sont très fréquentes, en effet, chez les neurasthéniques.

La suspension du rôle du nerf frénateur, le pneumogastrique, arrive d'ailleurs aux mêmes résultats que l'excitation du nerf accélérateur. C'est le cas lorsque le rythme de la respiration est troublé et surtout lorsque l'estomac manifeste quelque souffrance.

L'état de l'appareil digestif joue, en effet, un très grand rôle à l'origine des palpitations, et lorsque quelqu'un est fréquemment incommodé par elles, c'est toujours de ce côté qu'il faut d'abord regarder. Très souvent on trouve un état d'irritation de la muqueuse gastrique par l'hyperchlorhydie, beaucoup plus souvent la distension de l'estomac soit par des gaz de fermentations, nés sur place, dans un organe qui se contracte mal et laisse se faire une stagnation des matières alimentaires (ici se place le rôle du corset et des tailles trop serrées, mesdames), soit par les gaz avalés sans cesse chez les sujets atteints de ce tic du pharynx qu'on appelle l'aérophagie (voir p. 182).

Les crises de palpitations nocturnes qui se produisent au lit, quelques heures après le repas, et qui s'accompagnent parfois d'une véritable angoisse, ne sont pas autre chose, le plus souvent, que la conséquence de l'aérophagie. Elles affolent souvent le malade, qui se croit alors atteint d'une angine de poitrine, et appelle le médecin à son secours à des heures indues. Une application chaude sur le creux épigastrique, l'ingestion immédiate d'un paquet de poudres alcalines (v. p. 172) suffisent pour calmer l'estomac et tout faire rentrer dans l'ordre. Les sujets qui ont l'expérience de ces aventures finissent par conserver une boîte de ces paquets en permanence sur leur table de nuit, pour être prêts à tout événement.

Que faire, comme traitement de fond, en pareil cas ? Soigner d'abord l'organe malade dont les répercussions agissent sur les nerfs modérateur ou accélérateur du cœur, c'est-à-dire l'estomac et le foie en particulier, — et soigner aussi les nerfs eux-mêmes, devenus trop irritables à force, dirai-je, d'être dérangés ainsi à tout propos. Pour ce dernier objet, la

valériane, le valérianate d'ammoniaque, le benzoate
de benzyle, sont les médicaments classiques, et aussi
le bromure, dont il faut se méfier cependant chez les
dyspeptiques, car il aggrave souvent, à la longue,
leur état gastrique.

Il ne faut pas confondre les palpitations, qui ne
représentent qu'une sensation de battements plus
violents, avec les véritables troubles du rythme du
cœur, la tachycardie qui en est la précipitation, et
l'arythmie qui en est l'irrégularité.

L'accélération des mouvements du cœur, passant de 90 environ à 120, 140, 160 pulsations par
minute, peut avoir des causes très diverses. Une
violente émotion peut la produire, par l'action du
sympathique, décrite tout à l'heure : elle est fréquente chez l'enfant où elle est généralement sans
importance, chez la femme aux époques des perturbations mensuelles et à celle du retour d'âge. Les
troubles digestifs, le gonflement gazeux de l'estomac et de l'intestin, l'aérophagie encore, et surtout
la congestion du foie dans les heures qui suivent l'ingestion d'un aliment quelque peu toxique (gibier faisandé, liqueurs alcooliques) peuvent la créer par
crises, principalement après les repas. L'effort prolongé, la marche la font apparaître presque à coup
sûr. Je ne parle pas de l'accélération du pouls dans
les maladies fébriles, qui est bien connue, sinon
bien expliquée. On peut admettre, en principe,
qu'une tachycardie n'est inquiétante, comme pronostic de l'état du cœur, que lorsqu'elle apparaît
vite et disparaît tard, c'est-à-dire lorsque, née légitimement d'un effort violent, d'une course rapide,
elle se manifeste presque aussitôt, alors que cet

effort ne paraît guère en valoir la peine, et surtout quand elle se poursuit alors que cet effort est terminé depuis longtemps et que le sujet est au repos. Alors il faut examiner son cœur. Ce n'est d'ailleurs, assez souvent, pas grave. Il suffit, pour créer cet état passagèrement, d'une perte d'entraînement, et, chez les jeunes gens, d'un peu d'hypertrophie de croissance, pour employer une expression que l'on pourrait d'ailleurs discuter.

Le traitement de la tachycardie persistante relève du médecin et réclame beaucoup de circonspection : l'emploi de la digitale, médicament auquel on songe tout d'abord, peut être ici excellent ou déplorable, suivant l'état du cœur, et il ne faut pas s'y tromper. La tachycardie occasionnelle se combat par des applications très froides sur la région du cœur, ou plus simplement en retenant ou ralentissant le plus possible la respiration. C'est à quoi arrivent, sans s'en douter, beaucoup d'intellectuels penchés trop longtemps sur leur table de travail, respirant mal, à petits coups très espacés ; en sorte que la tachycardie apparaît ensuite, chez eux, au moindre effort, parce que leur cœur a perdu l'entraînement.

L'arythmie peut être d'origine purement nerveuse, comme les palpitations et la tachycardie, par exemple dans sa forme si fréquente, caractérisée par la suppression subite d'un battement, ce qu'on appelle un « faux pas » du cœur. Ici encore cherchons d'abord le point de départ du côté de la digestion. On note quelquefois des suspensions assez régulières dans leur périodicité, se produisant presque toutes les trois, quatre ou cinq pulsations, avec une certaine angoisse à la dernière. Elles n'ont pas plus d'importance et relèvent des mêmes causes qui mettent en jeu indûment le rôle modérateur du pneumogastrique. Elles sont fréquentes chez les vieillards et correspondent alors au « cœur sénile », lequel peut être encore solide, à la condition de ne pas lui demander un travail exagéré.

Tout ceci doit donc rassurer la légion des « faux cardiaques », mais ne veut pas dire que palpitation, tachycardie, arythmie, ne se retrouvent pas dans les véritables troubles pathologiques du cœur. Je veux seulement vous convaincre qu'elles ne suffisent pas à les constituer ni à les caractériser à elles seules, et qu'il en faut davantage, c'est-à-dire les modifications de la pression artérielle, celles de l'amplitude du pouls, la gêne respiratoire, les troubles de l'excrétion urinaire, pour caractériser les maladies du cœur proprement dites, qu'une auscultation sérieuse permettra seule au médecin de bien définir.

LA VISION ET SES TROUBLES

La structure de l'œil, chez les animaux supérieurs, passe, à juste titre, pour représenter, dans la création, la merveille des merveilles. En réalité, le merveilleux nous apparaît partout, dès que nous y regardons d'un peu près. Mais l'organisation de l'œil, que nous connaissons maintenant à fond, nous fait, en quelque sorte, toucher ce merveilleux du doigt, en nous montrant par quelles précautions accumulées, par quelle simplicité de moyens aussi, la nature réalise ici son but avec une perfection déconcertante.

Aujourd'hui que tout le monde, ou presque, sait ce que c'est qu'un appareil photographique, il est facile de faire comprendre le mécanisme du fonctionnement de l'œil en partant de celui de la chambre noire.

Vous savez qu'au fond de celle-ci, à l'endroit où l'on place un verre dépoli pour surveiller la mise au point, puis une plaque sensible pour enregistrer l'image produite, cette image se présente renversée : ainsi le veulent les lois de l'optique. Vous savez aussi que pour que cette image soit nette, il faut que l'objectif, avec sa lentille, soit placé à un certain point, commandé, lui aussi, par les mêmes lois, et qu'on découvre, par tâtonnements, en faisant avancer ou reculer plus ou moins cet objectif et même toute la paroi antérieure de la chambre, si celle-ci est à soufflet et si l'objectif y occupe une position fixe.

Ce point varie avec la distance de l'objet : si cet objet était animé et s'avançait continuellement vers l'objectif, il faudrait que celui-ci fût déplacé lui aussi continuellement, pour que l'image formée au fond de la chambre ne cessât jamais d'être nette.

Enfin, vous savez que pour augmenter la netteté des images, on interpose, devant la lentille de l'objectif, des disques percés chacun d'un trou central plus ou moins large, qui réduit la dimension du faisceau lumineux admis dans l'appareil, n'acceptant que les rayons qui proviennent du centre du tableau et supprimant les autres. Ceux-ci, sur la courbure de la lentille, se réfracteraient un peu différemment et donneraient des images ne se formant pas exactement au même point que celle qui vient du centre, et venant empâter les lignes de celle-ci. C'est ce qu'on appelle des diaphragmes ; les appareils modernes n'en ont souvent qu'un seul où une disposition ingénieuse permet d'agrandir ou de diminuer à volonté les dimensions du trou central.

Il faut donc, pour adapter tous ces mécanismes à leur but, c'est-à-dire la formation d'une image toujours nette, une volonté intelligente qui observe, calcule, agisse, et, si l'objet visé se déplace sans cesse, le suive continuellement, modifiant à tout instant les dispositions prises.

Eh bien, notre œil fait tout cela de lui-même, tout naturellement, sans que notre volonté ait à intervenir pour autre chose que pour fixer l'objet.

L'image se forme sur la rétine, qui correspond à la plaque photographique. Cette image est renversée ? L'entre-croisement des nerfs optiques est combiné de telle façon qu'elle sera perçue redressée par le cerveau.

Mais nous avons deux yeux, écartés l'un de l'autre, qui ne fourniront pas chacun exactement la même image de l'objet, l'un le voyant un peu plus à droite, l'autre un peu plus à gauche ? Elles se superposeront toutes deux si bien dans le cerveau que leur réunion nous donnera la sensation du relief, comme dans un stéréoscope.

Mais devant notre œil l'objet change de place, change de plan même. Comment se fera constamment la mise au point nécessaire ? Comme notre cristallin, qui figure ici la lentille de l'objectif, ne saurait être avancé ni reculé, nous aurons autant de lentilles de rechange qu'il en faudra pour que leur courbure soit toujours exactement celle qui donnera une mise au point absolue de l'image au fond de la rétine. Notre lentille unique, le cristallin, se transformera à volonté en lentille bombée pour voir de loin, en lentille plus aplatie pour voir de près, et cela en modifiant simplement la courbure de sa surface par la contraction ou le relâchement d'un petit muscle, le muscle ciliaire, qui tend ou détend la capsule cristallinienne. Bien plus, un véritable diaphragme, l'iris, rétrécira ou agrandira l'étendue du champ visuel, pour donner plus de précision à l'image et supprimer l'accès aux rayons trop écartés qui la troubleraient, pour diminuer l'intensité lumineuse si elle est trop forte, ou la recueillir au maximum si elle est très faible.

Tout cela n'est-il pas merveilleux en vérité ?

Mais un appareil aussi parfait est, naturellement, délicat. De même que tous nos autres organes, nous pouvons troubler son fonctionnement par nos imprudences, et, en répétant indéfiniment celles-ci, en restant sourds aux avertissements qu'il nous donne, créer à la longue des lésions qui ne nous permettent plus d'attendre de lui que des services restreints.

Nous nous y exposons d'autant plus que, dans notre vie civilisée, nous plaçons à chaque instant notre œil dans des conditions pour lesquelles il n'a point été fait.

La lumière qui lui convient est la lumière solaire. Or, nous habitons des maisons où elle pénètre trop souvent d'une façon insuffisante. La nuit venue, nous voulons continuer de nous servir de nos yeux et nous leur imposons des lumières artificielles qui ne valent pas, à beaucoup près, celle du soleil, et qui offrent toutes des inconvénients, les unes éclairant trop peu, les autres éclairant trop et fournissant des rayons chimiques dangereux. Les nouvelles lampes électriques à anse métallique faite de métaux rares, ont déjà causé bien des dégâts.

Au lieu de nous contenter du spectacle de la nature, nous nous penchons sur de petits grimoires, formés de caractères minuscules, imprimés sur papier blanc, qui réfléchit la lumière et nous la renvoit dans l'œil. Nous lisons assis, penchés sur une table, l'œil placé à une distance arbitraire, que règlent la commodité de nos sièges, l'aisance de notre dos incurvé.

L'œil s'adapte d'abord à tout cela. Le merveilleux muscle ciliaire tend notre cristallin, l'immobilise longtemps dans une position contractée, mais où, malheureusement, avec le temps, il perd peu à peu de sa souplesse et de son aptitude à s'adapter à tout moment à des distances variables. Les muscles moteurs de l'œil, qui tiraillent celui-ci sans cesse alternativement de gauche à droite, d'un bout à l'autre de chaque ligne du livre que nous lisons, fatiguent sa coque, la dépriment, l'amincissent, finalement allongent l'axe de l'organe qui devient plus ovoïde que sphérique. La rétine, qui en occupe le fond, se trouve donc reculée d'autant. Alors, le point où se forme l'image, déterminé par les lois de l'optique, se trouve placé en avant de la rétine, qui ne perçoit plus dès lors cette image avec la même netteté. C'est cet état qui constitue la myopie.

Rarement on naît myope : on peut seulement apporter, par hérédité, une aptitude plus grande à voir cette série de déformations de l'organe s'installer définitivement, habituellement quand l'œil se trouve placé dans les conditions défectueuses que nous venons d'énumérer : mauvais éclairage, lecture trop prolongée de caractères trop fins sur un papier blanc, miroitant, et tenu trop rapproché de l'œil par une mauvaise attitude du corps.

Le mauvais éclairage reste, au total, la cause à la fois la plus commune et la plus grave de la myopie. Dans les classes des écoles, les fenêtres donnent une lumière insuffisante, ne se répandant pas jusqu'au fond de la pièce. Elles sont souvent garnies de verres brouillés, pour éviter les distractions chez les jeunes élèves, protégées par des grillages, pour mettre les carreaux à l'abri des pierres et des balles lancées du dehors pendant les récréations; toutes considérations très ingénieuses, mais qui aboutissent à diminuer encore l'intensité lumineuse et à favoriser le développement de la myopie. Enfin, les lampes sont en général placées trop haut et ne donnent qu'un éclairage insuffisant sur les tables.

Or, la myopie est une infirmité grave. Non corrigée à temps, elle provoque la continuité persistante des efforts du muscle ciliaire pour adapter quand même le cristallin à ces conditions défectueuses. Ainsi se préparent deux éventualités redoutables : la formation d'une cataracte et, pour les myopies très accentuées, à caractère constamment progressif, le décollement de la rétine avec perte d'une partie du champ visuel.

Toute myopie devra donc être corrigée par des verres appropriés, aussitôt que reconnue. Il faut faire examiner l'acuité visuelle de tout enfant qui se plaint de fatigue après la lecture, de migraines (la contraction des muscles de l'œil se propageant à ceux des tempes), qui reste inattentif et paresseux, tout en donnant par ailleurs des signes d'intelligence.

Les verres correcteurs seront choisis avec tout le soin désirable par un médecin oculiste, et non recueillis, après force tâtonnements, sur le comptoir d'un marchand de verres. C'est une opération délicate, d'où dépend tout l'avenir de l'œil du sujet : trop corrigée ou corrigée insuffisamment, la myopie s'aggrave inévitablement : corrigée exactement elle reste stationnaire, si l'on a soin d'avoir toujours pour la lecture un éclairage suffisant, et si, pour le travail du soir, on prend soin d'employer des verres colorés ou renfermant des minéraux spéciaux, qui arrêtent les rayons infra-rouges ou ultra-violets du spectre, dont la lumière électrique est très riche, et qui fatiguent énormément les yeux. Essayer de lire au crépuscule, de lire dans le lit s'il n'existe pas une forte lampe au-dessus de la tête de celui-ci, pour la nuit, ou un bon miroir réfléchissant, pour la journée, — de lire longtemps en chemin de fer quand les trépidations incessantes font vaciller le papier sous les yeux, sont autant de moyens de se fatiguer prématurément les yeux.

Un dernier mot à propos des lunettes et binocles. Pour s'éviter de les enlever et de les remettre continuellement, selon qu'on a besoin de voir de près ou de loin, beaucoup de personnes portent un appareil fixe dont la région inférieure seule est préparée de façon à posséder la courbure compensatrice convenable, la moitié supérieure, juxtaposée ou collée contre l'autre, répondant à la vision de loin lorsqu'on relève le regard. Ce procédé, bien que très répandu, n'est pas très recommandable, car il divise trop nettement le champ visuel en deux par une ligne horizontale, ce qui crée une fatigue constante pour l'œil. Il vaut mieux employer des verres simples, mais faits de deux pièces fusionnées, autrement dit des verres à double foyer invisible.

A l'inverse de la myopie, la presbytie est constituée par un cristallin devenu trop plat, à qui le muscle ciliaire n'arrive plus à communiquer l'élasticité nécessaire pour qu'il se bombe et s'adapte à la vision rapprochée. Cette induration du cristallin, que certains sujets peuvent présenter de bonne heure, est un phénomène normal avec les progrès de l'âge. On y remédie par l'emploi de verres appropriés, pour la lecture et la vision à courte distance. Ici encore, les verres à double foyer invisible, permettant de voir de près ou de loin avec les mêmes lunettes, rendent les plus grands services.

A ce propos, disons que c'est un fâcheux préjugé qui fait considérer des gens portant binocles comme des sortes d'infirmes, aux aptitudes diminuées, auxquels on hésite à confier certains emplois. Une mauvaise vue corrigée reste excellente, tandis que beaucoup de personnes qui se refusent à porter lunettes par coquetterie, ont une vue défectueuse et s'exposeront quelque jour, — ou même vous exposeront, si vous vous confiez à elles, — à des accidents inattendus et très sérieux. C'est le cas, par exemple, de beaucoup de chauffeurs d'automobiles.

A côté de la myopie et de la presbytie, dont tout le monde a entendu parler, il est un autre trouble de la vision dont le public s'inquiète moins et qui, pourtant, est extrêmement répandu : c'est l'astigmatisme. Au dire des oculistes, on le trouve aujourd'hui chez 90 sur 100 sujets pris au hasard.

Il est dû au fait que la courbure de la cornée, et parfois aussi celle du cristallin, n'est pas absolument régulière. Les rayons qui abordent ces surfaces ne convergent donc plus tous vers le même point de la rétine, en un seul faisceau, mais se dissocient comme ils le feraient sur des facettes juxtaposées.

Il y a, par exemple, une courbure d'un certain rayon orientée selon l'axe vertical du globe oculaire, et une autre, avec un autre rayon, pour son axe horizontal. Dès lors, les deux surfaces courbes différentes comportent chacune un foyer différent.

Faites regarder, par un astigmate, une figure représentant une croix, dont chaque branche est formée de plusieurs traits parallèles — deux portées de musique entre-croisées. Il verra une des branches avec des traits très nets; l'autre sera encore visible, mais les traits en seront comme brouillés. Sur le cadran d'une montre, l'astigmate lira clairement midi et 6 heures, moins bien 9 heures et 3 heures ou inversement. Notez bien ces deux signes : ils sont caractéristiques de l'astigmatisme.

Ce trouble est le plus souvent masqué, chez le sujet qui en est atteint, par un effort constant et inconscient d'accommodation, origine insoupçonnée de fatigue oculaire, de maux de tête, d'énervement après une lecture un peu longue, et surtout de strabisme chez l'enfant.

Il faut faire dépister l'astigmatisme de bonne heure par un oculiste : la petite expérience que je viens d'indiquer est déjà très démonstrative et peut donner l'éveil. Des verres appropriés (verres cylindriques ou mieux encore verres stantoriques) permettent de corriger cette infirmité, à la condition d'y apporter de la patience, car leurs bons effets ne se manifestent parfois qu'au bout d'un temps assez long.

Le strabisme est la déviation de l'axe d'un œil vers la racine du nez (strabisme convergent) ou vers le côté opposé (strabisme divergent); on dit communément alors que l'individu louche.

C'est un défaut d'équilibre dans l'action des muscles moteurs de chaque œil, dont l'un doit attirer le globe à gauche, l'autre à droite. Avec nos deux yeux, cela nous fait deux paires de muscles. Il suffit que l'un d'entre eux tire un peu trop fort ou soit un peu trop court pour que l'équilibre soit rompu. Pour un même objet, chacun de nos yeux reçoit donc alors une image un peu différente de celle que reçoit l'autre, et, conséquemment, notre cerveau devrait en voir deux distinctes. Pratiquement, nous n'en voyons qu'une, parce que nous nous habituons à ne plus voir l'image venant de l'œil dévié, tout simplement en ne nous servant plus de cet œil ; nous regardons avec l'autre, comme si nous étions borgnes. Alors l'œil inutilisé voit rapidement baisser son acuité visuelle, par défaut d'usage. Ou bien encore nous nous servons, sans nous en douter, d'un œil pour voir de près, de l'autre pour voir de loin. Bien des gens, qui n'ont qu'un strabisme léger, font cette découverte inopinément, le jour où ils s'avisent de cacher un de leurs yeux pour regarder uniquement avec l'autre, ou lorsqu'ils veulent examiner des vues dans un stéréoscope : ils s'aperçoivent alors qu'ils voient les deux images séparément, et que l'un des yeux a une acuité visuelle beaucoup plus faible que l'autre.

Le strabisme se manifeste de bonne heure et est extrêmement fréquent chez les enfants ; une syphilis ancestrale plus ou moins lointaine en est parfois la cause. Il est presque toujours le résultat d'une hypermétropie précoce (œil trop court), combinée avec l'astigmatisme de l'un des deux yeux : c'est l'effort constant de l'œil pour s'accommoder quand même à une vision nette, qui entraînerait, par la fatigue, le déséquilibrement de l'appareil moteur du globe oculaire.

Il faut donc s'attacher de bonne heure, chez l'enfant, à la correction du strabisme. On y arrivera souvent en remédiant à sa cause la plus commune, qui est, je l'ai dit, l'hypermétropie d'un œil avec astigmatisme : il suffira de faire porter des lunettes appropriées.

Avec l'âge, c'est-à-dire avec le développement

du volume de l'œil et de la cavité orbitaire, le strabisme peut quelquefois s'amender déjà de lui-même.

S'il persiste, il faut agir directement sur lui, ou par la rééducation mécanique ou par une intervention chirurgicale.

Cette dernière n'est à conseiller que pour les jeunes adultes, chez qui les autres moyens auront échoué. On a presque renoncé à l'ancienne opération de la section du muscle qui tire trop (ténotomie); on s'expose alors à voir le muscle sain attirer, sans contrepoids, l'œil de son côté et créer ainsi un nouveau strabisme en sens contraire, à plus ou moins brève échéance. On préfère aujourd'hui une opération plus délicate, mais plus sûre, qui consiste dans la désinsertion du muscle et son rattachement un peu plus en avant.

Par contre, la rééducation de la convergence des deux axes oculaires par l'usage systématique du stéréoscope ou mieux, du diploscope, donne des résultats excellents, sans aucun danger pour l'avenir : mais elle exige du temps et beaucoup de patience. La chose, cependant, en vaut la peine.

La cataracte est la perte de la transparence du cristallin. Elle est ordinairement l'aboutissant d'une fatigue oculaire invétérée, causée par un vice d'accommodation non corrigé. Elle peut être aussi un simple effet de la sénilité. Le plus souvent elle est hâtée par des causes d'ordre général : goutte, arthritisme, et surtout diabète; enfin, elle peut être la conséquence immédiate ou éloignée d'une blessure pénétrante de l'œil, ayant atteint le cristallin et créé une cicatrice dans son épaisseur.

Cette opacification de la lentille se produit progressivement, par zones successives. Un presbyte, portant habituellement lunettes, qui s'aperçoit un jour qu'il lit sans verres, un sujet qui a des éblouissements en plein jour ou perçoit dans son champ visuel des zones d'ombre, ou qui, le soir, voit les lumières multipliées, est souvent porteur, à son insu, d'une cataracte naissante.

N'attendez pas que la pupille prenne une teinte franchement laiteuse et faites examiner l'œil de bonne heure par un oculiste. En regardant ce dernier à travers un miroir percé, sous un fort éclairage, le spécialiste découvrira dans la pupille des lignes radiées plus sombres ou même une tache noire centrale.

Alors, commence pour le sujet une période très pénible. Il est destiné à guérir sûrement quand on se décidera à enlever purement et simplement ce cristallin devenu inutile et même très gênant. Mais pour que l'opération réussisse, c'est-à-dire soit complète, il faut que le cristallin ait subi en totalité sa transformation en noyau dur et scléreux, qui doit l'isoler dans sa capsule et qui n'est, pendant longtemps, que partielle.

Il faut donc savoir attendre que la cataracte soit mûre, et cela demande des mois, parfois des années, pendant lesquelles la vue baisse lentement. Quand l'œil fait encore la différence de la nuit et de la lumière, mais ne distingue plus les mouvements d'une main passée à trente centimètres d'éloignement, le moment est venu.

L'extraction, surtout si l'opérateur s'est fait un chemin en fendant l'iris, est une opération simple et connue depuis longtemps. Au bout de quelques jours, le sujet reverra la lumière. Mais pour distinguer les objets, il faudra qu'il se procure des cristallins de remplacement, c'est-à-dire tout simplement des verres, l'un pour voir de près, l'autre pour voir de loin, ou un seul verre à double foyer invisible, puisqu'il ne possédera plus ce merveilleux appareil d'accommodation spontanée aux diverses distances, que la nature nous a si généreusement dispensé.

Je ne veux pas me laisser entraîner à vous parler des autres troubles de la vision. Mon rôle se limite à vous apprendre à vous observer vous-mêmes, dans le cas des maladies oculaires les plus communes, pour ne pas laisser passer l'heure où l'art du spécialiste peut intervenir utilement.

Cette vision peut d'ailleurs être altérée par d'autres maladies que celles de notre cristallin : toutes celles qui touchent à l'intégrité d'une pièce quelconque de notre merveilleux appareil oculaire, y compris ses annexes, ont leur retentissement sur l'intégrité de la fonction qui lui incombe, c'est-à-dire la vue.

Je ne puis, faute de place, qu'énumérer ici la plupart d'entre elles.

Il y a d'abord l'*iritis*, inflammation du diaphragme qui circonscrit la pupille, affection d'origine générale (arthritisme ou syphilis), qu'il faut faire traiter au plus vite, parce que ses conséquences peuvent être graves. Le sujet est d'ailleurs averti de son apparition par de vives douleurs dans l'œil et autour de l'œil, avec troubles (souvent légers) de la vision, larmoiement et sensibilité exagérée à la lumière. L'aspect de l'iris, l'irrégularité de son accommodation, deviennent vite très caractéristiques.

Il y a le *glaucome*, qui est une sorte d'hydropisie du globe oculaire, plus exactement une augmentation de la tension de ses liquides intérieurs, autre affection grave, qui s'annonce par des douleurs violentes et intermittentes et une baisse rapide de l'acuité visuelle. Les lignes des objets se brouillent, les lumières sont entourées d'un halo, il y a des éblouissements suivis de migraines. Le globe oculaire est dur comme une bille de marbre. Allez vite consulter l'oculiste, qui fera la ponction nécessaire. Et surtout n'employez pas l'atropine, dont auront peut-être usé avec avantage, pour des cas très différents, des conseilleurs zélés et ignorants, et qui, ici, produirait un désastre.

Il y a les « mouches volantes », débris microscopiques flottant dans les liquides de l'œil et se projetant, considérablement agrandis, sur la rétine, phénomène banal, qui effraie beaucoup de gens, et qui n'a d'importance que comme signe d'un mauvais état général (intestin, foie, rein).

Enfin il y a les maladies de la rétine elle-même, toujours graves. Signalons seulement ici la *rétinite* liée à l'albuminurie (et qui est souvent le premier signe qui fasse penser à celle-ci), ou à l'anémie, ou au diabète, voire à une syphilis. Les débuts en sont assez vagues : le sujet ne constate souvent qu'un affaiblissement assez rapide de sa vue, qu'aucun verre ne parvient à corriger. L'oculiste fera le diagnostic en examinant l'œil à l'ophtalmoscope.

Je ne puis passer sous silence les troubles de la vue causés par l'abus du tabac et qui se rattachent, eux aussi, à une altération de la rétine, avec spasmes des vaisseaux et pâleur du nerf optique, accident assez sérieux si on le laisse s'installer et s'aggraver faute de traitement. Les grands fumeurs dont la vue vient à se troubler feraient bien d'y penser. L'alcool pris à jeun (se méfier du vin blanc du matin) peut créer des troubles du même genre. Ces faits ne sont jamais négligeables, car ils entraînent à la longue la fatigue de l'accomodation ; mais diagnostiqués à temps, ces états peuvent guérir par la suppression de la cause et par un traitement approprié.

LES ANNEXES DU GLOBE OCULAIRE

Je complète mon article précédent par l'étude sommaire de quelques troubles portant non plus sur l'appareil de la vision proprement dit, mais sur certaines annexes du globe oculaire, dont le rôle est accessoire pour la vue, mais dont l'intégrité n'en est pas moins nécessaire au bon fonctionnement de celui-ci.

Le globe oculaire, comme chacun le sait, est protégé par les deux rideaux transversaux des paupières, munies elles-mêmes de ces fins chevaux de frise qui s'appellent les cils et qui servent à arrêter la plupart des poussières et des corps étrangers de petite taille s'avançant dans leur direction.

C'est donc là un coin forcément souillé d'une façon constante et que l'on devrait nettoyer chaque jour avec soin. La négligence que nous y apportons, dans la crainte peut-être de sentir notre œil s'irriter au contact de l'eau savonneuse, fait que souvent de petites inflammations (Blépharites) se déclarent en cet endroit. On y voit s'installer de minces squames eczémateuses, des croûtelles cireuses plus épaisses, parfois de véritables petites ulcérations. Il faut faire soigner ces bobos qui risquent d'entretenir au bord des paupières une rougeur dépourvue d'élégance, de faire tomber les cils, ce dont les dames peuvent s'affliger à juste raison, voire de faire naître de petits furoncles fort désagréables, en dépit de leur gentil nom d'*orgelets*.

Enfin, dans l'épaisseur même de la paupière, peut apparaître une petite nodosité, une tumeur minuscule, développée dans une glande, nodosité qu'on appelle *chalazion*, et qu'il vaut mieux extirper, si elle ne se liquéfie pas et ne s'élimine pas d'elle-même par suppuration, car elle alourdit inutilement le jeu de nos paupières. Cette extirpation est une petite opération très bénigne qui peut ne laisser après elle aucune cicatrice apparente au dehors.

Nos paupières se referment d'elles-mêmes, par un geste réflexe protecteur, quand un danger menace notre œil, l'arrivée d'un projectile, l'imminence d'un coup, l'éclatement subit d'une lumière trop intense. Lorsque ce geste se produit trop constamment, sans raison suffisante, lorsqu'on *cligne* de l'œil à tout propos, spasmodiquement ou même simplement à la vue de la lumière (photophobie), sans que celle-ci soit nécessairement trop violente, c'est qu'il existe une sensibilité anormale des milieux oculaires, dont il faut rechercher la cause sur le globe, dans la cornée ou la conjonctive, au besoin jusque sur la rétine, mais qu'il ne faut jamais négliger. C'est toujours un avertissement : à nous de l'entendre.

Au bord de chaque paupière, vers l'angle interne de l'œil, se voit un petit trou par où s'évacuent les larmes baignant la rainure — à proprement parler, la gouttière, — de la paupière inférieure. Ce sont les « points lacrymaux », qui aspirent les larmes tant par capillarité que par l'appel produit par le courant d'air circulant à l'intérieur du nez ; ils fonctionnent à la manière du « trop plein » d'un réservoir et conduisent les larmes dans un canal qui traverse la paroi osseuse de l'orbite pour déboucher dans le haut des fosses nasales. A l'union des deux canaux qui proviennent obliquement chacun d'un point lacrymal, au-dessous de l'angle que forme cette sorte de V couché, se trouve une petite dilatation en ampoule, qui constitue le « sac lacrymal » et dont l'inflammation s'appelle *dacryocystite*, — inflammation généralement torpide et de caractère chronique, quelquefois cependant aiguë, avec formation de pus et transformation du sac en un abcès.

Quand les larmes sont sécrétées brusquement avec abondance, sous l'influence d'une irritation traumatique ou inflammatoire de la conjonctive, ou encore par l'effet d'une vive émotion morale, le canal se remplit d'abord et inonde les fosses nasales, d'où l'apparition d'un besoin invincible de se moucher. Mais bientôt le canal, qui ne s'emplit que par aspiration, ne suffit plus à l'ouvrage : les larmes débordent la paupière : la conjonctive s'irrite et rougit. Alors le mouchoir que l'on tient en main intervient encore pour l'essuyage, le même mouchoir qui s'est souillé avec la sécrétion nasale et qui, lui-même, n'est déjà pas toujours très propre. Si vous n'avez pas prévu un mouchoir différent pour chacune de ces deux opérations, fermez au moins les yeux quand vous étalez sur votre visage votre mucus nasal, toujours infecté. La recommandation vise surtout les enfants, dont le mouchoir sert à de si multiples usages que c'est miracle de ne pas leur voir contracter plus de conjonctivites, quand ils tamponnent avec rage leurs pauvres mirettes tant humides.

Les conjonctivites fréquentes, qui font gonfler la muqueuse, rendent les minuscules points lacrymaux plus petits encore et le larmoiement presque habituel. Enfin ces larmes, chargées des **germes** balayés par elles, finissent parfois par infecter les voies lacrymales elles-mêmes. Le canal, chronique- ment enflammé, s'épaissit à la longue, devient moins perméable, et les larmes, n'arrivant plus à s'écouler facilement par cette voie, se répandent constam- ment sur le visage au lieu de suivre leur route nor- male encombrée. Il faut alors désobstruer celle-ci, agrandir les points lacrymaux par une légère inci- sion, désinfecter le canal et le sac lacrymal, en y injectant des solutions antiseptiques, redonner ensuite à ce canal son calibre primitif, — et **surtout** le maintenir — en y faisant passer des sondes (1), manœuvre assez désagréable, mais inévitable.

La conjonctivite est l'inflammation de la con- jonctive, c'est-à-dire de la fine membrane qui tapisse la face interne des paupières et qui se con- tinue, mince comme un voile, sur la région anté- rieure du globe oculaire. Elle est transparente, **et** si l'on y distingue des vaisseaux minuscules **dans** sa partie qui recouvre la *sclérotique*, — c'est-à-dire

---

(1. Ces sondes, de calibre progressivement gradué, sont de petites baguettes métalliques, d'un maniement assez facile pour que beaucoup de malades, astreints à la répétition fréquente de cette manœuvre, arrivent, après éducation par l'oculiste, à se les introduire eux-mêmes. Un réel progrès a été réalisé récemment par l'invention de petites sondes en tissu gommé, du même type que celles qu'on emploie pour les voies urinaires, et que leur flexibilité, qui n'exclut pas une rigidité suffisante, per- met d'introduire avec moins de chances de brutaliser les tissus.

la portion blanche et opaque de la coque du globe,— elle n'en renferme pas dans la zone placée devant la *cornée*, — laquelle figure ainsi un véritable hublot vitreux et un peu saillant, enchassé au milieu du globe et y laissant seul pénétrer la lumière. Une inflammation fait paraître ces vaiss aux plus importants, et, semble-t-il, plus nombreux. On surprend ici, sur le vif, le procédé par lequel nos tissus luttent contre l'infection, en exagérant la circulation locale et par l'exsudation de liquides chargés de balayer les microbes envahiss urs.

Car il y a toujours des microbes dans une conjonctivite, et de beaucoup d'espèces. Il y en a d'anodins, qui sont installés là en permanence et ne deviennent un peu méchants que lorsque l'œil est irrité par la fatigue, par un traumatisme, et surtout par la présence d'un corps étranger. Il en survient parfois aussi de plus graves, le streptocoque, le staphylocoque, le gonocoque, le bacille de la diphtérie.

La conjonctivite simple est une affection commune et bénigne. Elle se montre parfois périodiquement au printemps chez certains sujets, principalement chez les jeunes gens; — c'est le « catarrhe printanier ». Le froid produit par un courant d'air peut aussi y suffire. Elle se traduit par du larmoiement, de la sensibilité extrême à la lumière (photophobie), de la rougeur de la conjonctive, laquelle se montre parcourue par un fin lacis sanguin, très apparent sur le fond blanc de la sclérotique, signalé plus haut, — enfin, par une sécrétion muco-purulente qui englue le bord des paupières et l'angle de la fente palpébrale voisin du nez. Si ces fins vaisseaux de la conjonctive enflammée, anormalement visibles, se disposent en couronne radiée autour du cercle de la cornée ; il faut faire attention. Une *kératite* se prépare : ou peut être même existe-t-il, à l'intérieur de l'œil, un début d'iritis ou de glaucome. Courez chez l'oculiste sans tarder : le sort même de l'œil peut être en jeu.

Il ne faut pas laisser la conjonctivite passer à l'état chronique, qui se reconnaît à ce que les paupières sont comme collées le matin, par la sécrétion conjonctivale ayant filtré pendant la nuit entre leur fente, et s'étant épaissie à l'air sans que rien l'ait dérangée, puisque les yeux sont clos. Cette chronicité devient gênante, d'abord parce qu'elle entretient le larmoiement et compromet ainsi, comme je viens de le dire, l'état des voies lacrymales, mais aussi parce qu'elle trouble la netteté de la vue et qu'elle incite à s'essuyer l'œil fréquemment, avec des chances de l'infecter chaque fois davantage. Enfin, elle provoque ou entretient l'inflammation du bord des paupières, en y déposant une véritable colle, qui fixe, entre les cils, les poussières (1) et

---

(1) On sait quelle sensation subite et désagréable produit la présence accidentelle d'un corps étranger, grain de poussière ou de charbon, limaille, parfois simple filament végétal, ou même fragment de cils, venant de coller sur le globe oculaire, après avoir franchi par surprise la barrière des paupières et des cils. La douleur s'éveille aussitôt, très vive, et les larmes arrivent en abondance pour balayer l'intrus. L'irritabilité de notre délicate conjonctivite est telle que les paupières se ferment convulsivement, l'œil ne pouvant même plus supporter le contact de la lumière.

Si le corps étranger ne présente pas d'aspérités microscopiques trop rudes, ces divers mouvements, aidés

les germes qu'elles apportent, origine des *blépharites* décrites plus haut.

Une conjonctivite aiguë n'est jamais négligeable, si légère qu'elle semble à ses débuts. Avec
un microbe anodin, cela peut encore se borner au
gonflement des paupières, à la photophobie, à une
sécrétion légèrement purulente que l'on tarit avec

---

de l'afflux des larmes, amènent son déplacement vers
un des deux angles de l'œil ou dans le cul de sac
conjonctival, où on le découvre souvent, en s'aidant
d'une loupe, après avoir « retourné » la paupière pour
faire une inspection minutieuse de sa surface. Un petit
pinceau sec, très propre, promené sur celle-ci, après
cocaïnisation préalable, permet de le détacher facilement, si son implantation est récente. En intervenant
plus tard, on peut être obligé d'employer un instrument plus résistant ou même, pour les parcelles de
limailles de fer, un petit aimant. Le cul-de-sac est
ensuite lavé avec un jet d'eau bouillie.

Quand cet accident survient, le patient doit se garder de la tentation, presque irrésistible, de tamponner
son œil à coups répétés. Cela ne sert qu'à augmenter
l'irritation de la conjonctive. Il est préférable de procéder à un massage discret de la paupière, visant à diriger le corps étranger vers l'angle interne de l'œil, du
côté de la caroncule, tissu spongieux qui le fixera et
où on le découvrira, ensuite, facilement. On peut encore
faire glisser le bord d'une des paupières au-dedans de
l'autre et s'en servir pour balayer le cul-de-sac suspect.
Si l'on n'y réussit pas, il vaut mieux faire intervenir
le praticien et son outillage.

La manœuvre populaire, qui consiste à promener une
bague dans le cul-de-sac conjonctival, est inutile et pas
toujours inoffensive. Le corps étranger enlevé, quelquefois même expulsé spontanément, sans qu'on le remarque, il ne faut pas s'étonner si l'on sent persister, pendant quelques heures, une irritation de la conjonctive
qui donne à croire qu'il est toujours là.

des lavages antiseptiques, des instillations de nitrate d'argent ou d'argyrol, l'application d'une pommade additionnée d'iodoforme ou d'un sel mercuriel. Mais sa marche est parfois très rapide, et si les soins médicaux sont tardifs ou insuffisants, si le microbe en cause est doué d'une grande virulence et qu'il arrive à traverser la conjonctive, — qui est très mince, ne l'oubliez pas, — la cornée peut être attaquée et c'est la *kératite*, affection toujours sérieuse.

Il faut se méfier surtout des conjonctivites des nouveau-nés, les unes précoces (dans les cinq premiers jours), dues au gonocoque recueilli dans les voies maternelles infectées, les autres plus tardives, contractées dans les mêmes conditions et dues à des microbes moins malfaisants.

Les premières sont extrêmement graves : on leur doit 90 pour 100 des cas de cécité qui courent le monde, surtout dans les pays d'Orient, où aucune antisepsie, bien entendu, ne préside aux accouchements. Il faut d'abord les prévenir en lavant les yeux de l'enfant, dès sa naissance, et en y instillant immédiatement deux gouttes d'une solution de nitrate d'argent à 20 pour 100 : faire suivre d'un léger massage des paupières; inutile d'y joindre l'instillation d'une solution salée, pratique traditionnelle, mais sans objet, puisque les larmes suffisent à neutraliser rapidement le nitrate. Ne pas s'inquiéter de la petite irritation qui s'ensuit pendant 24 heures et qui ira, peu à peu, en décroissant. Si elle persiste et s'aggrave, c'est que l'ophtalmie se déclare, avec gros gonflement des paupières et écoulement d'une sérosité d'aspect urinaire. Alors instillez quotidiennement le nitrate d'argent, et, dans l'intervalle, trois ou quatre fois par jour, un collyre à l'argyrol : on emploie aussi les grands lavages au permanganate, très efficaces mais plus délicats à manier. Le traitement doit être continué longtemps. Si un seul œil est atteint, protéger soigneusement l'autre par un pansement occlusif permanent.

Le gros danger de la conjonctivite, c'est, je l'ai dit, sa propagation à la cornée, c'est l'apparition de la kératite. La cornée, une fois la conjonctive traversée par les germes inflammatoires, s'entame à son tour. Des ulcérations apparaissent à sa surface et gagnent en profondeur. La cornée, qui, pour demeurer rigoureusement translucide, ne renferme pas de vaisseaux sanguins et qui se nourrit par simple infiltration séreuse, se défend très mal contre les microbes qui ont pu l'atteindre. La chambre antérieure de l'œil, qui sépare la cornée du cristallin, s'enflamme par propagation ; des globules blancs y apparaissent, qui tombent vers le bas de la chambre où on voit leur dépôt, par transparence, y former une demi-lune horizontale (*hypopyon*). L'iris peut alors s'enflammer à son tour. Enfin, l'ulcère, continuant sa marche térébrante, finit par perforer la cornée, et, suivant le courant du liquide qui s'échappe, l'iris vient flotter et se coincer dans le trou comme un drapeau (*synéchie antérieure*). Si le trou est trop large, l'iris cesse de faire une occlusion suffisante : le cristallin lui-même bascule en avant, l'œil se vide et c'est sa fin immédiate.

On voit donc que toute kératite, aussitôt diagnostiquée par l'existence du cercle vasculaire radié autour de la cornée, et de petites vésicules — ou même déjà d'ulcérations — formées à sa surface, visibles quelquefois seulement à la loupe et sous un éclairage latéral, doit être traitée avec énergie, par des lavages antiseptiques, des cautérisations, même des attouchements au galvano cautère. On s'assurera que les voies lacrymales ne sont pas déjà infectées de leur côté et ne constituent pas, à portée de la conjonctive, une réserve redoutable de microbes, capable de faire renaître plus tard l'infection et de provoquer des rechutes désespérantes.

Même guérie par un traitement opportun, la kératite laisse derrière elle des taies plus ou moins opaques, qui sont les cicatrices des ulcérations, et qui restent, souvent pour toujours, plus ou moins gênantes pour la vue, selon la place qu'elles occupent sur la cornée. Retenez bien ceci : dans toute conjonctivite aiguë, il faut songer à la kératite.

Ajoutons que celle-ci peut quelquefois se produire d'une façon en apparence spontanée, comme manifestation locale d'un mauvais état général (rhumatisme, syphilis). Elle n'est pas moins grave dans ces conditions, bien que sa marche soit plus lente. Elle expose aux mêmes taies de la cornée, qui peuvent compromettre définitivement la vision.

UN NOUVEAU MODE D'ÉCRITURE
POUR LES AVEUGLES

On sait les immenses services qu'a rendus aux aveugles l'invention de l'alphabet en points saillants, qu'ils peuvent lire, peut-on dire, avec leurs doigts. Braille, qui l'imagina, a droit au titre de bienfaiteur de l'humanité.

Mais cette écriture, où chaque lettre est composée de points, est toute conventionnelle, c'est-à-dire que le tracé des lettres a été déterminé arbitrairement, de façon qu'il fut très simple. Elle nécessite donc, pour être comprise, un apprentissage particulier de la part de l'aveugle et aussi de ceux qui veulent à leur tour lire ce qu'il a écrit. De même les livres, les machines à écrire et tout le matériel imaginé jusqu'ici à l'usage des aveugles ont été établis en fonction de cette écriture spéciale.

On a depuis longtemps cherché à modifier l'alphabet Braille, de façon que le tracé de chaque lettre par des points, se rapprochât davantage de l'écriture ordinaire.

L'expérience a prouvé que l'aveugle acquiert, avec de la persévérance et de la volonté, une telle délicatesse du toucher, qu'il arrive à lire toute une ligne faite de plusieurs centaines de points diversement dispersés, rien qu'en promenant son index sur elle. Il n'y avait donc aucune raison pour considérer l'alphabet Braille comme intangible, puisqu'il n'a pour lui que sa simplicité et son acceptation universelle, mais que, d'autre part, il contribue à isoler encore davantage l'aveugle du reste des humains, pour qui ce qu'il a écrit demeure absolument hermétique.

Des recherches entreprises pendant longtemps dans ce but ont fini par aboutir à la création d'un nouvel alphabet en points, par fusion des systèmes du Docteur Cantonnet et du Chanoine Nouet.

L'idée qui l'a inspiré est extrêmement ingénieuse. Il s'agissait de trouver un mode d'écriture intelligible à la fois pour l'aveugle et pour les voyants; et c'est à quoi l'on est arrivé en adoptant, pour chaque lettre, un tracé qui se rapproche autant que possible de celui des majuscules ordinaires de l'alphabet usuel des voyants. Peut-être l'apprentissage, pour un aveugle-né, est-il ici un peu plus compliqué qu'avec l'alphabet Braille. Mais pour un sujet ayant su lire et devenu aveugle, comme il en existe tant depuis la guerre, il ne faut pas plus d'une heure pour apprendre ce nouvel alphabet, alors que le Braille exigeait des mois. D'autre part, n'importe qui, avec un peu d'attention, peut lire un texte écrit selon ce système.

Au fond la lecture immédiate de ces caractères par un profane, n'exige guère plus d'application que celle des lettres lumineuses, composées avec un jeu de lampes électriques s'allumant selon les besoins, et que l'on peut voir aujourd'hui sur nos boulevards.

L'aveugle est donc mis rapidement en communication, par l'écriture, avec tous, et non plus seulement avec des initiés. Il y a là certainement un progrès manifeste, dont la portée sociale est considérable.

Le dernier Congrès national pour l'amélioration

du sort des aveugles a d'ailleurs formulé un vœu en faveur de l'adoption universelle de cet alphabet.

Le seul obstacle à la généralisation rapide de son emploi, c'est qu'il existe maintenant, de par le monde, une quantité si formidable d'ouvrages imprimés en Braille — des bibliothèques entières — qu'à moins de mettre au rebut, du jour au lendemain, tout ce matériel établi à gros frais et de se remettre à en constituer un autre selon ces nouveaux principes, avec de nouveaux frais encore, il sera encore nécessaire, pendant longtemps, que les aveugles connaissent les deux alphabets, s'ils veulent pouvoir utiliser les ressources des bibliothèques existantes.

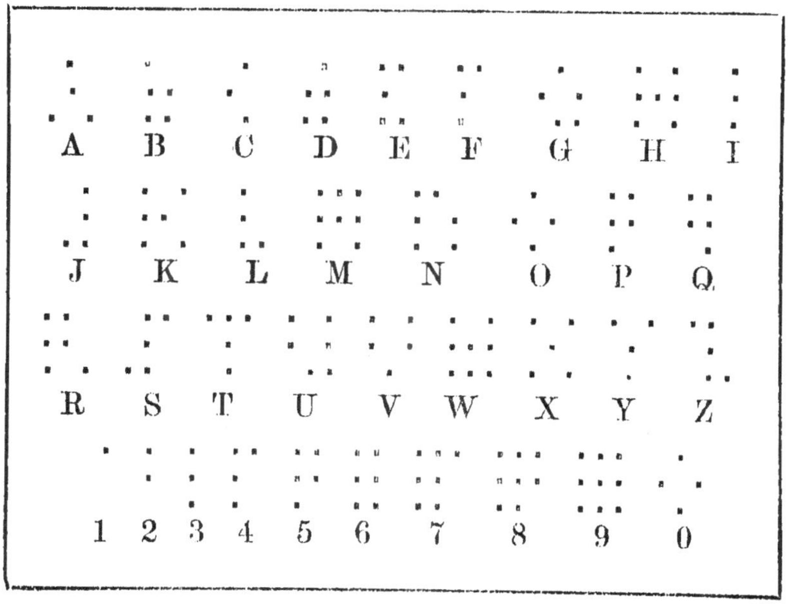

A   B   C   D   E   F   G   H   I

J   K   L   M   N   O   P   Q

R   S   T   U   V   W   X   Y   Z

1   2   3   4   5   6   7   8   9   0

TABLE DES MATIÈRES

MATIÈRES DU SECOND VOLUME

Achevé d'imprimer
le 15 Juin 1924
par
l'Imprimerie Paul Dupont
4, rue du Bouloi
Paris